出版说明

　　全国高职高专药学类专业规划教材，第一轮于2015年出版，第二轮于2019年出版，自出版以来受到各院校师生的欢迎和好评。为深入学习贯彻党的二十大精神，落实《国务院关于印发国家职业教育改革实施方案的通知》《关于深化现代职业教育体系建设改革的意见》《关于推动现代职业教育高质量发展的意见》等有关文件精神，适应学科发展和高等职业教育教学改革等新要求，对标国家健康战略、对接医药市场需求、服务健康产业转型升级，进一步提升教材质量、优化教材品种，支撑高质量现代职业教育体系发展的需要，使教材更好地服务于院校教学，中国健康传媒集团中国医药科技出版社在教育部、国家药品监督管理局的领导下，组织和规划了"全国高职高专药学类专业规划教材（第三轮）"的修订和编写工作。本轮教材共包含39门，其中32门为修订教材，7门为新增教材。本套教材定位清晰、特色鲜明，主要体现在以下方面。

1. 强化课程思政，辅助三全育人

　　贯彻党的教育方针，坚决把立德树人贯穿、落实到教材建设全过程的各方面、各环节。教材编写将价值塑造、知识传授和能力培养三者融为一体。深度挖掘提炼专业知识体系中所蕴含的思想价值和精神内涵，科学合理拓展课程的广度、深度和温度，多角度增加课程的知识性、人文性，提升引领性、时代性和开放性，辅助实现"三全育人"（全员育人、全程育人、全方位育人），培养新时代技能型创新人才。

2. 推进产教融合，体现职教特色

　　围绕"教随产出、产教同行"，引入行业人员参与到教材编写的各环节，为教材内容适应行业发展献言献策。教材内容体现行业最新、成熟的技术和标准，充分体现新技术、新工艺、新规范。

3. 创新教材模式，岗课赛证融通

　　教材紧密结合当前实际要求，教材内容与技术发展衔接、与生产过程对接、人才培养与现代产业需求融合。教材内容对标岗位职业能力，以学生为中心、成果为导向，持续改进，确立"真懂（知识目标）、真用（能力目标）、真爱（素质目标）"的教学目标，从知识、能力、素养三个方面培养学生的理想信念，提升学生的创新思维和意识；梳理技能竞赛、职业技能等级考证中的理论知识、实操技能、职业素养等内容，将其对应的知识点、技能点、竞赛点与教学内容深度衔接；调整和重构教材内容，推进与技能竞赛考核、职业技能等级证书考核的有机结合。

4. 建新型态教材，适应转型需求

　　适应职业教育数字化转型趋势和变革要求，依托"医药大学堂"在线学习平台，搭建与教材配套的数字化课程教学资源（数字教材、教学课件、视频及练习题等），丰富多样化、立体化教学资源，并提升教学手段，促进师生互动，满足教学管理需要，为提高教育教学水平和质量提供支撑。

前言 PREFACE

　　本教材是根据"全国高职高专药学类专业规划教材（第三轮）"修订指导思想和原则要求，遵循中药学课程标准，并结合高职高专药学类相关专业人才需求和发展方向修订而成。供全国高职高专药学类、中药学类专业学生使用，亦可作为相关职业岗位群职业技能培训与鉴定、执业中药师资格考试及从事药品检验、中药研发等工作的专业技术人员的参考用书。

　　本教材在第二轮教材建设的基础上进行编写和修订。编写和修订过程中坚持以高职高专药学类专业人才培养方案为依据，以岗位需求为目标，以能力培养为核心，以立德树人为根本，充分体现高职高专教育特色。针对培养目标和培养对象、结合国家中药传统技能大赛赛项和执业资格考试纲要，优化构建了教材内容，增加了知识链接及数字化资源（通过扫描书中二维码或者登陆平台的方式在线学习浏览，做题巩固所学内容），建设书网融合的立体化教材。

　　修订后本教材主要包括总论和各论两部分。总论主要介绍中药的起源与中药学的发展、中药的产地和采集、中药的炮制、中药的性能和中药的应用等基础理论知识。各论分章节对药物来源、性味归经、功效、临床应用及配伍、用法用量、使用注意等项进行介绍，章后增加本章小结，便于识记。文后附参考文献。本教材为书网融合教材，即纸质教材有机融合电子教材、教学配套资源（PPT、微课、视频、图片等）、题库系统、数字化教学服务（在线教学、在线作业、在线考试），使教学资源更加多样化、立体化。

　　本教材修订和编写过程中，得到所有编者及其所在单位领导的大力支持，以及有关专家的指导和帮助，同时参考了相关教材和部分学者的研究成果，在此一并表示衷心感谢！

　　由于受编者学识水平所限，书中难免有疏漏和不妥之处，恳请同行专家和读者多提宝贵意见，以便进一步修订和完善。

编　者
2024 年 7 月

全国高职高专药学类专业规划教材（第三轮）

中药学

第 3 版

（供药学类、中药学类专业用）

主　编　封银曼

副主编　李智红　张灿云　何舒澜

编　者　（以姓氏笔画为序）

朱文慧（郑州卫生健康职业学院）

李智红（重庆三峡医药高等专科学校）

何舒澜（福建卫生职业技术学院）

沈晓华（漳州卫生职业学院）

张灿云（长春医学高等专科学校）

陈春苗（江苏医药职业学院）

封银曼（郑州卫生健康职业学院）

蔺建军（山东医药技师学院）

中国健康传媒集团

中国医药科技出版社

内 容 提 要

　　本教材是"全国高职高专药学类专业规划教材（第三轮）"之一，主要内容包括总论、各论两部分。总论主要介绍中药的起源与中药学的发展、中药的产地和采集、中药的炮制、中药的性能和中药的应用等基础理论知识。各论分章节对药物的来源、性味归经、功效、临床应用及用法用量、使用注意等进行介绍。文后附有主要参考书目。本教材为书网融合教材，即纸质教材有机融合电子教材、教学配套资源（PPT、微课、视频、图片等）、题库系统、数字化教学服务（在线教学、在线作业、在线考试），使教学资源更加多样化、立体化。

　　本教材主要供高职高专药学类、中药学类专业师生教学用，也可作为其他相关人员的参考用书。

图书在版编目（CIP）数据

　　中药学／封银曼主编． -- 3 版． -- 北京：中国医药科技出版社，2024. 12. --（全国高职高专药学类专业规划教材）． -- ISBN 978-7-5214-4889-4

　　Ⅰ. R28

　　中国国家版本馆 CIP 数据核字第 2024QD6330 号

美术编辑　陈君杞
版式设计　友全图文

出版　**中国健康传媒集团**｜中国医药科技出版社
地址　北京市海淀区文慧园北路甲 22 号
邮编　100082
电话　发行：010 - 62227427　邮购：010 - 62236938
网址　www. cmstp. com
规格　889mm × 1194mm $^1/_{16}$
印张　17 $^1/_2$
字数　502 千字
初版　2015 年 8 月第 1 版
版次　2024 年 12 月第 3 版
印次　2024 年 12 月第 1 次印刷
印刷　天津市银博印刷集团有限公司
经销　全国各地新华书店
书号　ISBN 978 - 7 - 5214 - 4889 - 4
定价　59. 00 元

获取新书信息、投稿、为图书纠错，请扫码联系我们。

数字化教材编委会

主　编　封银曼

副主编　李智红　张灿云　何舒澜

编　者　（以姓氏笔画为序）

朱文慧（郑州卫生健康职业学院）

李智红（重庆三峡医药高等专科学校）

何舒澜（福建卫生职业技术学院）

沈晓华（漳州卫生职业学院）

张灿云（长春医学高等专科学校）

陈春苗（江苏医药职业学院）

封银曼（郑州卫生健康职业学院）

蔺建军（山东医药技师学院）

CONTENTS 目录

上篇 总论

下篇 各论

第一章 中药的起源和中药学的发展概况

PPT

学习目标

知识目标：通过本章的学习，应能掌握各历史时期具有代表性的学术著作；熟悉中药和中药学的概念；了解中药的起源和中药学的发展概况。

能力目标：具备遵循中医药发展规律、传承精华和守正创新的能力。

素质目标：通过本章的学习，树立家国情怀和科学精神，坚定专业自信。

情境导入

情境：相传神农氏样貌奇特，身体除四肢和头以外，其他都是透明的，五脏六腑清晰可见。那时候，人们辨不清食物和药物，经常因为误食而生病，甚至丧命。神农为此决心跋山涉水，尝遍百草，找寻治病解毒的良药。如果药草是有毒的，服下后他对应的内脏就会呈现黑色，因此就可以知道这种药草作用于人体哪一个部位。"神农始尝百草，始有医药""神农尝百草之滋味……一日而遇七十毒"。后来神农因为尝到断肠草，不能解其毒而死。

思考：中药是如何形成与发展的？

中药是我国传统药物的总称，是指在中医药理论指导下，用于预防、治疗疾病并具有康复与保健作用的药物。简单地讲，中药就是在中医药理论指导下认识和使用的药物。在我国辽阔的大地和海域中，分布着种类繁多、产量丰富的天然药材资源，包括植物药、动物药和矿物药等。这些宝贵资源的开发和有效利用，已有悠久的历史，也是我国医药学发展的物质基础。几千年来，中药作为我国防治疾病和养生保健的主要工具，为保障人民健康和促进民族繁衍昌盛起到了非常重要的作用。

中药的认识和使用以中医药理论为基础，具有独特的理论体系和应用形式，充分反映了我国历史、文化、哲学、自然资源等方面的特点。中药主要来源于天然药及其加工品，由于中药以植物类药材居多，使用也较为普遍，故有"诸药草类最多，诸药以草为本"的说法。自古以来把中药称为"本草"，从《神农本草经》开始，一直到现代的《中华本草》，都有所体现。丰富的本草典籍和文献资料，记录着我国人民发现和发展中医药学的智慧和贡献，是中华民族优秀文化宝库的重要组成部分。

中药学是研究中药的基本理论和各种中药的品种来源、采集、炮制、性味归经、功效及临床应用、用量用法等知识的一门学科，是祖国医药学的一个重要组成部分，也是中医药各类从业人员必备的专业基础知识。

知识链接

草药、天然药物、中药材、中药饮片、中成药的含义

草药是指流传于民间，多为民间医生所习用，且加工炮制尚欠规范的部分中药。

天然药物泛指一切具有药用价值，可直接供药用的植物、动物及矿物或这些天然产品的简单加工

品，也包括从天然产品中提取出的有效部位或成分。

中药材一般是指未经加工或只经过简单加工取得药用部位的生药材。

中药饮片是指中药材经过规范炮制后可直接用于中医临床调剂或制剂生产使用的处方药品。

中成药是以中药饮片为原料，在中医药理论指导下，按规定的处方加工制成的一定剂型的现成中药。

第一节　中药的起源

中药起源于古代劳动人民的生产、生活和医疗实践。

人类对于药物的认识，最初与觅食活动紧密相连，即"药食同源"。原始社会时期，生产力水平低下，古人依靠采食植物和狩猎维持生活，在寻找食物的过程中难免会误食有害的"食物"以致产生呕吐、腹泻等反应甚至中毒，偶然也食用某些"食物"而使原有的腹痛、便秘等病痛得到缓解。通过这样长期实践积累的经验，人们逐渐了解到有些植物、动物可以充饥果腹，有些可以缓解病痛，而有些则会引起中毒甚至造成死亡。因而人们在觅食时开始有意识地辨别和选择，逐渐认识到某些自然产物的药效或毒性，药物就因此而产生。古代医籍中记载的"神农尝百草之滋味，水泉之甘苦，令民知所避就，当此之时，一日而遇七十毒"，就生动形象地反映了人们认识药物的艰难过程。古人经过无数次有意识地试用、观察、口尝身受等实际体验，逐渐积累了一些用药知识，通过反复实践和认识，不断总结和交流，逐渐形成了早期的药物疗法。

随着历史递嬗、社会和文化的演进、生产力的发展、医学的进步，药物的来源由野生发展到人工栽培或驯养，并由植物类、动物类药材扩展到天然矿物及人工制品类药物。另外，火的应用、烹调技术的进步、酒和醋的发明等，催生了炮制、配伍等早期药物加工和应用技术，随之出现汤剂、酒剂等剂型，人们的用药知识与经验也日渐丰富。

最初药物知识的流传，仅靠"师学相承""口耳相传"，后来随着文字的出现，药物知识也有了文字的记载。中药学的文字记载可追溯到西周时期（公元前 1066 年—公元前 771 年），宫廷已设医师之职官，总管医药行政，如《周礼·天官冢宰下》记载："医师掌医之政令，聚毒药以供医事。"《诗经》中记载的植物和动物共有 300 多种，其中不少为后世本草著作所收载。《山海经》载药 120 余种包括动物药、植物药及其产地、性味和功效。20 世纪 70 年代长沙马王堆汉墓出土的帛书《五十二病方》，载方 283 首，涉及药物 247 种，对药物的炮制、制剂、用法、禁忌等亦有记述。到西汉时期（公元前 206 年—公元 25 年），本草学已成为医生必修的学科，虽无专门的著作保留下来，但中药学已初具雏形。

从远古时期到秦朝建立，人们通过生产、生活和医疗实践逐步发现、认识和使用药物，从感性的经验过渡到理性的认识，从最初的口耳相传到形成文字记载，这是中药的起源阶段，也是中药学的萌芽时期。

第二节　中药学的发展概况

中国劳动人民几千年来在与疾病作斗争的过程中，通过实践，不断认识，逐渐积累了丰富的医药知识，从而形成中医药学。由于太古时期文字未兴，这些知识只能依靠师承口授，后来有了文字，便逐渐记录下来，出现了医药书籍。这些书籍总结了前人经验，并得以流传和推广，是中华民族的瑰宝，为中华民族的繁荣昌盛做出巨大的贡献。

一、秦汉时期

秦汉之际，药学已初具规模。这一时期的代表作《神农本草经》，约成书于东汉末年（公元 2 世纪），是现存最早的本草专著，反映了秦汉时期最高的药物成就，被奉为四大经典之一。该书虽托"神农"之名，却并非出于一时一人之手，而是经过长时间的不断补充和完善而成，是我国古代劳动人民长期用药经验和集体智慧的结晶。《神农本草经》原书已佚，现存的各种版本均系后人考订、整理、编辑而成，全书共三卷，收载药物共 365 种，包括动物、植物、矿物三类，按药物有毒无毒、养生延年与祛邪治病的不同，分上、中、下三品，并简要记述了中药的四气五味、有毒无毒、配伍法度、服药方法及剂型选择等基本原则。该书系统地总结了汉以前药学成就，初步奠定了药学理论的基础，对后世中药学的发展具有极其深远的影响。

知识链接

《五十二病方》

帛书《五十二病方》是西汉文物，1973 年湖南长沙马王堆三号汉墓出土。它是我国现存最古老的汉族传统医学方书，记载医方总数 283 个，用药达 247 种。所载治法多种多样，除了以内服汤药为主之外，还有大量的外治法，如敷贴法、烟熏或蒸气熏法、熨法、砭法、灸法、按摩疗法、角法（火罐疗法）等，体现了治疗手段的多样化，也是当时医疗水平较高的标志之一。

二、魏晋南北朝时期

自《神农本草经》成书以后，临床用药不断发展，新的药物种类日渐增多，并陆续有了记载。梁·陶弘景《本草经集注》，全书七卷，载药 730 种，首创按药物自然属性分类的方法，将药物分为玉石、草木、虫兽、果、菜、米食、有名未用七类，各类又结合三品分类对药物排序。对药物的形态、性味、产地、采制、剂量、真伪辨别等都做了较为详尽的论述，强调药物的产地与采制方法和其疗效密切相关。该书还首创了"诸病通用药"，分别列举了 80 多种疾病的通用药物，如治风通用药有防风、防己、秦艽、川芎等，治黄疸通用药有茵陈、栀子、紫草等，以便于医生临证选药。该书全面系统地整理和补充了《神农本草经》内容，总结了魏晋以来 300 余年间中药学的发展成就，标志着综合本草模式的初步确立。

南北朝刘宋·雷敩著《雷公炮炙论》，系统地介绍了 300 种药物的炮制方法，提出对药物进行适宜的炮制，可以提高药效、减轻毒性或烈性等。该书是我国第一部炮制专著，也标志着本草学新分支学科的产生。

三、隋唐时期

隋唐时期，政权统一，经济文化繁荣，医药学也有较大发展。在与海外经济、文化交流的同时，输入的药材品种亦有所增加，进一步丰富了我国药学宝库，各地使用的药物总数已达千种。唐显庆四年（公元 659 年）颁布了经朝廷批准，由李勣、苏敬等主持编纂的《新修本草》（又名《唐本草》），是我国历史上第一部药典性官修本草，比 1542 年欧洲《纽伦堡药典》早了 883 年。全书卷帙浩博，收载药物共 844 种。书中还增加了药物图谱，并附以文字说明，这种图文对照的方法，开创了世界药学著作的先例，不仅反映了唐代药学的高度成就，对后世药学的发展也有深远影响。

此后，唐开元年间（公元713—741年），陈藏器编成《本草拾遗》。该书不仅增补了大量民间药物，而且辨识品类也极审慎，将各种药物功用概括为宣、通、补、泻、轻、重、滑、涩、燥、湿十类，为中药按临床功效分类奠定了基础。

唐代已开始使用动物组织、器官及激素制剂：《唐本草》记载了用羊肝治疗夜盲症和改善视力的经验；《本草拾遗》记录了人胞作为强壮剂的效力；用羊靥（羊甲状腺）和鹿靥治疗甲状腺病，则见于《备急千金要方》；酵母制剂（神曲）已普遍用于医药，如《备急千金要方》和《药性论》都对神曲的性质功用有明确的表述。

唐至五代时期对某些食物药和外来药有了专门的研究，如由孟诜原著，后经张鼎增补改编而成的《食疗本草》，全面总结了唐以前的营养学和食疗经验，是这一时期最具代表性的食疗专书；李珣的《海药本草》，主要介绍了海外输入药物。这些均扩大了药物研究范围和应用形式，进一步丰富了中药学的内容。

四、宋金元时期

宋代经济、文化和科学技术的快速发展，尤其是活字印刷术的发明，为本草学的发展提供了有利条件，出版的中药学著作较多，其中最具代表性的著作当首推唐慎微的《经史证类备急本草》（简称《证类本草》）。该书首刊于1108年，载药1558种，附方3000余首，每味药物都有附图，方药兼收，图文并茂，医药结合，体例上严谨有序，保留文献的本来面目，集宋以前本草之大全，具有极高的学术价值和文献价值，直至现代，它仍是我们研究中药必备的重要参考书目之一。

设立国家药局是北宋时期的一大创举，也是我国乃至世界药学史上的重大事件。1076年，宋政府在京城开封开设由国家经营的熟药所，后发展为修合药所（后改名为医药合剂局）及卖药所（后改名为惠民局）。药局的产生促进了药材检验、成药生产的发展，提高了炮制、制剂技术，制定了制剂规范，《太平惠民和剂局方》就是相关的重要文献。

金元时期，学术争鸣推动了药学理论的发展。各派医家多注重对药性理论的研究，如刘完素著《素问要注》《本草论》、张子和著《珍珠囊》《脏腑标本药式》、李东垣著《药类法象》《用药心法》、朱丹溪著《本草衍义补遗》等，发展了医学经典中有关升降浮沉、归经等药物性能理论，大兴药物奏效理论探究之风，具有明显的临床药物学特征。元代忽思慧于1330年著《饮膳正要》，是我国第一部较为系统的饮食卫生营养专著，书中对养生禁忌、妊娠食忌、营养疗法、食物卫生、食物中毒等都有论述，至今仍有较高的参考价值。

五、明清时期

明代伟大的医药学家李时珍（1518—1593年），以毕生精力，亲历实践，广收博采，实地考察，对本草学进行了全面的整理总结，历时27年，于公元1578年完成了《本草纲目》这一科学巨著。全书52卷，载药1892种（新增374种），附图1100多幅，附方11000余首。序列部分对本草史和中药基本理论进行了全面、系统的总结和发挥。各论部分按自然属性和生态条件分为16部60类，每药标正名为纲，纲之下列目，纲目清晰，这种分类方法是当时世界上最先进的分类法。该书不仅是对我国16世纪以前药学成就的全面总结，而且还广泛介绍了植物、动物、矿物、冶金、农学、气象等多学科知识，被达尔文誉为"中国古代的百科全书"。本书自1596年印行后，风靡全国，17世纪初即传播海外，被先后译成朝、日、拉丁、英、法、德等多种文字，对世界医药学和自然科学的发展具有卓越贡献。

清代本草著作数量众多，杰出的医药学家赵学敏在《本草纲目》的基础上，收集了大量疗效确切的民间药和外来药，编著成《本草纲目拾遗》（成书于 1765 年）。全书共 10 卷，载药 921 种，其中新增药 716 种，对《本草纲目》加以补充和订正，总结了我国 16—18 世纪本草学发展的新成就，保存了大量散佚的方药书籍内容。他是继李时珍之后我国又一位伟大的药物学家。

清代还涌现了一批为配合临床需要，以实用为原则，撷取《本草纲目》精粹，编撰而成的临床简约本草，如汪昂的《本草备要》、吴仪洛的《本草从新》、黄宫绣的《本草求真》等。

清代专题类本草门类甚多，如张仲岩的《修事指南》，系统论述了各种炮制方法，为炮制专著；郑肖岩的《伪药条辨》，为辨药真伪专书；唐容川的《本草问答》、徐灵胎的《医学源流论》中有 10 余篇药理论文，两书均为药理专著；章穆的《调疾饮食辨》、丁其誉的《类物》、王孟英的《随息居饮食谱》等，则为食疗专著。

六、民国时期

辛亥革命以后，西方文化及西方医药学在我国进一步传播，这一时期我国医学发展的特点是中西医药并存。虽然国民政府对中医药采取了不支持和歧视的政策，但在仁人志士的抗争与努力下，中医药学以其卓著的临床疗效、顽强的科学生命力和深厚的民众基础，在继承和发扬方面仍有新的发展，"创新中医药"风行一时。

中药辞典类工具书的形成和发展，是民国时期中药学发展的一项重要成就，其中影响最大的当首推陈存仁主编的《中国药学大辞典》（1935 年）。本书约 200 万字，收录词目 4300 条，汇集古今有关论述与研究成果，资料繁博，查阅方便，备受药界推崇。虽有不少错讹，仍不失为近代第一部具有重要影响的大型药学辞书。

随着中医学校的建立，涌现了一批优秀的中药学讲义，如浙江兰溪中医学校张寿颐的《本草正义》、浙江中医专门学校柯廉臣的《实验药物学》、上海中医专门学校秦伯未的《药物学》、天津国医函授学校张锡纯的《药物讲义》等。这些中药讲义，从教学和临床运用角度出发，详尽地论述了各药物的功效和主治病症。

本草学的现代研究开始起步，如确定中药品种及资源调查，进行中药化学及药理学研究，虽然主要是对单味药的化学成分和药理研究，但取得的成就和对中药学的发展所做出的贡献是不可磨灭的，为后来药用动物学、药用植物学、生药学、中药鉴定学、中药药理学等新学科的发展奠定了基础。

七、中华人民共和国成立后

中华人民共和国成立以来，中国共产党和人民政府高度重视中医药事业的继承和发展，制定了一系列有利于中医药发展的方针、政策和措施，使中医药事业获得了新生，走上了健康快速发展的轨道，本草学也取得了前所未有的成就，主要体现在以下几方面。

整理刊行本草类文献专著。从 1954 年起，各地出版部门根据卫生部的建议和安排，陆续影印、重刊或校点评注了《神农本草经》《新修本草》（残卷）、《证类本草》《滇南本草》《本草品汇精要》《本草纲目》等数十种重要的古代本草专著。20 世纪 60 年代以来，对亡佚本草的辑复也取得突出成绩，其中有些已正式出版发行，对本草学的研究具有重大意义。

出版各种中药新著。这些中药新著数量多、门类齐全，从不同角度将本草学提高到崭新的水平，如各版《中华人民共和国药典》《中药志》《全国中草药汇编》《中药大辞典》《原色中国本草图鉴》等。其中最能反映当代本草学术成就的当属《中华人民共和国药典》，其以法典的形式确定了中药在当代医药卫生事业中的地位，也对中药材及中药制剂质量的提高、标准的确定起到了巨大的促进作用。《中药大辞典》由江苏新医学院编纂，分为上、下册和附编三部分，该书收罗广泛、资料丰富、查阅方便，非常实用。

开展中药资源普查。20 世纪 50 年代以来，政府先后数次组织各方面人员对中药资源情况进行了大规模普查，基本上摸清了天然药物的种类、产区分布、生态环境、野生资源、蕴藏量、收购量和社会需求量等。在此基础上，编写了全国性的中药志及一大批药用植物志、药用动物志及地区性的中药志。迄今为止，历时十年的规模最大的全国中药资源普查结果显示，我国是世界上天然药物种类最丰富的国家之一，现有中药资源 12807 种，其中植物药 11146 种、动物药 1581 种、矿物药 80 种。在普查中药资源的基础上，编辑了《中国中药资源丛书》等 6 部专著，并建立了有 3 万多条记录的全国药材资源数据库。

振兴中医药教育事业。自 1956 年起，北京、上海、广州、成都和南京等地相继建立了中医学院，使中医药教育纳入了现代正规高等教育行列。1978 年以来相继招收了中药学硕士研究生和博士研究生。至此，我国中药教育形成了从中专、大专、本科到硕士、博士研究生不同层次培养的完整体系。为本草学和中药事业的发展，培养了一大批高质量的专业人才。

推进中药的现代研究。随着现代自然科学的迅速发展以及中药事业自身发展的需要，中药鉴定学、中药化学、中药药理学、中药炮制学、中药药剂学等分支学科也迅速发展起来，中药的现代研究无论在深度和广度上都取得了瞩目成就。2015 年 10 月，中国女科学家屠呦呦因开创性地从中药青蒿中分离出青蒿素应用于疟疾的治疗，获得诺贝尔生理学或医学奖，这是中国科学家在中国本土进行的科学研究首次获得诺贝尔科学奖。此次获奖得益于对中医药传统知识的传承与发扬，也是中国科学事业、中医药走向世界的一个荣誉，引起了海内外对中医药的热议，并对中医药在生命科学领域取得突破寄予了更多的关注和期待。

▨ 知识链接

青蒿素

1972 年，屠呦呦和她的同事在青蒿中提取到了一种无色的结晶体物质，命名为青蒿素。青蒿素是一种具有"高效、速效、低毒"优点的新结构类型抗疟药。1986 年，青蒿素获得了一类新药证书（86 卫药证字 X－01 号）。这种用于治疗疟疾的药物，挽救了全球特别是发展中国家的数百万人的生命。2015 年，屠呦呦获得诺贝尔生理学或医学奖。

中医药学源远流长，内容浩博。近年来，世界各国倍加青睐中医药在防病治病、养生保健中的特色和优势。面对国内国际日益增长的健康需求，我们要充分发挥多学科的力量，进一步搞好中药学的继承和开拓创新。相信中医中药一定会发扬光大，为世界人民的医疗保健做出更大的贡献。

••••• 目标检测

答案解析

一、最佳选择题

1. 我国现存最早的药物学专著是（　　）

A.《神农本草经》　　　　　B.《本草纲目》　　　　　C.《本草经集注》

D.《新修本草》　　　　　　E.《证类本草》

2. 世界上第一部具有药典性质的官修本草是（　　）

A.《神农本草经》　　　　　B.《本草纲目》　　　　　C.《本草纲目拾遗》

D.《新修本草》　　　　　　E.《本草经集注》

3. 开创图文对照法编写的本草著作是（　　）

    A.《神农本草经》   B.《本草纲目》   C.《本草纲目拾遗》

    D.《新修本草》   E.《本草经集注》

4. 首创按自然属性分类的本草著作是（　　）

    A.《神农本草经》   B.《本草经集注》   C.《证类本草》

    D.《新修本草》   E.《本草纲目》

5. 古代载药总数最多的本草著作是（　　）

    A.《神农本草经》   B.《本草纲目拾遗》   C.《证类本草》

    D.《新修本草》   E.《本草纲目》

二、配伍选择题

    A.《神农本草经》   B.《本草纲目》   C.《新修本草》

    D.《证类本草》   E.《雷公炮炙论》

6. 被誉为中国古代百科全书的是（　　）

7. 我国第一部药典性本草著作是（　　）

8. 我国现存最早的药物学专著是（　　）

三、多项选择题

9. 下列哪些是《本草纲目》具备的特点（　　）

    A. 收载药物 1892 种   B. 新增药物 374 种   C. 全书 52 卷

    D. 附图 1100 多幅   E. 首创按自然属性分类

（封银曼）

书网融合……

重点小结　　　习题

第二章 中药的产地与采集

PPT

学习目标

知识目标：通过本章的学习，应能掌握道地药材的含义和常用道地药材；熟悉中药临床疗效与产地和采集的关系；了解中药采收季节和采收时间。

能力目标：具备辨识道地药材和适时采集中药材的能力。

素质目标：通过本章的学习，树立绿色发展及环保理念，激发爱国情怀，塑造劳动意识、审美意识和对自然的敬畏之心。

情境导入

情境：华佗曾为一位黄疸严重的妇人治病。半年后妇人脸上由黄转红，华佗问她吃了多少药，她说因家境贫寒，没按先生方法去做，只是每日取茵陈充饥，不到一个月，黄疸痊愈。华佗听后，认为这茵陈是治黄疸的良药，请妇人一起去采摘。奇怪的是他当时采收的茵陈竟没有一次见效，华佗又去问妇人。妇人告诉他是春天吃的，华佗恍然大悟。正所谓"三月茵陈四月蒿，五月六月当柴烧。"

思考：为什么说五至六月的茵陈当柴烧？

除部分人工制品外，绝大部分中药都来自于天然的植物、动物和矿物。中药的产地、采收与贮存是否适宜，会直接影响到药材的质量和疗效。对于野生动、植物药而言，不合理的采集还会破坏药材资源，降低药材产量。现代研究发现，中药的产地、采收与贮存，与药物有效成分含量有很大关系，而有效成分含量是衡量药材优劣的标准，古今医药学家都非常重视。

第一节　中药的产地

天然药材的生长和分布，离不开一定的自然条件，我国幅员辽阔，经纬度跨度大，大部分地处北温带，但还有大兴安岭北部的寒温带，秦岭淮河以南的亚热带，以及华南低纬度的热带。加之地貌复杂，江河湖泽、山陵丘壑、平原沃野及辽阔海域共存，形成了复杂的自然地理环境，为天然药材的生产提供了丰厚的自然条件。

由于气候、水土、日照、温度、湿度、生物分布等生态环境各不相同，某地区适宜于某些植（动）物的生长，而不适合于另一些品种的生长，即使分布很广的物种，也由于自然条件不同，药材质量也不尽相同。许多优质药材的生产，无论品种、产量、质量都有一定的地域性，形成了不少带有气候土壤特征的"道地药材"。所谓道地药材，又称地道药材，是指具有明显地域性，因其品种优良、生长环境适宜、栽培（或养殖）及加工方法合理、生产相对集中，而产量较大、质量优于其他产地的药材。确定道地药材的依据是多方面的，但以临床疗效为最关键指标，这也是著名道地药材受到人们赞誉的重要原因，如甘肃的当归，宁夏的枸杞，青海的大黄，内蒙古的黄芪，山西的党参，浙江的浙贝母，四川的黄连、川芎、附子、川贝母，东北的人参、细辛、五味子，河南的地黄、山药、牛膝，山东的阿胶、瓜蒌、金银花，江苏的薄荷、苍术，广东的陈皮，广西的肉桂等。然而，自然环境条件的改变、过度采挖、栽培技术的进步、产区经济结构的变化等多种因素，皆可导致药材道地的变迁，如三七原产于广西，称为广三七、田七，云南后来居上，成为新的道地药材产区，称为滇三七。然而无论产地如何变迁，药材的品质和疗效始终是确定道地药材的主要标准。

长期的临床实践表明，重视中药产地与质量的关系，强调道地药材的开发和应用，对保证中药疗效有着十分重要的作用。随着中医药事业的不断发展，中药材需求量日益增加，而很多药材由于生产周期较长、产量有限，已经无法满足临床的需求；因而在积极提高道地药材生产量的同时，进行植物药材的异地引种栽培以及药用动物的人工驯养，就成为解决道地药材不足的重要途径，但必须确保原有药材的性能和疗效，注重科学性，避免盲目。在现代技术条件下，我国已能对不少名贵或短缺药材进行异地引种及药用动物人工驯养，并不断取得成效。如原来依靠进口的西洋参在国内引种成功，原主产于贵州的天麻在陕西大面积引种，人工培育牛黄，人工饲养鹿、麝并锯茸、取香等。

中药材生产质量管理规范的发布实施，对道地药材的来源、栽培（饲养）、土壤、气候、加工、质量控制等也有了标准化的规定和要求，从而保证中药材质量稳定在一定范围内。目前，我国许多地区正在大力推进中药种植示范基地的建设，这对促进中药资源的开发利用、提高中药材品质，以及加强生态环境的保护都具有重要意义。

> **知识链接**
>
> ### 中医药现代化的六大标准
>
> 1. GAP：中药材生产质量管理规范（Good Agricultural Practice）
> 2. GEP：中药提取生产质量管理规范（Good Extracting Practice）
> 3. GMP：药品生产质量管理规范（Good Manufacturing Practice）
> 4. GCP：药品临床试验管理规范（Good Clinical Practice）
> 5. GLP：药品非临床研究质量管理规范（Good Laboratory Practice）
> 6. GSP：药品经营质量管理规范（Good Supply Practice）

第二节　中药的采集

我国药材品种丰富，产区较为分散，因此，合理适时的采收对保证药材优质高产、保护和扩大药源，以及促进中药资源的可持续利用具有十分重要的意义。采收适时如法则药性强、疗效好，反之则药性弱、疗效差。

自古以来，我国医药学家都非常重视中药的采收季节，如金·李东垣指出："凡诸草木昆虫，产之有地，根叶花实，采之有时，失其地则性味少异，失其时则性味不全。"民间也有"当季是药，过季是草"的说法。这些都是对中药采收的宝贵经验，说明只有做到适时采集，才能使药物优质有效。

中药采集应充分考虑药用部位及不同季节中药物有效成分含量的变化，然而目前对中药有效成分的消长规律尚不清楚，故可依照传统经验，主要按影响药材性状和品质的因素、采收的难易，以及动、植物生长发育过程中营养物质的一般消长规律来指导各类药材的采收，通常以药用部位的成熟程度作为依据。

一、植物类药物的采收

植物药的各个药用部分，在生长发育的各个时期，所含有效成分的质和量各不相同，而有效成分的质和量与采收季节、时间和方法又有着十分密切的关系。根据植物药入药部位的生长特性，大致可归纳为以下几类。

1. 全草类 全草类一般在花前期或初开花时采收。此时是地上部分生长最旺盛、茎叶最繁茂的时期，有效成分含量最高，产量也高。有些只需割取植物的地上部分，如荆芥、薄荷、益母草、紫苏等；以带根全草入药的，则连根拔起全株，如车前草、蒲公英、紫花地丁等，以茎叶同时入药的藤本植物与此相同；也有特殊的药材，如茵陈蒿须在幼苗期采收。

2. 叶类 叶类一般在花蕾将要开放或正盛开的时候采收。此时植物生长至极盛，叶中有效成分含量最高，性味完壮，药力雄厚，最适于采收，如艾叶、枇杷叶等。但少数药材例外，如桑叶须在深秋或初冬经霜后采集。

3. 花类 花类一般在花正开放、含苞待放或刚刚开放时采收。由于花朵次第开放，所以要分次采摘，采摘时间很重要，若采收过迟，则花瓣脱落或变色，气味散失，影响质量，如菊花、旋覆花等。有些花要求在含苞欲放时采摘花蕾，如金银花、槐花、辛夷等；有的在刚开放时采摘最好，如月季花；红花宜在花冠由黄色变橙红色时采摘；但蒲黄之类以花粉入药的，则须于花朵盛开时采收。

4. 果实或种子类 一般果实类药材，多于果实成熟后或将成熟时采收，如瓜蒌、枸杞子、马兜铃等。也有采收幼果的，如青皮、枳实、乌梅等。以种子入药的，如果同一果序的果实成熟期相近，可以割取整个果序，悬挂在干燥通风处，以待果实全部成熟，然后进行脱粒。若同一果序的果实次第成熟，则应分次摘取成熟果实。有些干果成熟后很快脱落，或果壳裂开、种子散失，如茴香、白豆蔻、牵牛子等，最好在开始成熟时适时采取。容易变质的浆果，如枸杞、女贞子，在略熟时于清晨或傍晚采收为好。

5. 根或根茎类 古人经验以阴历二、八月为佳。早春二月，新芽未萌。深秋时节，多数植物的地上部分停止生长，其营养物质多贮存于地下部分，有效成分含量相对高，此时采收质量好，产量高，如天麻、苍术、葛根、桔梗、大黄、玉竹等。但也有少数例外，如半夏、太子参、延胡索等，则以夏季采收为宜。

6. 树皮或根皮类 通常在清明至夏至间（即春、夏时节）剥取树皮。此时植物生长旺盛，不仅质量较佳，而且树木枝干内浆汁丰富，形成层细胞分裂迅速，树皮易于剥离，如黄柏、厚朴、杜仲。但肉桂多在十月采收，因此时油多容易剥离。木本植物生长周期长，应尽量避免伐树取皮或环剥树皮等简单方法，以保护药源。至于根皮，则与根和根茎相似，应于秋后苗枯，或早春萌发前采集，如牡丹皮、地骨皮、苦楝根皮等。

二、动物类药物的采收

动物类药材，因品种不同，采收各异。具体采收时间，以保证药效及容易获得为原则。一般而言，以成虫入药的，均应在活动期捕捉，如全蝎、土鳖虫、地龙等；蝉蜕在夏秋季黑蚱羽化之时收集；昆虫类含虫卵的，须在虫卵未孵化时采集，如桑螵蛸、露蜂房等；两栖类、爬行类大多在夏秋季节采集，如蟾蜍、蕲蛇等。脊椎动物类全年可以采收，如龟甲、鸡内金、牛黄等。鹿茸须在春季（清明后 45～60 天）时截取，过时则角化成鹿角；制取阿胶的驴皮，宜在冬至后剥去，其皮厚而质优。

三、矿物类药物的采收

矿物类药材全年皆可采收，不拘时间，择优采选，也可结合开矿进行。

采集中药，既要保证药材质量，又要兼顾产量，还应充分注意药材资源的可持续利用。注意保护药源，应计划种植、计划采集，用多少采多少，不要贮存过多，造成积压，导致变质浪费；采集时亦要注意科学合理，如采大留小、保稀采密、合理轮采、封山育药、引种繁殖等，使药材资源利用最大化，还要考虑生产成本、注意保护生态环境。

目标检测

一、最佳选择题

1. 品种优良、生长环境适宜、栽培加工方法合理、生产相对集中、产量较大，质量和疗效优良的药材被称为（ ）

    A. 特产药材　　　　　　B. 贵重药材　　　　　　C. 道地药材

    D. 名产药材　　　　　　E. 稀有药材

2. 农历二、八月最宜采集的药材是（ ）

    A. 叶类　　　　　　　　B. 花类　　　　　　　　C. 全草类

    D. 果实类　　　　　　　E. 根及根茎类

3. 怀牛膝的道地产区是（ ）

    A. 四川　　　　　　　　B. 广东　　　　　　　　C. 甘肃

    D. 河南　　　　　　　　E. 浙江

4. 下列哪个药物是东北的道地药材（ ）

    A. 人参　　　　　　　　B. 槟榔　　　　　　　　C. 麦冬

    D. 天麻　　　　　　　　E. 地黄

二、配伍选择题

    A. 含苞欲放时　　　　　B. 果实成熟后　　　　　C. 花朵盛开时

    D. 幼果时　　　　　　　E. 以上均不是

5. 辛夷的采收应在（ ）

6. 枳实的采收应在（ ）

    A. 花朵未开放或刚开放时　B. 花朵凋谢时　　　　　C. 秋末、初春

    D. 清明至夏至间　　　　E. 任何时候采收均可

7. 花类药材的采收宜在（ ）

8. 根类药材的采收宜在（ ）

三、多项选择题

9. 在花蕾将放或正盛开时采收的中药是（ ）

    A. 艾叶　　　　　　　　B. 枇杷叶　　　　　　　C. 桑叶

    D. 苏叶　　　　　　　　E. 竹叶

10. 在花前期或初开花时采收的中药是（ ）

    A. 茵陈　　　　　　　　B. 蒲公英　　　　　　　C. 益母草

    D. 车前草　　　　　　　E. 薄荷

（封银曼）

书网融合……

重点小结　　　习题

第三章　中药的炮制

PPT

炮制，古代称为"炮炙""修治""修事"，是根据中医药理论，按照临床用药和调剂、制剂的不同要求及药材自身特性所采取的一项传统制药技术。"炮"和"炙"的原义都是指用火烧烤肉类食物，炮炙合称专指用火加工处理中药材。随着用药经验的丰富和药物加工处理方法的增多，炮制方法已不限于用火处理药物的范畴。由于中药材大多是生药，且种类繁多、成分复杂，不少中药在应用前或制剂前，必须按照不同的药性和治疗要求，进行不同的整理加工或专门的技术处理，才能充分发挥药物的效能、保证用药安全、满足医疗需要。

第一节　炮制的目的

中药炮制的目的，总的说来，是使临床用药更加有效、更加安全。但对于具体药物和具体炮制方法而言，同一药物采用不同的炮制方法，往往有不同的目的；同一炮制方法对于不同药物，其目的可能并不相同。炮制目的大致可归纳为以下七个方面。

一、增强药物作用，提高临床疗效

主要通过添加辅料进行炮制，以增强药物作用、提高临床疗效。如蜜、酒、姜汁等液体辅料，本身就是药物，具有相应的作用，与被拌和药物的某些功效之间存在协同作用。如蜜炙紫菀、款冬花，能增强润肺止咳作用；醋炙香附、延胡索，能增强止痛作用；姜炙半夏、竹茹，可增强止呕作用；酒炒川芎、丹参，能增强活血作用等。除此之外，不加辅料的炮制方法，也能增强药物疗效，如石膏煅用，可增强收敛生肌作用；槐花炒炭，可加强止血作用等。

二、降低或消除药物的毒性或副作用，保证用药安全

一些毒性和副作用较强的药物经过加工炮制后，其毒性和副作用可以明显降低，使用更安全。如姜矾水制南星、半夏；水煮川乌、草乌；醋煮甘遂、大戟等。

由于中药材生药成分复杂，作用多样，一味药的某方面作用不为具体病情所需，即成为副作用，可能对患者产生不良影响，造成损害。如麻黄能发汗解表、宣肺平喘，若用于肺热喘急而有汗之证，则发汗功效即成为不为病情所需的副作用，故将麻黄蜜炙后使用，不仅可减弱其辛散发汗作用，还可增强宣肺平喘之功。

三、改变药物的性能功效，扩大适用范围

部分药物经过某些炮制处理后，能在一定程度上改变某些性能和功效，以适应不同的病情和体质的需要。如生地黄长于清热凉血，蒸制后即为熟地黄，善于滋阴补血。天南星经姜矾炮制后，辛温燥烈，功善燥湿化痰、祛风解痉；胆汁制后，性变凉润，功善清化热痰、息风定惊。何首乌生用能泻下通便，制熟后则失去泻下作用而专补肝肾。

四、改变药材的某些性状，便于调剂、制剂和贮藏

中药无论制成何种制剂，都必须对药材进行相应的炮制。如净选后的中药材，经过软化、切削、干燥等加工程序，制成一定规格的药材（如片、段、丝、块）；矿物介壳类药物（如赭石、石决明、牡蛎等）经煅烧、醋淬等炮制，使之酥脆，有利于药物有效成分煎出，满足临床调剂和制剂的需要。

大部分药材从采集到临床应用，都需要保管与贮存。一般药材经晒干、阴干、烘干、炒制等炮制加热处理，使之干燥，才可贮存、运输。如富含油脂的种子类药材（如白扁豆、赤小豆等），必须加热干燥，才能防止其萌动变质；马齿苋肉嫩多汁，须经沸水焯后才能干燥；桑螵蛸须经蒸后晒干，杀死虫卵，以防贮存过程中因虫卵孵化而失效。

五、纯净药材，保证药材质量和用量准确

药材采收、运输和保管过程中，常混有泥沙、杂质、霉变品及残留的非药用部分，必须经过挑拣修治、分离洗刷，才能使药物纯净，保证质量和称量准确。如茯苓去净泥土、鳖甲除去残肉、枳壳去瓤、密蒙花去枝梗，以及某些动物类药须去头、足、翅等。

六、矫臭矫味，方便服用

一些药材有特殊气味，不易为患者接受，服后容易出现恶心、呕吐等不适反应，须采用漂洗、麸炒、酒炙、醋炙等方法去除其腥臭和怪味，以利于服用。如酒炙乌梢蛇，醋炒五灵脂，麸炒僵蚕，水漂海藻、昆布等。

七、引药入经，便于定向用药

有的药物经过炮制后可在特定的脏腑经络中发挥治疗作用，并可引导他药直达病所，便于临床定向选择用药。如柴胡、香附、青皮经醋炒后，可增强入肝经作用；知母、黄柏、杜仲经盐炒后，可增强入肾经作用等。

第二节　炮制的方法

中药炮制的方法是经历代逐步发展和充实起来的，其内容丰富，方法多样。根据目前的实际应用

情况，炮制方法一般可分为修治、水制、火制、水火共制和其他制法五大类。

一、修治

修治主要包括纯净、粉碎、切制药材三种简单的加工处理方法，为进一步的加工贮存、调剂、制剂等做好准备。

1. 纯净处理　采用挑、拣、筛、簸、刮、刷等方法，去掉泥土杂质及非药用部分，使药物清洁纯净。如拣去合欢花中的枝叶；筛选王不留行及车前子；簸去薏苡仁的杂质；刷除枇杷叶、石韦叶背面的绒毛；刮去厚朴、肉桂的粗皮等。

2. 粉碎处理　采用捣、碾、镑、锉等方法，使药物粉碎，以符合制剂和其他炮制方法的要求。如牡蛎、龙骨捣碎便于煎煮；川贝母捣粉便于吞服；羚羊角镑成薄片，或锉成粉末等。果实种子类药物制剂时大多需捣碎，如豆蔻、芥子等，以便于煎煮。

3. 切制处理　采用切、铡等方法将药材切成一定规格，使药物有效成分易于溶出，并便于进行其他炮制，也利于干燥、贮藏和调剂。根据药材的性质和临床需求，切片有很多规格，如天麻、槟榔宜切薄片；白术、泽泻宜切厚片；鸡血藤、黄芪宜切斜片；薄荷、麻黄宜切段；茯苓、葛根宜切块等。

> **知识链接**
>
> ### 百刀槟榔
>
> 一个槟榔在老药工手与刀的配合下，迅速变成100多张薄如蝉翼、轻如飞羽的切片，即百刀槟榔。在中药炮制的过程中，切制薄片不仅能让药材发挥更大的效用，也充分体现了药师的工匠精神。

二、水制

水制是用水或其他液体辅料处理药材的方法。水制的目的主要是清洁药材、软化药材、便于切制和调整药性。常见的方法有淋、洗、泡、漂、浸、润、水飞等。

1. 淋　将不宜浸泡的药材，用适量清水浇洒喷淋，使其清洁和软化。适用于质地疏松的全草类药材，如佩兰、薄荷、香薷等。

2. 洗　将药材投入清水中，快速洗涤并及时取出，除去浮杂物及下沉脏物，及时捞出即可，由于药材与水接触时间短，故又称抢水洗。适用于质地松软、水分易渗入的药材，如陈皮、桑白皮、五加皮等。除少数易溶及不易干燥的花、叶、果及肉类药材外，一般有泥沙的药材都可以洗。

3. 泡　将质地坚硬的药材用清水浸泡一定时间，使其变软。某些不适合淋法、洗法处理的药材，软化时可采用泡法，如麦冬浸泡以便抽去木心等。应注意泡的时间不宜过长，防止药材有效成分的损失。

4. 漂　将药材置于大量的清水中，经常换水，反复漂洗，以除去杂质、盐分、腥味及毒性成分等。如芦根、白茅根漂去泥土杂质；昆布、海藻漂去盐分；紫河车漂去腥味；南星、半夏漂去毒性等。

5. 润　根据药材质地的软硬，加工时的气温、工具的不同，采用淋润、洗润、泡润、盖润、伏润、露润、复润等多种方法，使清水或其他液体辅料徐徐渗入到药材内部，使药材软化，以便于切片。如淋润荆芥、伏润天麻、姜汁浸润厚朴等。

6. 水飞　将药物与水共研，借助药物在水中的沉降性质分取极细粉末的炮制方法。将不溶于水的药材粉碎后置乳钵、碾槽、球磨机等容器内，加水共研；然后再加入大量的水搅拌，较粗的粉粒会下沉，细粉会混悬于水中，倾出；粗粒再飞再研，如此反复操作，倾出的混悬液沉淀后，分出、干燥即成极细粉末。常用于矿物类、贝甲类药物的制粉，如水飞朱砂、水飞雄黄、水飞蛤粉、水飞炉甘石等。

三、火制

火制是用火加热处理药物的方法，是使用最为广泛的炮制方法。常用的有炒、炙、煅、煨、烘焙等。

1. 炒 分为不加固体辅料和加固体辅料两种。

不加固体辅料炒称为清炒，按程度不同可分为炒黄、炒焦和炒炭三种。用文火炒至药物表面微黄为炒黄，如炒苏子、炒牛蒡子；用武火将药物炒至表面焦黄或焦褐、内部淡黄，称为炒焦，如焦山楂、焦白术；用武火将药物炒至表面焦黑，部分炭化，内部焦黄，称为炒炭，如艾叶炭、地榆炭等。炒黄、炒焦可使药材易于粉碎加工，并缓和药性；炒炭能缓和药物的烈性、减少副作用，或增强其收敛止血之功。

加固体辅料如土、麸、米炒，可以减少药物的刺激性、增强疗效，如土炒枳壳、米炒斑蝥等。若与大量的河砂或滑石粉、蛤粉同炒，称为烫炒，可使药物受热均匀，有效成分易于煎出或便于服用，如砂炒穿山甲、蛤粉炒阿胶等。

2. 炙 是用液体辅料拌炒药物，使辅料逐渐渗入药材内部的一种炮制方法。常用的辅料有蜂蜜、酒、醋、姜汁、盐水等。一般蜜炙药物能增强补益和润燥作用，如蜜炙款冬花、蜜炙百部；酒炙药物能增强活血通经或引药上行作用，如酒炙川芎、酒炙当归；醋炙药物能引药入肝，增强止痛作用及减毒，如醋炙香附、醋炙延胡索；姜汁炙药物能增强止呕和解毒作用，如姜炙半夏、姜炙竹沥；盐水炙药物能引药入肾，如盐水炙杜仲、盐水炙黄柏等。

3. 煅 是将药材用猛火直接或间接煅烧，使其质地松脆，易于粉碎，以充分发挥疗效的一种炮制方法。分明煅和密闭煅两种。明煅是将药物直接放炉火上或容器内不密闭加热，多用于矿物药或动物甲壳类药，如煅石膏、煅牡蛎等；密闭煅是将药材置于密闭容器内加热煅烧，也称焖煅，适用于质地疏松、可炭化的药材，如煅血余炭、煅棕榈炭。

4. 煨 是将药材包裹于湿面粉、湿纸中，再放入热火灰中加热，或用吸油纸与药物隔层分开进行加热的方法。如煨肉豆蔻、煨木香、煨葛根。其中以面糊包裹者，为面裹煨；以湿纸包裹者，为纸裹煨；以纸分层隔开者，为隔纸煨；将药材直接埋入火灰中，使其高热发泡者，为直接煨。

5. 烘焙 是将药材用微火加热，使之干燥的方法。烘焙后可降低毒性并减少腥臭气味，便于粉碎，如焙蜈蚣、焙虻虫等。

四、水火共制

既用水又用火，或加入其他辅料进行炮制的方法。常见的水火共制法包括蒸、煮、焯、淬等。

1. 蒸 是利用水蒸气或隔水加热药物的方法。具有改变药性、提高疗效或降低毒烈性的作用。分为清蒸和加辅料蒸两种方法，如清蒸玄参、酒蒸大黄等。

2. 煮 是将药物置于清水或液体辅料中一起煮沸的方法。具有减低药物毒烈性或增强疗效的作用，如醋煮芫花、甘草汁煮远志。

3. 焯 是将药物快速放入沸水中短暂潦过，立即取出的方法。常用于种子类药物的去皮或肉质多汁药物的干燥处理。如焯杏仁、桃仁以去皮；焯马齿苋、天冬以便于晒干贮存。

4. 淬　是将药物煅烧后，迅速投入冷水或液体辅料中，使其酥脆的炮制方法。可使药物易于粉碎，且辅料被其吸收，可发挥预期疗效，如醋淬自然铜、鳖甲，黄连煮汁淬炉甘石等。

五、其他制法

1. 制霜　是将种子类药材压榨去油或矿物药材重结晶的炮制方法。如巴豆霜、西瓜霜等。

2. 发酵　是将药材与辅料拌和，在一定湿度和温度条件下使药物发酵，从而改变药物原有的性质，以生产新药的方法，如淡豆豉、神曲等。

3. 发芽　是将具有发芽能力的种子药材用水浸泡后，经常保持一定的湿度和温度，使其萌发幼芽的方法，如谷芽、麦芽、大豆黄卷等。

知识链接

新型中药饮片

小包装饮片：是指将经过规范加工炮制后的中药饮片用包装材料按一定的规格定量包装的一种中药饮片。

颗粒型饮片：是在中医药理论的指导下，采用现代科学技术，对中药道地药材进行净选、闷润、切片、炮制、制粒、干燥、灭菌、单味定量包装而成的中药饮片。

中药配方颗粒：也称单味中药浓缩颗粒、中药新型颗粒饮片、免煎饮片等，是以符合炮制规范的中药饮片为原料，经现代工艺选料、去杂、提取、浓缩、干燥、制粒等工序精制而成的纯中药产品。

目标检测

答案解析

一、最佳选择题

1. 以下药材中，其炮制目的为降低毒性的是（　　）
　　A. 石膏　　　　　　　　B. 黄连　　　　　　　　C. 生姜
　　D. 大黄　　　　　　　　E. 附子

2. 巴豆制霜的目的是（　　）
　　A. 降低毒性　　　　　　B. 增强药效　　　　　　C. 改变药性
　　D. 便于贮藏　　　　　　E. 纯净药材

3. 麸炒僵蚕的目的是（　　）
　　A. 降低毒性　　　　　　B. 增强药效　　　　　　C. 矫臭矫味
　　D. 改变药性　　　　　　E. 便于贮藏

4. 桑螵蛸蒸后晒干的目的是（　　）
　　A. 增强疗效　　　　　　B. 纯净药材　　　　　　C. 改变药性
　　D. 便于服用　　　　　　E. 便于贮藏

二、配伍选择题

　　A. 增强疗效　　　　　　B. 减低毒性　　　　　　C. 改变药性
　　D. 便于服用　　　　　　E. 有利贮藏

5. 醋炙香附的目的是（　　）

6. 生首乌制熟的目的是（　　）

三、多项选择题

7. 常用的水火共制包括（　　）

    A. 蒸   B. 煮   C. 润

    D. 焯   E. 淬

8. 清炒法包括（　　）

    A. 炒黄   B. 炒熟   C. 炒焦

    D. 炒炭   E. 炒黑

（封银曼）

书网融合……

重点小结　　　　　习题

第四章　中药的性能

知识目标： 通过本章的学习，应能掌握中药药性理论的概念及中药治病的基本原理，四气、五味、升降浮沉、归经的概念、作用和临床意义，毒性的概念、引起中毒的因素以及应用有毒药物的注意事项；了解中药性能的确定依据。

能力目标： 能根据中药药性理论，在临床需要时进行中药的合理选择和应用指导。

素质目标： 通过本章的学习，培养刻苦钻研、勇于实践、善于学习的优秀品质。

情境导入

情境： 近年来，一些中草药，如关木通、广防己等引起的肾损害已日益受到人们重视，这些中草药都含有马兜铃酸，且肾损害与马兜铃酸相关，因此又被称为"马兜铃酸肾病"。2000 年美国 FDA 开始实施对进口药材及其制剂是否含有马兜铃酸成分的检查，由此引起了全球对中药毒性作用的高度重视。

思考： 中药的毒性是指什么？

中药的性能，即药性，是指药物的性质和功能，是运用中医学理论对中药作用特点的高度概括，是中药理论的核心，也是在中医药理论指导下认识和使用中药的重要依据，主要包括四气、五味、升降浮沉、归经和毒性等内容。

中医学认为，任何疾病的发生与发展，都是人体阴阳邪正相互消长的结果，表现为机体脏腑功能失调、阴阳偏盛偏衰的各种病理状态。药物防治疾病的基本作用，是扶正祛邪、消除病因、恢复脏腑功能、纠正阴阳偏盛偏衰的病理状态。中药之所以能发挥上述作用，是由各种药物本身具有的若干特性（即偏性）所决定的，即利用药物的偏性来纠正疾病所表现出来的阴阳偏盛偏衰，药物的这些特性就是药物的性能。

需要注意的是，中药的治疗作用是"以偏纠偏"，在治疗的同时也可能产生不良作用。中药的不良作用主要指副作用和毒性反应等。副作用是指在使用药物的常用剂量时出现的与治疗需要无关的不适反应，一般比较轻微，对机体危害不大，停药后能自行消失。毒性反应是指用药后引起的机体损害性反应，往往为用药剂量过大或用药时间过长所致，与人的体质因素等也有密切关系。

中药药性理论是前人在长期的医疗实践中逐步摸索总结出来的，并以阴阳、脏腑、经络学说等为依据，根据药物的各种性质及所表现出来的各种治疗作用逐渐发展起来的，已成为中医学理论体系中一个重要的组成部分。

第一节　四　气

四气，又称四性，是指药物的寒、热、温、凉四种药性。它反映了药物在人体阴阳盛衰、寒热变化方面的作用倾向性，是说明药物作用的主要理论依据之一。

中药药性的确定，是从药物作用于人体所发生的反应概括出来的，是与所治疾病的寒热性质相对而言的。凡能减轻或消除热证的药物，一般属于寒性或凉性，如石膏、知母、栀子等对于高热烦渴、咽喉肿痛、脉洪数等热证有清热泻火作用，表明它们具有寒凉之性；反之，能够减轻或消除寒证的药物，一般属于热性或温性，如附子、肉桂、干姜对于腹中冷痛、四肢厥冷等寒证有温中散寒作用，表明它们具有温热之性。

一般而言，寒、凉药多具有清热泻火、凉血解毒、泻热通便、清化热痰、凉肝息风等功效，主要用于治疗热性病证；温、热药多具有温里散寒、补火助阳、温阳利水、温经通络、回阳救逆等功效，主要用于治疗寒性病证。

此外，还有一些药物，寒热之性不甚显著，作用较平和，称为平性药。但这只是相对而言，实际上仍有偏温偏凉的不同，并未超出四气的范围。平性药的作用缓和，临床上多适于用温药有顾虑、用凉药有困难的病证，其使用较为灵活，随配伍可用于寒证或热证，阴证或阳证。

第二节　五　味

五味，是指中药的辛、甘、酸、苦、咸五种不同的味道。另外还有淡味和涩味，但长期以来"淡附于甘，涩附于酸"，故仍习称五味。其中辛、甘、淡属阳；酸、苦、咸、涩属阴。

中药五味的确定，一是根据药物的滋味，二是根据药物的作用。最初是依据药物的真实滋味通过口尝而得，如川芎味辛、甘草味甜、乌梅味酸、黄连味苦、芒硝味咸等。之后，以药物的功效为主要依据，通过大量临床实践不断归纳、整理，推定了药味，故药味与实际口尝滋味并无必然联系。药物的味不同，作用就不同；味相同，作用就相似。现将五味的作用和主治病症归纳如下。

辛：能散、能行。有发散、行气、活血、开窍、化湿等作用。常用于表证、气滞、血瘀、窍闭、湿阻等病证，如麻黄、木香、红花、苏合香、藿香等。一些具有芳香气味的药物往往也具有辛味，称辛香之气。

甘：能补、能和、能缓。有补虚、和中、调和诸药、缓急止痛等作用。常用于虚证、脾胃不和、拘急疼痛等病证，如人参、熟地、饴糖、甘草等。某些甘味药还具有解药食中毒的作用，如甘草、绿豆等，故有"甘能解毒"之说。

酸：能收、能涩。有收敛、固涩作用。常用于体虚多汗、肺虚久咳、久泻久痢、遗精滑精、尿频遗尿等正虚而滑脱不禁的病证，如山茱萸、五味子、五倍子等。此外，酸味还有生津、安蛔作用，用于津伤口渴及蛔厥腹痛之证，如乌梅。

苦：能泄、能燥。有通泄、降泄、清泄、燥湿等作用。常用于便秘、气逆、火热证和湿证等，如大黄、栀子、黄连、黄柏、苍术等。此外，还有"苦能坚阴"之说，即苦味具有泻火存阴的作用，用于相火亢盛的痿证，如黄柏、知母。

咸：能软、能下。有软坚、散结、泻下等作用。多用于瘰疬、瘿瘤、痰核、癥瘕、便秘等病证，如海藻、昆布、鳖甲、芒硝等。

淡：能渗、能利。有渗湿、利尿作用。多用于水肿、小便不利等病证，如茯苓、猪苓、薏苡仁等。

涩：能收敛、固涩。与酸味药作用相似，多用于虚汗、泄泻、尿频、遗精、滑精等病证。如龙骨、牡蛎、乌贼骨等。

第三节　升降浮沉

升降浮沉是药物对人体作用的不同趋向性。升，即上升提举，趋向于上；降，即下达降逆，趋向于下；浮，即向外发散，趋向于外；沉，即向内收敛，趋向于内。升浮属阳，沉降属阴。

气机升降出入是人体生命活动的基础，当其发生障碍时，机体便处于疾病状态，产生不同的病势趋向，表现有向上（如呕吐、呃逆、喘咳）、向下（如脱肛、崩漏、遗尿）、向外（如自汗、盗汗）、向内（如表证不解而入里）等。凡能够针对病情，改善或消除这些病症的药物，相对来说也就分别具有向下、向上、向内、向外的作用趋向。

升降浮沉代表不同的药性，表示药物不同的作用趋向。一般升浮药能上行向外，具有升阳发表、宣肺止咳、解肌透疹、开窍醒神、温通经脉、行气开郁等作用，主要用来治疗病位在上在外，病势向下向内的病证。如外感风寒用麻黄、桂枝发汗发表；久泻脱肛用黄芪、升麻等益气升阳。沉降药能下行向内，具有泻下通便、清热泻火、利水渗湿、重镇安神、平肝潜阳、息风止痉、降逆平喘、收敛固涩等作用，主要用来治疗病位在下在里，病势向上向外的病证。如里实便秘用大黄、芒硝攻下通便；肝阳上亢之头晕目眩，用牡蛎、石决明等潜阳。

影响药性升降浮沉的主要因素有如下几方面。

1. 气味　药物的气味是决定升降浮沉特性的主要因素。一般而言，凡味属辛、甘，气属温、热的药物，多具升浮之性；凡味属酸、苦、咸，气属寒、凉的药物，多具沉降之性。

2. 质地　药物的质地能影响药物升降浮沉的性能。如花、叶、皮、枝等质轻者，多主升浮；种子、果实、矿物、贝壳等质重者，多主沉降。但少数药物也有例外，如诸花质轻皆升，唯旋覆花独降；诸子质重主降，唯蔓荆子独升等。

3. 炮制　药物的炮制方法能改变药物升降浮沉的性能，满足临床灵活用药的要求。如酒炒则升，姜汁炒则散，盐水炒则下行，醋炒则收敛。

4. 配伍　药物的配伍能制约药物升降浮沉的性能。在复方配伍中，性升浮的药物与多数沉降药配伍时，其升浮之性可受到一定程度的制约而减弱，或随之下降；反之，性沉降的药物与多数升浮药配伍时，其沉降之性亦受到制约而减弱，或随之上升。但也有少数药物可引多数药物上升或下降，如引经药桔梗能载药上浮，牛膝可引药下行。在临床用药时，除应掌握各种药物的共性外，还应掌握药物的个性，才能更好地指导医疗实践。

第四节　归　经

归经是指中药对机体某部分的选择性作用，是药物作用的定位概念，指明了药物治病的适应范围。归是药物作用的归属，经是脏腑经络的概称。

归经是以脏腑经络理论为基础，以所治病证为依据而确定的。实践表明，一种药物往往主要对某一脏腑经络或几个脏腑经络发生明显作用，而对其他部位作用较小，甚至没有作用，这反映了药物在机体内产生效应的部位各有侧重。如同属性寒清热的药物，有的偏于清肺热，有的偏于清心热，有的偏于清胃热，有的偏于清肝热；同属补益药，也有补肺、补脾、补肾的不同。凡能治疗某经疾病的中药，就归属某经，至于有的中药只归属一经，有的中药则归属数经，正说明不同药物的作用范围有广、狭之分。

掌握药物的归经，有助于提高用药的针对性、准确性。因此在临床用药时，应辨清病变所在的脏腑经络，然后根据药物的归经选用相应的药物进行治疗以提高疗效。如里热实证分为肺热、心火、肝火、胃火等类型，治疗时就可选用对应归经的药物来清泄里热；再如头痛部位不同，其病位归经不同，所选药物亦有别，如羌活善治太阳经头痛，白芷善治阳明经头痛，柴胡善治少阳经头痛，吴茱萸善治厥阴经头痛，细辛善治少阴经头痛。因此，治疗头痛时就可考虑药物的归经特点进行选用，以提高疗效。

运用归经理论，还应根据脏腑经络间的关系及传变规律而选择用药。由于脏腑经络在生理上相互联系，在病理上相互影响，因此，在临床用药时并不单纯使用某一经的药物，如肺病见脾虚者，常兼用补脾药，使肺有所养而病愈；肝阳上亢多因肾阴不足，则平肝潜阳药与滋补肾阴药同用，使肝有所涵而虚阳自潜。

第五节　毒　性

毒性是指药物对机体的损害性。毒性作用与副作用不同，它对人体的危害性较大，甚至危及生命。因此，必须认识中药的毒性，了解毒性作用产生的原因，确保用药安全。

对于毒性的认识，历来存在两种观点。一种观点认为，药物之所以能祛邪治病，是因为药物都具有某种偏性，这种偏性就是它的毒性。所以，毒性具有普遍性，凡药均有毒，如张子和说："凡药皆有毒也，非止大毒、小毒谓之毒。甘草、苦参不可不谓之毒，久服必有偏胜。"明·张景岳也说："药以治病，因毒为能，所谓毒者，以气味之有偏也。"另一种观点认为，毒性只是有毒之药对人体的伤害性，而大多数药物是无毒的，因此毒性具有特殊性，是少数毒药特有的性能。习惯上将前一种观点称为广义的毒性，后者称为狭义的毒性。今天，人们所说的毒性或毒药，一般是狭义的毒性。在中药学中强调狭义的毒性，标明少数药物为有毒之品，这对确保用药安全极为重要。长期以来，人们依据狭义毒性的程度，将药物分为大毒、有毒、小毒等不同等级，以供用药参考。

毒性是中药的一种性能，与其他性能一样，具有普遍性。药物的任何作用，对于正常人或非适应证者，都具有损害性，绝对无毒的药物是不存在的。

引起中药中毒的主要原因：一是剂量过大，或服用时间过长，如砒霜、附子、乌头等毒性较大的药物；二是误服伪品，如误以华山参、商陆代人参，独角莲代天麻使用；三是炮制不当，如使用未经炮制的生附子、生乌头；四是制剂服法不当，如乌头、附子煎煮时间太短，或服后受寒、进食生冷；五是配伍不当，如违反十八反、十九畏等。此外，药不对证、自行服药、乳母用药及个体差异也是引起中毒的原因。

毒性反应是临床用药时应当竭力避免的。由于毒性反应的产生与药物的采集、贮存、加工炮制、配伍、剂型、给药途径、用量、疗程、煎煮方法、服用方法以及患者的体质、年龄、证候性质等都有密切关系，使用有毒药物时，应从上述各个环节进行控制，避免毒性反应发生。

····　目标检测

答案解析

一、最佳选择题

1. 寒凉药的作用是（　　）

　A. 暖肝散结　　　　　　B. 清热解毒　　　　　　C. 回阳救逆

D. 补火助阳   E. 温里散寒

2. 气阴亏虚者应慎用的是（　　）

  A. 酸味药   B. 甘味药   C. 涩味药

  D. 辛味药   E. 咸味药

3. 归经是指（　　）

  A. 药物具有的升降浮沉作用趋向

  B. 药物具有的寒热温凉四种性质

  C. 药物具有的辛甘酸苦咸五种滋味

  D. 药物对机体某部分的选择性作用

  E. 药物对于机体有无毒性和副作用

4. 确定中药药性的主要依据是（　　）

  A. 用药部位   B. 用药后的反应   C. 药物的炮制

  D. 药物的成分   E. 药物的用量

二、配伍选择题

  A. 辛   B. 淡   C. 甘

  D. 苦   E. 酸

5. 能腻膈碍胃的味是（　　）

6. 能伤津伐胃的味是（　　）

三、多项选择题

7. 温热药性对人体的不良作用有（　　）

  A. 伤阳   B. 助火   C. 伤阴

  D. 耗气   E. 助寒

8. 属于沉降性药物的功效有（　　）

  A. 泻下通便   B. 利水渗湿   C. 止咳平喘

  D. 镇静安神   E. 散寒开窍

9. 引起中药中毒的主要因素有（　　）

  A. 炮制不当   B. 误服伪品   C. 剂量过大

  D. 配伍不当   E. 煎煮服用不当

（封银曼）

书网融合……

重点小结　　习题

第五章 中药的应用

学习目标

知识目标：通过本章的学习，应能掌握中药配伍的目的，药物"七情"的含义，配伍用药的原则，配伍禁忌，饮食禁忌；熟悉妊娠用药禁忌，中药剂量的含义、确立依据，汤剂煎煮方法及特殊入药方法；了解确定中药剂量的因素。

能力目标：能根据中药配伍用药原则和煎煮方法，在临床需要时进行用药指导。

素质目标：通过本章的学习，树立安全用药意识。

情境导入

情境：患者，男，25岁。身体素盛，三天前气温骤高，汗出当风，次日即见咳嗽，发热，微恶风寒，咳痰黄稠，鼻塞流涕，咽喉红肿疼痛，口微渴，少汗，舌尖红，苔薄黄，脉浮数。医生诊断为风热感冒，拟处方如下：金银花15g，连翘15g，荆芥9g，薄荷6g，甘草6g，桔梗6g，牛蒡子6g，竹叶6g。

思考：金银花与连翘同用属于何种配伍关系，该处方如何煎煮？

第一节　中药的配伍

根据病情需要和用药法度，有目的地选择两种以上药物配合使用，称为配伍。它是中医用药的主要形式，是组成方剂的基础。通过配伍，可以提高疗效，扩大治疗范围，降低毒性和副作用，以适应复杂多变的病情。前人经过长期医疗实践，把单味药的应用及药物之间的配伍关系总结为七个方面，称为药物"七情"，其中除"单行"外，其余六个方面都是指配伍关系，现简要介绍如下。

1. 单行 即单味药治病。主要用于病情比较简单者，如清金散单用黄芩治肺热咳嗽，独参汤单用人参补气救脱。

2. 相须 即性能功效相类似的药物配合使用，可以增强原有疗效。如麻黄配伍桂枝，能明显增强发汗解表作用；乳香配伍没药，能明显增强活血止痛的效果。

3. 相使 即性能功效有某种共性的药物配伍使用，以一药为主，其他药为辅，能提高主药的疗效。如补气药黄芪与利水渗湿药茯苓配伍，茯苓能增强黄芪补气利水的功效；清胃降火的石膏与引火下行的牛膝同用，辅药牛膝可增强主药石膏治疗胃火牙痛的作用。

4. 相畏 是指一种药物的毒性或副作用能被另一种药物减轻或消除。如生半夏和生南星的毒性能被生姜减轻或消除，所以说生半夏和生南星畏生姜。其药物组合特点是有毒的药物在前面，解毒的药物在后面，如半夏畏生姜。

5. 相杀 是指一种药物能减轻或消除另一种药物的毒性或副作用。如生姜能减轻生半夏和生南星的毒性或副作用，所以说生姜杀生半夏和生南星的毒。其药物组合特点是解毒的药物在前面，有毒的药物在后面，如生姜杀半夏。

由此可知，相畏和相杀实际上是同一配伍关系的两种不同提法。

6. 相恶　是指两药合用，一种药物能使另一种药物原有的功效削弱或消除。如莱菔子能削弱人参的补气功效，即人参恶莱菔子。

7. 相反　是指两药合用，能产生或增强毒性或副作用。如甘草反甘遂等。

上述七情除单行外，相须、相使可以起到协同作用，能提高疗效，临床用药时应充分利用；相畏、相杀可以减轻或消除原有的毒性或副作用，临床应用毒性药或烈性药时必须考虑选用；相恶药物配伍后可产生拮抗作用，降低或消除原有功效，临床用药时应加以注意；相反药物配伍后可产生或增强毒性或副作用，属于配伍禁忌，临床用药时应避免使用。

中药的配伍应用是中医用药的主要形式。药物按一定法度加以组合，并确定适宜剂量和剂型，即成方剂。方剂是药物配伍的发展，也是药物配伍应用的更高形式。

第二节　中药的用药禁忌

中药的用药禁忌，包括证候禁忌、配伍禁忌、妊娠禁忌、饮食禁忌等内容。根据对患者不良影响的程度，又常分为忌用和慎用两种情况。

一、证候禁忌

由于药物的药性不同，其作用各有专长和一定的适用范围，因此，临床用药也就有所禁忌，即证候禁忌。证候禁忌的一般原则是寒证禁用寒性药，热证禁用热性药，实证禁忌补药，虚证禁忌泻药，如麻黄能发汗解表、宣肺平喘，宜治疗外感风寒表实无汗或肺气不宣的喘咳，而对表虚自汗、阴虚盗汗及肺肾虚喘则禁用。除了药性极为平和者无须禁忌外，一般药物都有证候用药禁忌，其具体内容详见各论中每味药物的"使用注意"。

二、配伍禁忌

在复方配伍用药中，有些药物配伍后可降低或消除原有功效，甚至产生或增强毒性或副作用，称为配伍禁忌。金元时期概括为"十八反"和"十九畏"。

十八反：甘草反甘遂、大戟、芫花、海藻；乌头反半夏、贝母、瓜蒌、白及、白蔹；藜芦反人参、丹参、玄参、沙参、苦参、细辛、芍药。

十九畏：硫黄畏朴硝、水银畏砒霜、狼毒畏密陀僧、巴豆畏牵牛、丁香畏郁金、牙硝畏三棱、乌头畏犀角、人参畏五灵脂、官桂畏石脂。

"十八反""十九畏"诸药，历代医药学家皆尊为配伍禁忌，但也有不少争议。在古代方剂中也有反药同用的文献记载，如甘遂半夏汤中甘草与甘遂同用，感应丸中巴豆与牵牛同用，等。现代临床观察与药理实验研究也无定性结论，因此，在未得出明确结论之前，对此应采取慎重态度，若无充分根据和应用经验，一般不宜使用，以免发生意外。

三、妊娠禁忌

妊娠禁忌，是指妇女在妊娠期间，除中断妊娠、引产外，禁忌使用或慎重使用某些药物，主要是由于对母体不利，或对胎儿不利，或对产程不利，无论是从用药安全的角度，还是从优生优育的角度，都应当给予高度重视。包括禁用药和慎用药两类。

禁用药：是在妊娠期间禁止使用的药物。大多为毒性较强、药性峻猛及堕胎作用较强的药物，如水银、砒霜、雄黄、蟾酥、川乌、草乌、水蛭、虻虫、马钱子、三棱、莪术等。

慎用药：是在妊娠期间因疾病非用药不可时，须审慎使用的药物。大多是通经祛瘀、行气破滞及辛热之品，如桃仁、红花、枳实、青皮、大黄、芒硝、附子、干姜等。

四、饮食禁忌

饮食禁忌，俗称忌口，是指服药期间对某些食物的禁忌。主要是为避免降低疗效，引发不良反应，导致病情恶化，影响患者康复。

服药期间，一般忌食生冷、辛辣、油腻、腥膻、刺激性的食物。此外，应根据病情的不同而禁忌，如热性病应忌食辛辣、油腻、煎炸类食物；寒性病应忌食生冷类食物、清凉饮料；胸痹患者应忌食肥肉、脂肪、动物内脏及烟酒等；肝阳上亢之头晕目眩、烦躁易怒者应忌食胡椒、辣椒、大蒜、白酒等辛热助阳之品；脾胃虚弱者应忌食油炸黏腻、寒冷硬固、不易消化的食物；肾病水肿者应忌食盐、碱过多和酸辣太过的刺激食品；疮疡、皮肤病患者应忌食鱼、虾、蟹等腥膻发物和辛辣刺激性食物。

第三节　中药的用量与用法

中药的用量，又称剂量，是指单味中药的成人一日量（除特殊标注外，都是指生药在汤剂中成人一日内服用量），也有指在方剂中药物之间的比较分量，即相对剂量。

一、古今计量单位及换算

中药的计量单位，古今有别。古代有重量（铢、两、钱、斤等）、度量（尺、寸等）及容量（斗、升、合等）多种计量方法，用来量取不同的药物。此外，还有可与上述计量方法换算的"刀圭""方寸匕""撮""枚"等较粗略的计量方法。由于古今度量衡制的变迁，后世的计量单位多以重量计，自明清以来，普遍采用 16 进位制，即 1 斤 = 16 两 = 160 钱。现通常对中药生药计量采用公制，即 1 公斤 = 1000 克。为了处方和调剂配药计算方便，通常按规定以如下的近似值进行换算，即 1 两（16 进位制）= 30 克，1 钱 = 3 克，1 分 = 0.3 克，1 厘 = 0.03 克。

二、确定剂量的依据

剂量是确保用药安全、有效、合理的重要因素之一。药量过大，损伤正气，副作用多；药量过小，达不到治疗作用，贻误病情。临床上中药剂量的确定主要考虑如下几方面因素。

药物因素：应根据药材的质量、质地、药物的气味淡薄及有毒无毒而定。一般而言，质优力强者、花叶类质轻者、气味浓厚者、作用峻猛者、用量宜小；反之，质次力弱者、金石和贝壳类质重之品、鲜品、气味平淡者、作用缓和者，用量宜大。有毒者应严格控制剂量。

用药方法：应根据方药配伍、剂型及使用目的而定。单味应用时用量宜大，复方应用时用量宜小；复方中主药用量宜大，辅药用量宜小；入汤剂时用量宜大，入丸散时用量宜小。

患者情况：应根据患者体质、年龄、性别、病程、病势、生活习惯等情况而定。成人及平素体质壮实者，用量宜大；老人、小儿、妇女产后及体质虚弱者，用量宜小；病情重、病势急、病程短者，用量宜大；病情轻、病势缓、病程长者，用量宜小。

环境气候：应根据地域、季节及气候特点而定。冬季寒冷、南方潮湿，温热性药用量可大；夏季炎热、北方干燥，温热性药用量宜小，做到"因时制宜"和"因地制宜"。

三、中药的用法

（一）给药途径

给药途径是影响药物疗效的因素之一，给药途径会影响药物的吸收速度、体内分布和作用强度。有的药物甚至必须以某种特定途径给药，才能发挥其治疗作用。中药的给药途径有多种，最常用的是口服和皮肤局部给药。此外，还有吸入、舌下给药、黏膜表面给药、直肠给药，以及皮下注射、肌内注射、穴位注射和静脉注射等。

给药途径的选择，应依据各种给药途径的特点、药物的剂型及患者的病情来决定。中药剂型有供口服的汤剂、丸剂、散剂、酒剂、膏滋剂、露剂、胶囊剂、冲剂、片剂、糖浆剂等；供皮肤用的软膏剂、硬膏剂、散剂、丹剂、涂擦剂、熏剂等；供体腔用的气雾剂、栓剂、药条、锭剂等；供注射用的注射剂等。病情急重者，可采用注射剂；病情轻缓需长期服药者，可用丸剂、片剂。汤剂是临床应用中药最常采用的剂型。

（二）煎煮方法

中药的煎煮方法正确与否，直接影响治疗效果，正如徐灵胎在《医学源流论》中所说："煎药之法，最宜深讲，药之效不效，全在乎此。"

1. 煎药器具 煎药器具以砂锅、瓦罐为最佳，因其化学性质稳定，不易与药物有效成分发生化学反应，且导热均匀，保温性能好。其次为搪瓷或不锈钢器皿，忌用铁、铜、锡、铝等金属器具，以防发生化学反应而降低疗效，甚至产生毒性或副作用。

2. 煎药用水 煎药用水应以水质洁净、新鲜无异味为原则。一般而言，生活中可饮用的水均可用来煎煮中药。煎药的用水量与治疗效果密切相关，应根据药量、药物质地和煎煮时间而定。一般第一煎用水量为水面没过药面 2 ~ 5cm，需久煎的药物加水量可略多，而煎煮时间较短的药物加水量可略少；第二煎水面没过药面 1 ~ 2cm。水应一次加足，不要中途加水。

3. 煎前浸泡 中药饮片煎煮前浸泡有利于药物有效成分的充分溶出，还可缩短煎煮时间，避免煎煮时间过长导致部分有效成分损耗、破坏过多。一般浸泡时间以 20 ~ 30 分钟为宜，种子、果实类药物可浸泡 1 小时。夏季气温高，浸泡时间宜短；冬季气温低，浸泡时间宜长。浸泡药材的水温以常温为宜，忌用沸水浸泡。有些活血化瘀类药物还可在煎煮前浸入适量白酒，以促进药物有效成分的溶出而提高疗效。

4. 煎煮火候及时间 火候的控制，主要取决于药物的性质和质地。一般而言，宜先武火煎煮至沸腾后改为文火，以免药汁溢出或水分迅速蒸发，影响有效成分的煎出。药物煮沸后，第一煎文火煎 30 分钟，第二煎文火煎 20 分钟。解表药及芳香类药物，煮沸后文火略煮 15 分钟即可；有效成分不易煎出的矿物类、骨角类、贝壳类及甲壳类药，一般宜打碎先煎，待煮沸 30 分钟以后再下其他药物。

5. 煎煮次数 一般而言，一剂药至少应煎两次。第一次煎煮完毕后，将药液滤出，再加水煎煮第二次，这样可使有效成分充分煎出。质地厚重或性味滋腻的补益药可煎三次或多次。每剂药煎好后，可用纱布将药液过滤或绞渣取汁，总取汁量约为 250ml，儿童减半。

6. 特殊煎煮法 一般药物可同时入煎，但部分药物由于性质、性能及临床用途、所需煎煮的时间不同，煎法比较特殊，处方上需加以注明。特殊煎法有以下几种。

（1）先煎 主要指一些矿物、贝壳类药物，如龟甲、鳖甲、生龙骨、生牡蛎、磁石等，因质地坚硬，有效成分难以煎出，宜打碎先煎，待煮沸 30 分钟以后再下其他药物。附子、乌头等有毒药物也应先煎 60~120 分钟以上再下他药，以降低其毒性，确保安全用药。

（2）后下　主要指一些气味芳香、有效成分易挥发的药物，如薄荷、木香、砂仁、白豆蔻等，须在其他药物煎沸 10~30 分钟后再放入煎煮。此外，有些药物虽不属于芳香药，但久煎也能破坏其有效成分，如钩藤、大黄、番泻叶等。

（3）包煎　主要指那些黏性强、粉末状及带有绒毛的药物，宜用纱布包裹入煎。如蒲黄、海金沙等质地过轻，煎煮时易浮在液面上，或成糊状，不便煎煮及服用；车前子、葶苈子等较细药材，以及其他含淀粉、黏液质较多的药物，煎煮时容易黏锅、糊化、焦化；辛夷、旋覆花等药材有茸毛，对咽喉有刺激性。

（4）另煎　又称另炖，主要指某些贵重药物，如人参、西洋参、羚羊角片、鹿茸等，应另煎取汁兑服。若与他药同煎，其有效成分易被其他药渣吸附，造成浪费。

（5）烊化　又称溶化，主要指一些胶质类药物，如阿胶、鹿角胶、龟板胶、饴糖、蜂蜜等，易黏附于其他药渣及锅底，既浪费药材，又容易熬焦，应另行溶化后再与其他药汁兑服。

（6）冲服　主要指某些芳香药、入水即化的药及汁液性的药，如芒硝、竹沥等，宜用煎好的其他药液或开水冲服；某些贵重药、细料药，如牛黄、三七、琥珀等，应研细末，用汤液冲服。

> ### 知识链接
>
> #### 中药煎药机
>
> 中药煎药机是一种现代汤剂加工设备，是由煎药缸、煎药排放管、煎药计量部件、包装材料供应部分、灌液与热封结构、能源与传动结构、电子控制面板、过滤网等几部分组成的全自动煎药一体机，可进行中药汤剂的制备和包装。

（三）服药方法

1. 服药时间　服药应顺应阴阳消长的规律和人体的生理、病理规律，选择最佳的服药时间，以提高疗效。汤剂一般每日一剂，煎 2~3 次，混匀，早晚分服，两次间隔时间 4~6 小时。

饭前服药：饭前胃中空虚，服药后可避免与胃中食物混合，能迅速进入肠中，被人体充分吸收。驱虫药、攻下药、滋补药、制酸和开胃等治疗胃肠道疾病的药宜饭前服用。

饭后服药：饭后胃中存有较多食物，此时服药可减少对胃的刺激，故对胃肠道有刺激的药物，如抗风湿药和消食药宜饭后服用。

睡前服药：安神药宜在睡前 0.5~1 小时服，以安神助眠；涩精止遗药宜在临睡时服，以便治疗梦遗滑精；缓下剂宜在睡前服，以便翌日清晨排便。

此外，涌吐药宜清晨或午前服用；截疟药应在疟疾发作前 2 小时服药；急性病则不拘时服用；治咽喉病药宜少量而频频含服。

一般药物，无论饭前服还是饭后服，服药与进食都应间隔 1 小时左右，这样既可使食物充分消化，又可使药物充分吸收，以利药效的发挥。

2. 服药量　一般病证服药量多为每日 1 剂，每剂分早晚 2 次服或早中晚 3 次服。病情危急者，可缩短间隔时间，使药力持续。服用药力较强的药物，如发汗药、泻下药时，应中病即止，不可损伤正气。呕吐患者服药应少量频服。

3. 服药温度　汤剂一般应温服。治疗寒证的热性药物应热服，特别是辛温解表药治疗外感风寒表实证时，不仅宜热服，服药后还应温覆取汗。治热证的寒性药物，如热在胃肠、欲饮冷者可凉服；

如热在其他脏腑、不欲饮冷者仍宜温服。

中药剂型多种多样，患者情况也千差万别，因此，除汤剂外的其他剂型应根据不同剂型特点和患者的具体情况采取不同的给药方法。一般丸剂、片剂、胶囊、滴丸等用白开水送服；散剂、丹剂、细丸、膏剂以及某些贵重细料药，可用白开水或汤药汁冲服或含服；呕吐患者在服药前可先服少量姜汁，也可嚼少许生姜片或橘皮，以防呕吐；温里祛寒药可用姜汤送服；祛风胜湿药可用黄酒送服，以助药力；对婴幼儿、危重患者可将药化开后喂服；对昏迷、牙关紧闭等不能正常进食的患者，可鼻饲给药。

..... **目标检测**

答案解析

一、最佳选择题

1. 相须、相使配伍可产生（ ）
   A. 协同作用，增进疗效　　　B. 拮抗作用，降低疗效　　　C. 减毒作用
   D. 毒性或副作用　　　　　　E. 以上都不是

2. 两种药物配伍能产生或增强毒性或副作用的配伍关系属于（ ）
   A. 相须　　　　　　　　　　B. 相使　　　　　　　　　　C. 相反
   D. 相杀　　　　　　　　　　E. 相恶

3. 属于十八反的配伍药对是（ ）
   A. 甘草与海藻　　　　　　　B. 丁香与郁金　　　　　　　C. 人参与五灵脂
   D. 三棱与莪术　　　　　　　E. 川芎与牛膝

4. 入汤剂需先煎的药物是（ ）
   A. 薄荷、白豆蔻　　　　　　B. 蒲黄、海金沙　　　　　　C. 人参、阿胶
   D. 磁石、牡蛎　　　　　　　E. 以上均不是

5. 胶类药入汤剂应（ ）
   A. 先煎　　　　　　　　　　B. 久煎　　　　　　　　　　C. 后下
   D. 烊化　　　　　　　　　　E. 冲服

6. 补益药的服药时间是（ ）
   A. 饭前服　　　　　　　　　B. 饭后服　　　　　　　　　C. 定时服
   D. 清晨服　　　　　　　　　E. 睡时服

二、配伍选择题

   A. 单行　　　　　　　　　　B. 相须　　　　　　　　　　C. 相畏
   D. 相恶　　　　　　　　　　E. 相反

7. 可以增毒的配伍关系是（ ）

8. 可以减毒的配伍关系是（ ）

三、多项选择题

9. 用药禁忌包括（ ）
   A. 配伍禁忌　　　　　　　　B. 病证禁忌　　　　　　　　C. 妊娠禁忌
   D. 饮食禁忌　　　　　　　　E. 以上都不是

10. 煎煮时需要后下的药物（   ）

   A. 薄荷　　　　　　　　B. 钩藤　　　　　　　　C. 苦杏仁

   D. 芒硝　　　　　　　　E. 人参

（封银曼）

书网融合……

重点小结　　　　习题

第六章　解表药

PPT

学习目标

知识目标：通过本章的学习，应能掌握解表药的含义、性能特点、功效应用、分类、配伍应用和使用注意，发散风寒药麻黄、桂枝、紫苏叶、荆芥、防风、羌活，以及发散风热药薄荷、桑叶、菊花、蝉蜕、柴胡、葛根的性味归经、功效、应用、用法用量及使用注意；熟悉生姜、香薷、白芷、细辛、藁本、牛蒡子、升麻的性能与功效，性能功效相似药物的区别；了解辛夷、苍耳子、蔓荆子、木贼的主要功效和临床应用。

能力目标：能根据解表药各药物的性能特点、功效应用，在临床需要时进行合理选用和应用指导。

素质目标：通过本章的学习，树立严谨细致的职业精神和科学的工作态度。

情境导入

情境：患者，男，45 岁。受凉后发热咳嗽两天就诊。患者现神志清楚，发热，微恶风寒，鼻塞流黄涕，咳嗽，咽痒且痛，大便干燥，小便正常，舌淡苔薄黄，脉浮数。

思考：该患者可以选用哪类药物进行治疗，使用时注意什么？

凡以发散表邪为主要作用，常用于治疗表证的药物，称为解表药或发表药。

本类药多为辛味，主入肺经和膀胱经，偏行肌表，能使表邪从汗而解，具有发汗解表的作用。主要用于外感表证，症见恶寒发热、无汗或汗出不畅、头身疼痛、脉浮等。部分解表药还可用于水肿、咳喘、风疹、麻疹、风湿痹痛、疮疡初起等兼有表证者。根据解表药的性能特点和应用范围，解表药可分为发散风寒药和发散风热药两类，也可分别称为辛温解表药和辛凉解表药。

使用解表药，应注意区分病症的寒热属性及症状轻重，相应地选择发散风寒或发散风热药。还应根据四时气候变化及患者体质的不同，选用适当的药物进行配伍，如冬多风寒、春多风热、夏多暑湿、秋多燥邪，应注意分别与温里药、清热药、除湿药、润燥药配伍；若虚人外感，应注意辨别气血阴阳亏虚的不同，分别与益气、助阳、养血、滋阴等药配伍；如见咳喘痰多，或气滞胀闷，可与化痰止咳平喘药或行气药配伍。

使用注意：①发汗力强的解表药，用量不宜过大，中病即止，不可发汗太过以免耗气伤阴；②自汗、盗汗、淋证、疮疡日久及失血患者应慎用或忌用；③注意因时因地制宜，一般情况下，春夏用量宜轻，冬季用量宜重，北方用量宜重，南方用量宜轻；④此类药多为芳香辛散之品，易挥发散失，故入汤剂不宜久煎，以免降低药效。

第一节　发散风寒药

本类药物多性味辛温，主入肺与膀胱经，以发散风寒为主要功效，故又称辛温解表药。其发汗作用较强，主要用于风寒表证，症见恶寒发热、头身疼痛、无汗或汗出不畅、鼻塞流清涕、舌苔薄白、脉浮紧等。部分药物还可用于咳喘、水肿、痹证、风疹瘙痒、疮疡初起等兼风寒表证者。

麻黄 Mahuang
《神农本草经》

【来源】　为麻黄科植物草麻黄 *Ephedra sinica* Stapf、中麻黄 *Ephedra intermedia* Schrenk et C. A. Mey. 或木贼麻黄 *Ephedra equisetina* Bge. 的干燥草质茎。主产于吉林、辽宁、河北、甘肃、山西和内蒙古等地。秋季采收。生用、蜜炙或捣绒用。

【性味归经】　辛、微苦，温。归肺、膀胱经。

【功效】　发汗解表，宣肺平喘，利水消肿。

【临床应用】

1. 风寒表证　本品辛温散寒，发汗力强，为发汗解表之要药，辛温解表之峻品，被誉为"发汗解表第一要药"。用治风寒束表所致的恶寒发热、无汗头痛、脉浮紧等外感风寒表实证，常与桂枝相须为用，如麻黄汤。

2. 咳喘证　本品入肺经，性善宣肺平喘，为治肺气壅遏之咳喘的要药，无论寒热痰饮，有无表证均可应用。因本品长于祛风散寒、发汗解表，对风寒外束、肺失宣降之喘急咳逆者尤为适宜。治疗肺气壅遏之咳喘实证，常与杏仁、甘草配伍使用，如三拗汤；治疗外感风寒，引动内饮之咳喘，常配伍细辛、干姜等，如小青龙汤；治疗肺热壅盛、高热喘急者，多与石膏同用，如麻杏甘石汤。

3. 水肿兼表证　本品开泄肺气，通调水道，下输膀胱，为宣肺利尿之良药。治疗风邪袭表，肺失宣降所致的水肿、小便不利兼有表证的风水证，常与白术、生姜同用，如越婢加术汤。

【用法用量】　煎服，2～10g。发汗解表宜生用，止咳平喘宜蜜炙用，麻黄绒作用缓和，适于老人、幼儿及虚人之风寒表证。

【使用注意】　本品发汗力较强，凡体虚自汗、阴虚盗汗及肺肾气虚之虚喘者忌服。

桂枝 Guizhi
《名医别录》

【来源】　为樟科植物肉桂 *Cinnamomum cassia* Presl 的干燥嫩枝，主产于广西、广东及云南等地。春、夏季采收，晒干。切片，生用。

【性味归经】　辛、甘，温。归心、肺、膀胱经。

【功效】　发汗解肌，温通经脉，助阳化气。

【临床应用】

1. 风寒表证　本品辛甘温，发汗力较麻黄温和，治疗风寒表证有汗无汗者皆宜。治疗外感风寒表实无汗，常与麻黄相须为用，以增强发汗解表、温散寒凝之力，如麻黄汤；治疗外感风寒表虚汗出，常与白芍配伍，以调和营卫、发汗解肌，如桂枝汤。

2. 寒凝血滞诸痛证及风湿痹证　本品辛散温通，具有温通经脉、散寒止痛之功。治疗妇女寒凝经脉之痛经、闭经，常配当归、吴茱萸等，如温经汤；治疗脾胃虚寒之脘腹冷痛，常配白芍、饴糖等，如小建中汤；治疗胸阳不振之胸痹心痛，常配枳实、薤白等，如枳实薤白桂枝汤；治疗风湿痹证之肩臂疼痛，每与附子同用，如桂枝附子汤。

3. 心悸　本品辛甘温，可温心阳、通血脉、止悸动，用于心阳不振、心脉瘀阻之心悸动、脉结代，常与甘草、人参等配伍，如炙甘草汤。

4. 痰饮及蓄水证　本品入膀胱经，能温脾肾之阳以化气行水，治脾阳虚之痰饮眩悸，常与白术、茯苓配伍，如苓桂术甘汤；治膀胱气化失司之水肿、小便不利，常与茯苓、猪苓配伍，如五苓散。

【用法用量】煎服，3～10g。

【使用注意】本品辛温，易助阳、动血，凡外感热病、阴虚火旺、血热妄行者均忌用，孕妇及月经过多者慎用。

细辛 Xixin
《神农本草经》

【来源】为马兜铃科植物北细辛 *Asarum heterotropoides* Fr. Schmidt var. *Mandshuricum*（Maxim.）Kitag.、汉城细辛 *Asarum sieboldii* Miq. var. *seoulense* Nakai 或华细辛 *Asarum sieboldii* Miq. 的干燥根和根茎。前二种习称"辽细辛"，主产于东北地区。夏季果熟期或初秋采挖，除净地上部分和泥沙，阴干。切段，生用。

【性味归经】辛，温；有小毒。归肺、肾、心经。

【功效】祛风散寒，通窍止痛，温肺化饮。

【临床应用】

1. 风寒表证　本品辛温发散，芳香透达，又入肾经而除在里之寒邪。用治风寒表证，常与羌活、防风等配伍，如九味羌活汤；治疗阳虚外感，常与附子、麻黄等同用，如麻黄附子细辛汤。

2. 头痛、牙痛、风湿痹痛　本品辛香走窜，能祛风寒、通鼻窍、止痹痛。治疗外感风邪，偏正头痛，多与川芎、羌活等同用，如川芎茶调散；治疗少阴头痛，常配独活、川芎等药；治疗风冷牙痛，可单用或与散寒止痛的白芷、荜茇煎汤含漱；治胃火牙痛，可与石膏、黄连等同用；治疗风湿痹痛，腰膝冷痛，多与独活、桑寄生等同用，如独活寄生汤。

3. 鼻渊　本品辛散温通，散风邪、通鼻窍，为治鼻渊之良药，常与苍耳子、辛夷、白芷等散风寒、通鼻窍药同用。

4. 寒饮咳喘　本品外能发散风寒，内可温肺化饮，治疗外感风寒、水饮内停之咳喘、痰多清稀，常与麻黄、桂枝等同用，如小青龙汤；治疗外无表邪，寒痰停饮阻肺所致气逆喘咳，常配伍干姜、茯苓等，如苓甘五味姜辛汤。

此外，将本品研末吹鼻取嚏，有通关开窍醒神之功，可治中恶或痰厥之闭证。

【用法用量】煎服，1～3g；入丸、散剂，每次服0.5～1g。外用适量。

【使用注意】阴虚阳亢头痛、肺燥阴伤干咳者忌用；不宜与藜芦同用。

紫苏叶 Zisuye
《名医别录》

【来源】为唇形科植物紫苏 *Perilla frutescens*（L.）Britt. 的干燥叶（或带嫩枝）。全国大部分地区均产，主产于江苏、浙江、河北、河南等地。夏季枝叶茂盛时采收，晒干。切段，生用。

【性味归经】辛，温。归肺、脾经。

【功效】解表散寒，行气和胃，解鱼蟹毒。

【临床应用】

1. 风寒表证　本品祛风散寒、解表发汗力缓和，轻症可以单用，重症需与其他发散风寒药合用。

治疗风寒兼咳喘，常与前胡、杏仁等同用，如杏苏散。

2. 脾胃气滞证　本品能行气以宽中除胀、和胃止呕，兼有理气安胎之功。治疗外感风寒、内伤湿滞之胸闷呕吐，常与藿香等配伍，如藿香正气散；治疗胎气上逆、胸闷呕吐、胎动不安，常与砂仁、陈皮等配伍使用；治疗梅核气，常与半夏、厚朴等同用，如半夏厚朴汤。

3. 鱼蟹中毒　可单用紫苏叶煎汤服，或配伍生姜、陈皮等药，治疗鱼蟹中毒之腹痛、吐泻。

【用法用量】煎服，5～10g。不宜久煎。

荆芥 Jingjie
《神农本草经》

【来源】为唇形科植物荆芥 *Schizonepeta tenuifolia* Briq. 的干燥地上部分。主产于江苏、浙江、河南、河北等地。夏、秋季采收，晒干。切段，生用或炒炭用。

【性味归经】辛，微温。归肺、肝经。

【功效】祛风解表，透疹止痒，消疮，止血。

【临床应用】

1. 外感表证　本品辛散发表，性较和缓，对于外感表证，无论风寒、风热或寒热不明显，均可应用。治疗风寒表证，恶寒发热、头痛无汗、常与防风、羌活等同用，如荆防败毒散；治疗风热感冒，头痛目赤，常与金银花、连翘等配伍，如银翘散。

2. 麻疹不透，风疹瘙痒　本品轻扬透散，可祛风止痒、宣散疹毒，治疗麻疹初起，疹出不畅，常配伍蝉蜕、牛蒡子等，如透疹汤；用治风疹瘙痒或湿疹痒痛，多与防风、苦参等同用，如消风散。

3. 疮疡初起兼表证　本品透散邪气，宣通壅结而达消疮之功，多用于疮疡初起而有表证者。偏于风寒者，多与羌活、川芎等同用，如败毒散；偏风热者，常与金银花、连翘等配伍，如银翘败毒散。

4. 吐衄下血　本品炒炭长于理血止血，可用于吐血、衄血、便血、痔血、崩漏等多种出血证。治疗血热之吐血、衄血，常配生地、白茅根等；治疗血热之便血、痔血，常配地榆、槐花等；治妇女崩漏下血，可配伍棕榈炭、血余炭等药。

【用法用量】煎服，5～10g。不宜久煎。透疹消疮宜生用，发汗解表宜用荆芥穗，止血需炒炭用。

【附药】

荆芥穗　为荆芥的干燥花穗。夏、秋二季花开到顶、穗绿时采摘，除去杂质，晒干。味辛，性微温。归肺、肝经。功能解表散风，透疹，消疮。用于感冒，头痛，麻疹，风疹，疮疡初起。煎服，5～10g。

防风 Fangfeng
《神农本草经》

【来源】为伞形科植物防风 *Saposhnikovia divaricata*（Turcz.）Schischk. 的干燥根。主产于东北、内蒙古、河北等地。春、秋二季采挖，晒干。切片，生用或炒炭用。

【性味归经】辛、甘，微温。归膀胱、肝、脾经。

【功效】祛风解表，胜湿止痛，止痉。

【临床应用】

1. 外感表证，风疹瘙痒　本品辛温发散，功善祛风，不论外感风寒、风热、风湿均可使用，为风药中之润剂。治风寒表证，常与荆芥、羌活等同用，如荆防败毒散；治外感风湿之头重如裹，常与藁本、川芎等同用，如羌活胜湿汤；治风热表证，常与连翘、薄荷等同用；治风疹瘙痒，可与苦参、荆芥等配伍，如消风散；治风热壅盛、表里俱实之风疹湿疮，常配大黄、黄芩等，如防风通圣散。

2. 风湿痹痛　本品能祛风胜湿止痛，为痹证之常用药。治疗风寒湿痹，肢节疼痛、筋脉拘急，常配羌活、桂枝等，如蠲痹汤；治疗热痹，关节红肿热痛，可与薏苡仁、地龙等药同用。

3. 破伤风　本品既能辛散外风，又能息内风以解痉，为治风之要药。用治破伤风之角弓反张、痉挛抽搐，常配伍天麻、天南星等药，如玉真散。

此外，本品能升清燥湿，炒用可止泻。用于治疗肝郁脾虚之泄泻，常与白术、白芍、陈皮同用，如痛泻要方。

【用法用量】煎服，5～10g。

【使用注意】本品药性偏温，故阴虚火旺、血虚及热甚动风者慎用。

知识链接

比较荆芥与防风的功用异同

共同点：二者微温而不燥，善于祛风发表，对于外感表证，无论寒热，常相须为用；都有祛风止痒之功，可治疗风疹瘙痒。

不同点：荆芥发汗力强于防风，并具透疹、疗疮、止血之功；防风祛风止痛力胜于荆芥，既可用于外感风邪之头身疼痛困重，又可除湿以解风湿痹痛，兼能止泻止痉。

羌活 Qianghuo
《神农本草经》

【来源】为伞形科植物羌活 *Notopterygium incisum* Ting ex H. T. Chang 或宽叶羌活 *Notopterygium franchetii* H. de Boiss. 的干燥根茎和根。主产于四川、云南、青海等地。春、秋二季采挖，晒干。切片，生用。

【性味归经】辛、苦，温。归膀胱、肾经。

【功效】解表散寒，祛风除湿，止痛。

【临床应用】

1. 风寒感冒，头痛项强　本品气味雄烈，善于升散发表，有较强的发散风寒和止痛之功。治疗风寒感冒或风寒夹湿之头痛项强、肢体酸痛，常配伍防风、细辛等，如九味羌活汤；治疗风湿在表，头项强痛、腰背酸重、一身尽痛，常配独活、藁本等，如羌活胜湿汤。本品止痛力强，尤善发散太阳经风寒湿邪，故善治太阳头痛。

2. 风寒湿痹，肩背酸痛　本品辛散祛风，味苦燥湿，性温散寒，有较强的祛除风寒湿邪、通利关节而止痛的作用。善治腰以上风寒湿痹，尤以肩背肢节疼痛者多用，常与防风、姜黄等配伍，如蠲痹汤。

【用法用量】煎服，3～10g。

【使用注意】本品辛香温燥之性较强，故阴血亏虚者慎用；用量过多易致呕吐，故脾胃虚弱者不宜用。

藁本 Gaoben
《神农本草经》

【来源】为伞形科植物藁本 *Ligusticum sinense* Oliv. 或辽藁本 *Ligusticum jeholense* Nakai et kitag. 的干燥根茎及根。主产于陕西、河南、四川、湖北、辽宁等地。秋季茎叶枯萎或次春出苗时采挖，晒干。切片，生用。

【性味归经】辛，温。归膀胱经。

【功效】祛风散寒，除湿止痛。

【临床应用】

1. 风寒表证，巅顶头痛　本品辛香温燥，善达巅顶，以发散太阳经风寒湿邪见长，并能止痛。用治太阳风寒，循经上犯之头痛鼻塞、巅顶痛甚，多与羌活、苍术等同用，如神术散；治疗外感风寒夹湿，常与独活、防风配伍，如羌活胜湿汤。

2. 风寒湿痹　本品以辛散温通香燥之性，能除肌肤、经络、筋骨之风寒湿邪，蠲痹止痛。治疗风寒湿痹，常与羌活、防风等同用，如除风湿羌活汤。

【用法用量】煎服，3～10g。

【使用注意】本品辛香温燥，故热证及血虚头痛者忌服。

白芷 Baizhi
《神农本草经》

【来源】为伞型科植物白芷 Angelica dahurica（Fisch. ex Hoffm.）Benth. et Hook. f. 或杭白芷 Angelica dahurica（Fisch. ex Hoffm.）Benth. et Hook. f. var. formosana（Boiss.）Shan et Yuan 的干燥根。主产于四川、河南、河北、浙江、福建等地。夏、秋间叶黄时采挖，晒干。切片，生用。

【性味归经】辛，温。归胃、大肠、肺经。

【功效】解表散寒，祛风止痛，宣通鼻窍，燥湿止带，消肿排脓。

【临床应用】

1. 风寒表证　本品辛散温通，解表散寒祛风之力温和，尤善通鼻窍、止痛，用于治疗外感风寒、头身疼痛、鼻塞流涕等症，常与羌活、防风等配伍，如九味羌活汤。

2. 头痛、牙痛、鼻渊、风湿痹痛　本品辛散止痛，善入阳明经，故多用于阳明经之头痛、眉棱骨痛、牙痛等。治疗外感风寒，可单用，如都梁丸，或与川芎、防风等配伍，如川芎茶调散；治疗外感风热，常与薄荷、菊花等同用；治疗鼻渊头痛，多与苍耳子、辛夷等同用，如苍耳子散；治疗风寒牙痛，多配细辛、全蝎等；治疗风寒湿痹之关节疼痛、屈伸不利，可与乌头、独活等同用。

3. 带下证　本品辛香入脾，温升清阳，用治寒湿带下，常配伍白术、山药等药；用治湿热带下，常配伍黄柏、车前子等药。

4. 疮痈肿毒　本品辛散温通，能消肿排脓，为外科疮疡常用药。用治痈疽初起，红肿热痛，常与金银花、天花粉等同用，如仙方活命饮；若已成脓不易破溃，配伍穿山甲、皂角刺等，如透脓散。

此外，本品还可祛风止痒，用于治疗皮肤瘙痒。

【用法用量】煎服，3～10g。外用适量。

【使用注意】本品辛散温燥，阴虚血热者忌服。

知识链接

白芷的美容作用

《神农本草经》中记载，白芷能"长肌肤、润泽颜色、可做面脂"，是美容古方中应用最多的药，常用白芷治疗粉刺、酒糟鼻、雀斑以及面部黄褐斑等。以白芷为主药的"玉容散"是慈禧的美容秘方；《千金要方》中的"千金洗面药"，以白芷作为润色泽药物使用。现代药理研究证明，白芷能改善局部血液循环，消除色素在组织中的过度堆积，促进皮肤细胞新陈代谢，起到美容作用。

苍耳子 Cang'erzi
《神农本草经》

【来源】 为菊科植物苍耳 *Xanthium sibiricum* Patr. 的干燥成熟带总苞的果实。全国各地均产。秋季果实成熟时采收，晒干。炒去硬刺，生用。

【性味归经】 辛、苦，温；有毒。归肺经。

【功效】 散风寒，通鼻窍，祛风湿。

【临床应用】

1. 风寒表证　本品能外散风寒，但发汗解表力甚弱，善于宣通鼻窍，治外感风寒，鼻塞流涕明显者，常与防风、白芷、羌活、藁本等药配伍使用。

2. 鼻渊头痛　本品善通鼻窍以除鼻塞、止前额痛，为治鼻渊之良药，尤宜于鼻渊而兼外感风寒者，常与辛夷、白芷等散风寒、通鼻窍药配伍，如苍耳子散；若鼻渊证属风热外袭或湿热内蕴者，又常与薄荷、黄芩等疏散风热、清热药同用。

3. 风湿痹痛　本品能祛风除湿，通络止痛，治风湿痹证，关节疼痛，四肢拘挛，可单用或与羌活、威灵仙、木瓜等药同用。

此外，本品祛风而又止痒，与地肤子、白鲜皮、白蒺藜等药配伍，煎汤内服或外洗，用于治疗风疹瘙痒。

【用法用量】 煎服，3～10g，或入丸、散剂。

【使用注意】 本品辛温有毒，过量服用易致中毒。血虚头痛者不宜服。

辛夷 Xinyi
《神农本草经》

【来源】 为木兰科植物望春花 *Magnolia biondii* Pamp.、玉兰 *Magnolia denudate* Desr. 或武当玉兰 *Magnolia sprengeri* Pamp. 的干燥花蕾。主产于河南、安徽、湖北、四川、陕西等省。冬末春初花未开放时采收，除去枝梗，阴干。生用。

【性味归经】 辛，温。归肺、胃经。

【功效】 散风寒，通鼻窍。

【临床应用】

本品能发散风寒，但善通鼻窍，为治鼻渊要药。用于鼻渊头痛、鼻塞流涕偏风寒者，常与白芷、细辛、苍耳子等药配伍，如苍耳子散；偏风热者，多与薄荷、连翘、黄芩等药配伍。若肺胃郁热发鼻疮者，可与清热泻火解毒药配伍。

【用法用量】 煎服，3～10g，本品有毛，易刺激咽喉，入汤剂宜用纱布包煎。外用适量。

【使用注意】 本品辛温香燥，阴虚火旺者禁用。

▌知识链接

比较细辛、白芷、辛夷、苍耳子的功用异同

共同点：均为辛温发散、宣通鼻窍之品，都能散风寒、通鼻窍、止疼痛，为主治风寒感冒或鼻渊之鼻塞头痛的要药。

不同点：细辛入肺、肾经，芳香气烈，散寒止痛力强，鼻塞头痛重症每用；兼治阳虚外感、风寒湿痹痛、头风头痛、牙痛；还能温肺化饮，治寒饮咳喘等。白芷主入阳明胃经，芳香味浓，药力较

强，兼治眉棱骨痛、牙痛；还能燥湿止带、消肿排脓、止痒，治风寒湿痹痛、寒湿带下、疮疡肿毒及风湿疹痒。辛夷主入肺经，芳香而力稍弱，专治风寒头痛鼻塞。苍耳子主入肺经，又能除湿、止痒，治表证夹湿、风寒湿痹、风湿疹痒及疥癣瘙痒等。

生姜 Shengjiang

《名医别录》

【来源】为姜科植物姜 *Zingiber oficinale* Rosc. 的新鲜根茎。全国各地均产。秋、冬季采收。切片，生用。

【性味归经】辛，微温。归肺、脾、胃经。

【功效】解表散寒，温中止呕，温肺止咳。

【临床应用】

1. 风寒表证　本品辛散温通，发汗力缓和，适用于外感风寒轻者，单味煎汤加红糖或配伍葱白煎服；症状较重者，多加入其他辛温解表药中作辅助药使用，以增强发汗解表之力。

2. 呕吐　本品温胃散寒、降逆止呕力佳，可治疗各种呕吐，素有"呕家圣药"之称，随证配伍可治疗多种呕吐。因本为温胃之品，故对胃寒呕吐尤为适宜，可配伍高良姜、白豆蔻等药；治疗痰饮呕吐，常与半夏同用，如小半夏汤；治疗胃热呕吐，多配伍竹茹、黄连等；治疗妊娠恶阻，可与紫苏梗、黄芩等配伍使用。

3. 肺寒咳嗽　本品温肺散寒、化痰止咳，对于肺寒咳嗽，不论有无外感风寒，痰多痰少，皆可选用。治疗风寒咳嗽，常与麻黄、杏仁同用；治疗外无表邪而痰多，可与陈皮、半夏等同用。

此外，生姜还可解半夏、天南星及鱼蟹之毒。

【用法用量】煎服，3～10g，或捣汁服。

【使用注意】本品可伤阴助火，故热盛及阴虚内热者忌服。

香薷 Xiangru

《名医别录》

【来源】为唇形科植物石香薷 *Mosla chinensis* Maxim. 或江香薷 *Mosla chinensis* 'jiangxiangru' 的干燥地上部分。主产于安徽、江西、河南等地，夏、秋季茎叶茂盛、果实成熟时采收，晒干。切段，生用。

【性味归经】辛，微温。归肺、胃经。

【功效】发汗解表，化湿和中，利水消肿。

【临床应用】

1. 阴暑证　本品气味辛香，既可发汗解表，又能化湿和中，适用于夏季贪凉饮冷、外感风寒、内伤暑湿所致的阴暑证，有"夏月麻黄"之称。常与扁豆、厚朴等配伍，如香薷饮。

2. 水肿、脚气　本品辛散温通，具有生发阳气、利水消肿之功，可单用或配伍健脾利水的白术同用，如薷术丸。

【用法用量】煎服，3～10g。用于解表，用量不宜过大，不宜久煎；用于利水消肿，用量宜稍大，须浓煎。

【使用注意】本品发汗力较强，表虚有汗及暑热证当忌用。

第二节　发散风热药

本类药物多性味辛凉，以发散风热为主要功效，故又称辛凉解表药。其发汗作用较为和缓，适用于外感风热表证，症见发热重、恶寒轻、头昏头痛、咽干口渴、舌苔薄黄、脉浮数等。部分药物可用于温病初起属风热表证者，以及咳嗽、麻疹透发不畅兼风热表证者。

薄荷 Bohe
《新修本草》

【来源】 为唇形科植物薄荷 *Mentha haplocalyx* Briq. 的干燥地上部分。主产于江苏、浙江、湖南等地。多在夏、秋二季茎叶茂盛或花开至三轮时，选晴天，分次采割，晒干或阴干。切段，生用。

【性味归经】 辛，凉。归肺、肝经。

【功效】 疏散风热，清利头目，利咽透疹，疏肝行气。

【临床应用】

1. 风热表证，温病初起 本品辛以发散，凉以清热，发汗力较强，为疏散风热之常用药，于无汗者尤为适宜。治疗风热表证或温病初起之发热、微恶风寒、头痛等症，常与金银花、连翘等配伍，如银翘散。

2. 头痛目赤，咽喉肿痛 本品轻扬升浮，芳香通窍，善疏散上焦风热，清头目、利咽喉。治疗风热上攻之头痛、目赤、眩晕，常与桑叶、菊花同用；治疗风热壅盛之咽喉肿痛，多配伍牛蒡子、桔梗、甘草等。

3. 麻疹不透，风疹瘙痒 本品质轻宣散，具有宣毒透疹、祛风止痒之效，用于治疗风热外束之麻疹不透，常与蝉蜕、牛蒡子等解表透疹药同用，如透疹汤；治疗风疹瘙痒，可与苦参、白鲜皮等祛风止痒药同用。

4. 肝郁气滞，胸胁胀闷 本品入肝经，能疏肝行气解郁，治疗肝郁气滞之胸胁胀痛、月经失调等症，常与柴胡、当归、白芍等配伍，如逍遥散。

【用法用量】 煎服，3~6g。宜后下。

【使用注意】 本品有发汗耗气之弊，故体虚多汗者不宜使用。

牛蒡子 Niubangzi
《名医别录》

【来源】 为菊科植物牛蒡 *Arctium lappa* L. 的干燥成熟果实。主产于东北、浙江等地。秋季果实成熟时采收，晒干。生用或炒用。

【性味归经】 辛、苦，寒。归肺、胃经。

【功效】 疏散风热，宣肺透疹，解毒利咽。

【临床应用】

1. 风热表证，温病初起 本品辛散苦泄，升散之中具有清降之性，长于宣肺祛痰，清利咽喉，用于风热表证兼咽喉肿痛或咳嗽痰多不利，常与金银花、连翘等同用，如银翘散；治疗风热壅盛，咽喉肿痛较甚，常配伍黄芩、玄参等，如牛蒡子汤。

2. 麻疹不透，风疹瘙痒 本品清泄透散，既外散风热，又透泄热毒，用治麻疹不透或透而复隐，常与薄荷、蝉蜕等同用，如加减葛根汤；治疗风湿浸淫所致疮疥瘙痒，常与蝉蜕、苦参等配伍，如消风散。

3. 痈肿疮毒、痄腮、丹毒　本品辛苦性寒，能清热解毒、利咽散肿，兼能润肠通便，用治痈肿疮毒、痄腮、丹毒等兼便秘，常与大黄、连翘、栀子等同用；用治瘟毒发颐、痄腮喉痹等证，常与玄参、黄连等同用，如普济消毒饮。

【用法用量】煎服，6～12g。用时捣碎，炒用可使苦寒之性降低。

【使用注意】本品性寒，能滑肠通便，故气虚便溏者慎用。

蝉蜕 Chantui
《名医别录》

【来源】为蝉科昆虫黑蚱 *Cryptotympana pustulata* Fabricius 的若虫羽化时脱落的皮壳。主产于山东、河北、河南、江苏等地。夏、秋季收集。除去泥沙，晒干。生用。

【性味归经】甘，寒。归肺、肝经。

【功效】疏散风热，利咽透疹，明目退翳，息风止痉。

【临床应用】

1. 风热表证，咽痛音哑　本品甘寒，入肺经，长于疏散风热、宣肺利咽，故风热表证，咽喉肿痛或声音嘶哑者尤宜。治疗风热表证或温病初起，常配薄荷、牛蒡子等；治疗风热上攻之咽喉肿痛、声音嘶哑，多与金银花、连翘等同用。

2. 麻疹不透，风疹瘙痒　本品宣散透疹止痒，治疗风热外束，疹出不畅，常配伍薄荷、牛蒡子等，如透疹汤；治疗风湿浸淫之风疹湿疹、皮肤瘙痒，常配伍荆芥、防风、苦参等，如消风散。

3. 目赤翳障　本品入肝经，有疏散肝经风热而明目退翳之功，故治疗肝经风热上攻之目赤肿痛、翳膜遮睛，常与菊花、决明子等同用，如蝉花散。

4. 惊风抽搐，破伤风　本品能凉肝息风止痉，故可治疗小儿急慢惊风和破伤风。治疗小儿急惊风，可配伍天竺黄、栀子等；治疗小儿慢惊风，可配伍天南星、全蝎等；用治破伤风，可配伍天麻、全蝎等，如五虎追风散。

【用法用量】煎服，3～6g。或单味研末冲服。

【使用注意】孕妇慎用。

知识链接

比较薄荷、牛蒡子、蝉蜕的功用异同

共同点：均能疏散风热，利咽透疹。主治风热感冒，温病初起，咽喉肿痛及麻疹不透等。

不同点：薄荷辛凉发汗力强，上清头目、下疏肝气，可治疗风热目赤、肝郁之胸胁胀闷等；牛蒡子辛苦寒，发汗力较薄荷虽弱，但具有清热解毒、润肠通便之功，可治疗热毒之咽喉肿痛、痄腮及便秘；蝉蜕发汗之力不及薄荷，清热之力不及牛蒡子，但具有明目退翳、祛风止痉之功，可治疗风热目赤、目翳多泪、惊风、破伤风及小儿夜啼等。

葛根 Gegen
《神农本草经》

【来源】为豆科植物野葛 *Pueraria lobata* (Willd.) Ohwi 的干燥根。全国各地均产。秋、冬季采挖，切片，晒干。生用或煨用。

【性味归经】甘、辛，凉。归脾、胃、肺经。

【功效】解肌退热，生津止渴，透疹，升阳止泻。

【临床应用】

1. 表证发热，项背强痛 本品甘辛性凉，具有发汗解表、解肌退热之功，对于外感表证，无论风寒风热皆可使用。治疗风热表证，常与薄荷、菊花等配伍；治疗风寒表证，常与柴胡、羌活等同用，如柴葛解肌汤。本品长于缓解外邪郁阻所致的项背强痛，外感风寒表实之项背强痛，常与麻黄、桂枝同用，如葛根汤；外感风寒表虚证之项背强痛者，常配桂枝、白芍等，如桂枝加葛根汤。

2. 热病口渴，阴虚消渴 本品性甘凉，清热之中又能生津止渴。用于治疗热病津伤口渴，常与芦根、天花粉等同用；阴虚消渴，多与乌梅、麦冬等同用。

3. 麻疹不透 本品味辛性凉，有透发麻疹之功，用治麻疹初起，疹出不畅，常与升麻、芍药等同用，如升麻葛根汤。

4. 湿热泻痢，脾虚泄泻 本品味辛升发，能鼓舞脾胃清阳上升而奏止泻止痢之效。用于表证未解，邪热入里之热泄热痢，常与黄芩、黄连等同用，如葛根芩连汤；用治脾虚泄泻，多与白术、木香等同用，如七味白术散。

【用法用量】 煎服，10～15g。退热、生津、透疹宜生用，止泻宜煨用。

柴胡 Chaihu
《神农本草经》

【来源】 为伞形科植物柴胡 *Bupleurum chinense* DC. 或狭叶柴胡 *Bupleurum scorzonerifolium* Willd. 的干燥根，分别习称为"北柴胡"及"南柴胡"。前者主产于河北、河南、辽宁等地，后者主产于湖北、四川、安徽等地。春、秋季采挖，干燥。切段，生用或醋炙用。

【性味归经】 苦、辛，微寒。归肝、胆、肺经。

【功效】 疏散退热，疏肝解郁，升举阳气。

【临床应用】

1. 外感发热，少阳证 本品辛散苦泄，善于祛邪解表退热和疏散少阳半表半里之邪。对于外感表证发热，无论风寒风热，皆可使用。治疗风寒表证，常与防风、生姜等同用，如正柴胡饮；治疗风热表证，可与菊花、薄荷等配伍。本品为治疗少阳寒热往来之要药，多与黄芩、半夏配伍，如小柴胡汤。

2. 肝郁气滞证 本品辛行苦泄，性善条达，为疏肝解郁之要药。用治肝郁气滞之胸胁胀痛、情志抑郁、月经不调、痛经等，常配伍香附、白芍等，如柴胡疏肝散；治疗肝郁血虚，脾失健运之月经不调、乳房胀痛等，常与当归、白术等同用，如逍遥散。

3. 气虚下陷，脏器脱垂 本品长于升举脾胃清阳之气，用治中气不足、气虚下陷之脘腹坠胀、久泻脱肛、胃下垂、子宫脱垂等，常与人参、黄芪、升麻等配伍，如补中益气汤。

【用法用量】 煎服，3～10g。解表退热宜生用，疏肝解郁宜醋炙用，升阳举陷可生用或酒炙。

【使用注意】 本品性升散，故肝阳上亢、肝风内动、阴虚火旺及气机上逆者慎用。

升麻 Shengma
《神农本草经》

【来源】 为毛茛科植物大三叶升麻 *Cimicifuga heracleifolia* Kom.、兴安升麻 *Cimicifuga dahurica* (Turcz.) Maxim. 或升麻 *Cimicifuga foetida* L. 的干燥根茎。主产于黑龙江、辽宁、河北、山西、陕西、四川等地。秋季采挖，晒干。切片，生用或蜜炙用。

【性味归经】 辛、微甘，微寒。归肺、脾、胃、大肠经。

【功效】 发表透疹，清热解毒，升举阳气。

【临床应用】

1. 风热头痛，麻疹不透　本品辛甘微寒，轻清升散。用于风热表证，温病初起之发热头痛，可与连翘、薄荷等同用；用治麻疹初起，透发不畅，常与葛根、牛蒡子等同用，如升麻葛根汤。

2. 齿痛口疮，咽喉肿痛，温毒发斑　本品味甘性寒，善清热解毒，可治疗多种热毒证，尤善解阳明热毒。治疗阳明胃热炽盛之牙龈肿痛、口舌生疮等症，多与石膏、黄连等同用，如清胃汤；治疗风热疫毒上攻之痄腮丹毒，咽喉肿痛，可与黄连、黄芩等配伍，如普济消毒饮；治疗疮疡肿毒，可与金银花、连翘等同用。

3. 气虚下陷，脏器脱垂　本品性升浮，入脾、胃经，善引清阳之气上升，其升提之力较柴胡为强，为升阳举陷之要药。治疗气虚下陷之月经过多或崩漏，常与人参、黄芪、白术等配伍；用治气虚下陷之久泻脱肛、胃下垂、子宫下垂等，多与人参、黄芪、柴胡等同用，如补中益气汤。

【用法用量】煎服，3～10g。发表透疹、清热解毒宜生用，升阳举陷宜炙用。

【使用注意】本品性升浮，故麻疹已透、阴虚火旺、肝阳上亢者忌用。

知识链接

比较柴胡、升麻、葛根的功用异同

共同点：均能疏风散热，升举阳气。主治风热感冒、温病初起及中阳下陷的久泻等病证。

不同点：柴胡入肝胆经，主散少阳半表半里之邪，治少阳证；升阳举陷力不及升麻，但可疏肝解郁，治疗肝气郁滞之胸胁闷痛等症。升麻入肺、脾、胃经，升阳透疹力强，为升阳举陷之常用药，又善内解热毒，治中气下陷之久泻，脏器脱垂，麻疹透发不畅及热毒导致咽喉、牙龈肿痛等。葛根入脾、胃经，善于解表，治表证项背疼痛；透疹之力不及升麻，但可升阳止泻，清热生津，治麻疹透发不畅、泻痢、热病烦渴等。

桑叶 Sangye

《神农本草经》

【来源】为桑科植物桑 *Morus alba* L. 的干燥叶。全国各地均产，以安徽、浙江、江苏等地产量较大。初霜后采收，晒干。生用或蜜炙用。

【性味归经】甘、苦，寒。归肺、肝经。

【功效】疏散风热，清肺润燥，清肝明目。

【临床应用】

1. 外感风热或温病初起　本品甘寒质轻，疏散风热作用较缓和，能清肺热、润肺燥，用于治疗外感风热或温病初起之发热、头痛、咳嗽等症，常配伍菊花连翘等，如桑菊饮。

2. 肺热燥咳　本品苦寒可清肺热，甘寒可润肺燥，故可用于肺热或燥热伤肺之咳嗽痰少、色黄而黏稠，或干咳少痰、咽痒等症。轻者常配伍杏仁、贝母等，如桑杏汤；重者可与石膏、麦冬等同用，如清燥救肺汤。

3. 眩晕目赤　本品兼入肝经，可平降肝阳、清肝明目。治疗肝阳上亢之头痛眩晕，常与菊花、石决明等同用；治疗肝火上炎之目赤、涩痛、多泪，常与菊花、蝉蜕等同用；治疗肝肾精血不足之眼目昏花、视物不清等，常与黑芝麻同用，如桑麻丸。

【用法用量】5～10g，煎服或入丸散。外用煎水洗眼，润肺止咳宜蜜炙用。

【使用注意】脾胃虚寒者慎用。

菊花 Juhua
《神农本草经》

【来源】 为菊科植物菊 *Chrysanthemum morifolium* Ramat. 的干燥头状花序。主产于浙江、河南、安徽等地。按照产地和加工方法的不同，分为"亳菊""滁菊""贡菊""杭菊"等。由于花的颜色不同，又有黄菊花和白菊花之分。每年 9 ~ 11 月花盛开时分批采收，阴干或焙干，或熏蒸后晒干。生用。

【性味归经】 甘、苦，微寒。归肺、肝经。

【功效】 疏散风热，平抑肝阳，清肝明目，清热解毒。

【临床应用】

1. 风热表证 本品疏散风热，性味、功效与桑叶相似，用治外感风热或温病初起，常与桑叶相须为用，并配伍连翘、桔梗等药，如桑菊饮。

2. 肝阳上亢，头痛眩晕 本品性寒入肝经，可清肝热、平肝阳。治疗肝阳上亢之头痛眩晕，常与白芍、石决明等药同用；治疗肝火上炎而致眩晕头痛，或肝经热盛、热极动风，常配伍羚羊角、钩藤等，如羚羊钩藤汤。

3. 目赤肿痛，眼目昏花 本品入肝经，为眼科良药，虚实目疾均可使用。治疗肝经风热或肝火上攻之目赤肿痛，多与蝉蜕、桑叶、夏枯草等同用；治疗肝肾精血不足，目失所养之眼目昏花、视物不清，常与枸杞子、熟地、山茱萸等同用，如杞菊地黄丸。

4. 疮痈肿毒 本品味苦性微寒，能清热解毒，尤善解疔毒，常与金银花、紫花地丁、蒲公英等药同用，如五味消毒饮。

【用法用量】 煎服，5 ~ 10g。疏散风热多用黄菊花，平肝明目多用白菊花，清热解毒多用野菊花。

【使用注意】 脾胃虚寒者慎用。

知识链接

比较桑叶与菊花的功用异同

共同点：二药性味苦甘微寒，均有疏散风热、平抑肝阳、清肝明目的作用。可治风热表证或温病初起之发热、微恶风寒、头痛，肝阳上亢之头痛眩晕，风热上攻或肝火上炎所致的目赤肿痛等症，常相须为用。

不同点：桑叶疏散风热之力较强，又能清肺润燥，多用于风热犯肺或燥热伤肺；菊花平肝、清肝明目之力较强，又能清热解毒，善疗疔疮肿毒。

蔓荆子 Manjingzi
《神农本草经》

【来源】 为马鞭草科植物单叶蔓荆 *Vitex trifolia* L. var. *simplicifolia* Cham. 或蔓荆 *Vitex trifolia* L. 的干燥成熟果实。主产于山东、江西、福建、浙江等地。秋季果实成熟时采收，晒干。生用或炒用。

【性味归经】 辛、苦，微寒。归膀胱、肝、胃经。

【功效】 疏散风热，清利头目。

【临床应用】

1. 风热表证，头昏头痛 本品辛苦微寒，解表之力较弱，偏于清利头目，疏散头面之邪，兼能止痛。多用于外感风热，头痛头晕，常与菊花、薄荷等同用。

2. 目赤肿痛 本品辛散苦泄微寒，可用治风热上攻，目赤肿痛、目昏多泪，常与菊花、蝉蜕等同用；治疗清阳不升之耳鸣耳聋、目生翳障，则配伍黄芪、升麻等，如益气聪明汤。

【用法用量】煎服，5~10g。

木贼 Muzei
《嘉祐本草》

【来源】为木贼科植物木贼 *Equisetum hiemale* L. 的干燥地上部分。主产于黑龙江、吉林、辽宁、河北、内蒙古、新疆、青海、陕西、甘肃、安徽、湖北、四川、贵州等地。夏、秋二季采割，除去杂质，晒干或阴干。切段，生用。

【性味归经】甘、苦，平。归肺、肝经。

【功效】疏散风热，明目退翳，止血。

【临床应用】

1. 风热目赤，迎风流泪，目生翳障 本品功能疏散风热，明目退翳，主要用于风热上攻于目，目赤肿痛，多泪，目生翳障，常与蝉蜕、谷精草、菊花等同用；若肝热目赤，可与决明子、夏枯草、菊花等同用。

2. 出血证 本品兼有止血作用，但药力较弱，常与其他药配伍治疗出血证。治疗肠风下血，可与槐角、荆芥等同用，如木贼散。

【用法用量】煎服，3~9g。

目标检测

答案解析

一、最佳选择题

1. 发散风寒药的主要归经是（　）
   A. 心、肺　　　　B. 肺、肝　　　　C. 脾、胃
   D. 肺、脾　　　　E. 肺、膀胱

2. 桂枝具有的功效是（　）
   A. 发汗解表，温脾暖肝　　B. 发汗解表，温经止血
   C. 发汗解表，温胃止呕　　D. 发汗解肌，温经通脉，助阳化气
   E. 发汗解表，宣肺平喘，利水消肿

3. 具有疏肝解郁行气功效的药物是（　）
   A. 薄荷　　　　B. 牛蒡子　　　　C. 蝉蜕
   D. 桑叶　　　　E. 菊花

4. 善于疏解半表半里之邪，具有和解退热功效的药物是（　）
   A. 菊花　　　　B. 柴胡　　　　C. 升麻
   D. 桑叶　　　　E. 蝉蜕

5. 既可清热解毒，又能平肝明目的药物是（　）
   A. 菊花　　　　B. 柴胡　　　　C. 薄荷
   D. 升麻　　　　E. 牛蒡子

二、配伍选择题
   A. 阳明经头痛　　B. 少阳经头痛　　C. 少阴经头痛

    D. 太阳经头痛   E. 厥阴经头痛

6. 羌活善治（　　）

7. 细辛善治（　　）

8. 白芷善治（　　）

三、多项选择题

9. 解表药除均可发散表邪之外，还兼能（　　）

    A. 宣肺   B. 透疹   C. 利咽

    D. 收涩   E. 祛风湿

10. 下列属于葛根功效的有（　　）

    A. 清肺润燥   B. 发表解肌   C. 疏肝解郁

    D. 生津止渴   E. 清热燥湿

（朱文慧）

书网融合……

重点小结   习题

第七章 清热药

PPT1　　PPT2

学习目标

知识目标：通过本章的学习，应能掌握清热药的含义、功效、适应范围和使用注意，石膏、知母、栀子、夏枯草、金银花、连翘、板蓝根、蒲公英、鱼腥草、射干、白头翁、穿心莲、生地黄、玄参、牡丹皮、赤芍、黄芩、黄连、黄柏、龙胆、青蒿、地骨皮的性味归经、功效、临床应用、用法用量及使用注意；熟悉芦根、天花粉、决明子、马齿苋、马勃、野菊花、大青叶、紫花地丁、败酱草、大血藤、白花蛇舌草、紫草、水牛角、苦参、白薇、银柴胡的功效及临床应用；了解竹叶、淡竹叶、密蒙花、青葙子，青黛、贯众、重楼、拳参、金果榄、山豆根、鸦胆子、半边莲、土茯苓、漏芦、熊胆、地锦草、秦皮、白鲜皮、白蔹、胡黄连的主要功效。

能力目标：具备辨识石膏、知母，夏枯草、决明子，连翘、金银花，大青叶、板蓝根、青黛，蒲公英、紫花地丁，野菊花、菊花，生地黄、玄参，牡丹皮、赤芍，黄芩、黄连、黄柏的功效和主治异同的能力。

素质目标：通过本章的学习，树立安全用药意识。

情境导入

情境：患者，男，31岁。反复发作腹泻6年。6年前患者饮食不慎后出现腹泻，期间反复发作，有时粪带黏液脓血，日解3~6次，略有里急后重感；有时腹隐痛。粪检曾数次发现阿米巴包囊。现症见精神较差，食纳尚可，两目红赤肿痛，头昏作胀，口干不欲饮，睡眠差。舌红少苔少津，脉细而弱。

思考：该患者为何种病证，选择哪些药物进行治疗？

凡药性寒凉，以清泄里热为主要功效，用于治疗里热证的药物，称为清热药。

本类药物药性寒凉，具有清热泻火、燥湿、凉血、解毒及清虚热等功效。主要用于里热证，多表现为高热、口渴、小便黄、大便干、舌红苔黄、脉数等症；亦可用于阴虚发热及泻痢、目疾、痈疮肿毒等有里热表现者。

根据里热证的虚实、疾病的阶段和发病部位不同，以及患者体质情况的差异，使用时选择适宜的清热药，并作相应的配伍。若里热兼表证者，宜先解表后清里，或与解表药并用；若气血两燔者，宜清热泻火与凉血药并用；若热盛伤津者，可配用养阴生津药；若里热积滞者，则应与泻下药配伍。

根据清热药的性能和特长，本章药物一般分为清热泻火药、清热燥湿药、清热解毒药、清热凉血药和清虚热药五类。应用本类药物时，首先要分清里热所在的部位，辨热之在脏、在腑，在气、在营或在血；再辨热之虚、实，以便选择用药。此类药药性寒凉，易伤阳，败胃，故脾胃虚寒者慎用；味苦易化燥伤津，热盛伤阴，故阴伤津亏者慎用；味甘寒生津，亦助湿恋邪，湿热者慎用，寒湿证忌用；阴盛格阳，真寒假热者禁用。临证应用时注意中病即止，不可过用以免克伐太过，损伤阳气。

第一节　清热泻火药

热与火同为六淫之一，热为火之渐，火为热之极，两者只是程度上的不同，无本质差异。清热泻火药大多性寒凉，味或甘或苦，多归肺、胃经，具有清泄气分邪热，泻脏腑火热之功效。适用于温热病邪在气分之高热、汗出、烦渴、谵语、发狂、小便短赤、舌苔黄燥、脉洪数等症及肺热、胃热、心火、肝火等引起的脏腑火热证。

石膏 Shigao
《神农本草经》

【来源】为硫酸盐类矿物石膏族石膏，主含含水硫酸钙（$CaSO_4 \cdot 2H_2O$）。主产于湖北、河南、安徽、四川、甘肃等地。以湖北、安徽产者为最佳。采挖后，除去泥沙及杂石，碾碎。生用或煅用（煅石膏）。

【性味归经】辛、甘，大寒。归肺、胃经。

【功效】生用：清热泻火，除烦止渴；煅用：收敛生肌，收湿，止血。

【临床应用】

1. 壮热烦渴　本品辛甘大寒，善清气分热邪而除烦止渴，为治气分实热证之常用要药。用于温热病邪在气分之高热、烦渴、汗出、脉洪大等，常与知母、粳米、甘草同用，共奏清热泻火之功，如白虎汤；若热邪渐入血分，气血两燔而见高热发斑等，则常与知母、犀角（水牛角代）、玄参等同用，如化斑汤、清瘟败毒饮等。

2. 肺热喘咳　本品清肺泄热之力甚佳，尤宜治邪热郁肺之实热痰咳、气急喘促者，常配麻黄、杏仁等，如麻杏甘石汤。

3. 胃火牙痛　本品善清胃泻火，为清降胃火之要药。用于胃火上攻之头痛、牙龈肿痛等，常与生地黄、知母、牛膝等同用，以增强泻火、滋阴凉血的作用，如玉女煎。

4. 疮疡不敛，湿疹瘙痒，烧烫伤　煅石膏有收湿、敛疮、生肌之功。煅后研细末，外用能清热收湿，敛疮生肌。用于湿疹、疮疡溃而不敛、水火烫伤等。可单用或配伍黄柏、煅龙骨等外用。

【用法用量】生品煎服，15～60g。煅石膏外用适量，研末撒敷患处。

【使用注意】脾胃虚寒及阴虚内热者忌用。

知母 Zhimu
《神农本草经》

【来源】为百合科植物知母 *Anemarrhena asphodeloides* Bge. 的干燥根茎。主产于河北、山西及陕西等地。春秋二季采挖，除去须根和泥沙，晒干，习称"毛知母"；或新鲜剥去外皮，晒干，称为"知母肉"。切厚片入药，生用或盐水炙用。

【性味归经】苦、甘，寒。归肺、胃、肾经。

【功效】清热泻火，滋阴润燥。

【临床应用】

1. 热病烦渴　本品甘寒质润，虽苦不燥，能清肺热泻胃火，生津止渴。善清肺胃气分实热而除烦止渴。因质润而重在清润，为治温病气分实热之要药，常与石膏相须，与粳米、甘草同用，如白虎汤。

2. 肺热咳嗽　本品苦泄甘润既清肺热，又润肺燥。治肺热咳嗽、痰黄黏稠，常配贝母、瓜蒌、黄芩等；阴虚燥咳无痰或干咳少痰，常与川贝母相伍，如二母散。

3. 骨蒸潮热　本品苦寒坚阴，甘润滋阴，盐水炙用入肾经，既泻肾火，又滋肾阴，退蒸除热。治肾阴虚火旺，骨蒸潮热、遗精，常与黄柏相须，如知柏地黄丸。

4. 消渴　本品质润而寒有滋阴润燥，生津止渴之功。治肺胃燥热，津伤口渴，以及内热消渴之口渴引饮，常与天花粉、五味子等同用，如玉液汤；与养阴生津的天花粉、麦冬、天冬等同用，如二冬汤。

此外，本品能滋阴润燥，可用治阴虚肠燥便秘证，常与生地黄、玄参、生首乌、火麻仁等同用。

【用法用量】煎服，6～12g。清热泻火宜生用，滋阴润燥宜盐水炙用。

【使用注意】本品质润性寒，能滑肠，故脾胃虚便溏者慎用。

知识链接

比较石膏与知母的功用异同

共同点：二药均能清热泻火，除烦止渴，治温病气分实热及肺胃火热等证常相须使用。

不同点：石膏性寒质重沉降重在清解，清热泻火力胜，偏清肺胃实火，内服生用，治肺热喘咳、胃火牙痛；煅后外用收湿敛疮生肌，治溃疡不敛、湿疹、水火烫伤等。知母味甘质润重在清润，上清肺润燥，治肺燥咳嗽；中泻胃生津，治内热消渴；下滋肾降火，治阴虚骨蒸，既清实火，又退虚热。

栀子 Zhizi
《神农本草经》

【来源】为茜草科植物栀子 *Gardenia jasminoides* Ellis 的干燥成熟果实。主产于我国长江以南各省。9～11 月果实成熟呈红黄色时采收，除去果梗和杂质，蒸至上汽或置沸水中略烫，取出，干燥。生用、炒焦用或炒炭用。有山栀子、炒栀子、焦栀子、栀子炭、栀子仁、栀子皮之称。

【性味归经】苦，寒。归心、肺、三焦经。

【功效】泻火除烦，清热利湿，凉血解毒；外用消肿止痛。

【临床应用】

1. 热病心烦　本品轻清上行，能泻肺火，去肌表热。治外感热病，表里俱热，能起双解的作用。其苦寒清降，善清泻三焦之火，尤善清心除烦，为治热病心烦之要药。常与淡豆豉相伍，治热病心烦、躁扰不宁等，如栀子豉汤；配黄芩、黄连等药，治热病火毒炽盛，三焦俱热之高热烦躁、神昏谵语，如黄连解毒汤。

2. 湿热黄疸、淋证　本品苦寒，善清热利湿退黄。为治湿热黄疸之要药，常与茵陈、大黄等相伍，如茵陈蒿汤；治湿热淋证，常配木通、车前子等药，如八正散。

3. 血热出血　本品入血分，清热凉血以止血。治血热妄行之吐血、衄血等，常配用白茅根、侧柏叶等药，如十灰散；又善清利下焦湿热而通淋，可治血淋涩痛或热淋证，常配用车前子、滑石等药，如八正散；本品若配黄芩、黄连、黄柏等，可治三焦火盛迫血妄行之吐血、衄血，如黄连解毒汤。

4. 目赤肿痛，疮疡肿毒，跌打损伤　栀子既清泻三焦热邪，又凉血解毒而消肿止痛。常与大黄相使，治肝胆火热之目赤肿痛，如栀子汤；治热毒疮痈肿痛，常配金银花、蒲公英等药；生栀子粉以黄酒调敷患处，可治外伤肿痛。

【用法用量】煎服，6～10g。外用生品适量，研末调敷。生栀子长于泻火除烦、清热利尿，炒栀子寒凉之性减缓，焦栀子长于凉血止血，栀子炭功专止血。

【使用注意】苦寒伤脾胃阳气，脾虚便溏者不宜用。

夏枯草 Xiakucao

《神农本草经》

【来源】为唇形科植物夏枯草 *Prunella vulgaris* L. 的干燥果穗。全国各地均产。主产于江苏、浙江、安徽、河南等地。夏季果穗呈棕红色时采收，除去杂质，晒干。生用，或熬膏服。

【性味归经】辛、苦，寒。归肝、胆经。

【功效】清肝明目，散结消肿。

【临床应用】

1. 目赤肿痛，头痛眩晕，目珠疼痛　本品味辛能散，苦寒泄热，专入肝胆。善宣泄肝胆之郁火，消肿明目，并略兼养肝，故能清肝、养肝明目，肝之目疾均可用之。尤为治肝火目赤、目珠疼痛之要药，常与菊花、决明子等同用；若目珠疼痛，至夜尤甚，为肝阴不足，血不养目，与枸杞、白芍等同用。

2. 瘿瘤、瘰疬　本品味辛散结，苦寒泄热，为清痰火、散郁结、畅气机，疗瘿瘤、瘰疬之常用药。常与浙贝母、香附等配伍，治痰火凝结之瘰疬，如夏枯草汤；治瘿瘤，常与海藻、昆布等同用。

【用法用量】煎服，9～15g。

【使用注意】脾胃虚弱者慎用。

天花粉 Tianhuafen

《神农本草经》

【来源】为葫芦科植物栝楼 *Trichosanthes kirilowii* Maxim. 或双边栝楼 *Trichosanthes rosthornii* Harms 的干燥根，又称花粉、栝楼根。产于全国各地，以河南产者质量较好。秋、冬二季采挖。洗净，除去外皮，切段或纵剖成瓣，干燥。生用。

【性味归经】甘、微苦，微寒。归肺、胃经。

【功效】清热泻火，生津止渴，消肿排脓。

【临床应用】

1. 热病烦渴，内热消渴　本品微苦而不燥，甘寒清热生津，为生津止渴佳品。善清胃润胃，治热病烦渴，常与麦冬相须，如沙参麦冬汤；若内热消渴，常配用五味子、山药等，如玉液汤。

2. 肺热咳嗽或燥咳　本品味甘寒入肺经，既清肺热，又润肺燥。治肺热咳痰黄稠，咽喉不利，常配用射干、马兜铃等，如射干兜铃汤；配伍沙参、麦冬等药，治燥热伤肺，干咳少痰、痰中带血，如滋燥饮。

3. 痈肿疮疡　本品苦寒，既清热泻火而解毒，又消肿排脓而疗疮。治疮疡初起脓未成者可使其消散，脓已成未溃者可使其疮溃排脓，常配穿山甲、金银花、白芷等药，如仙方活命饮。

【用法用量】煎服，10～15g。

【使用注意】脾胃虚寒，大便溏泄者慎用。孕妇慎用。不宜与川乌、制川乌、草乌、制草乌、附子等乌头类药材同用。

知识链接

天花粉制剂现代研究

现代研究发现，天花粉蛋白有较强的抗原活性，可致过敏反应。常见的过敏反应有发热、头痛、皮疹、咽喉痛、肌肤局部红肿疼痛等，这些反应一般在数日至一周内自行消退。配用长效促皮质激素或肾上腺皮质激素，可减轻反应；亦可选用解热镇痛药和抗组胺药进行对症处理。个别患者可发生过敏性休克，故天花粉制剂注射前应做皮试。

芦根 Lugen
《名医别录》

【来源】为禾本科植物芦苇 *Phragmites communis* Trin. 的新鲜或干燥根茎。我国各地均产。全年均可采挖。除去芽、须根及膜状叶，切后晒干。煎服，或鲜品捣汁用。

【性味归经】甘，寒。归肺、胃经。

【功效】清热泻火，生津止渴，除烦，止呕，利尿。

【临床应用】

1. 热病烦渴　本品甘寒质轻，能清透肺胃气分实热，生津止渴、除烦，作用缓。清热而不伤胃，生津而不恋邪。治热病伤津，烦热口渴者，常与天花粉相须，或以其鲜汁配麦冬汁、梨汁、荸荠汁、藕汁同服，如五汁饮；又可清里热透表热，治外感风热、温病初起之表里俱热，烦热口渴，与菊花、金银花等配伍，如银翘散。

2. 胃热呕吐　本品能清胃热，止呕呃。以鲜品配竹茹、姜汁等用，如芦根饮子；或单用煎浓汁频饮。

3. 肺热咳嗽，肺痈吐脓　本品入肺经善清透肺热，并有类似苇茎（芦苇的嫩茎）的祛痰排脓之功。常替代苇茎，为治肺痈之良药。与薏苡仁、冬瓜仁等配用，治肺痈咳吐脓血，如苇茎汤；治肺热咳嗽，痰黄稠，常配用黄芩、瓜蒌等；治风热外感咳嗽，可配桑叶、菊花等，如桑菊饮。

4. 热淋涩痛　本品清热利尿，治热淋尿少，常与白茅根、车前子等同用。

此外，其透表作用，可宣毒透疹，治麻疹初起疹出不畅属风热者。

【用法用量】煎服，15~30g；鲜品用量加倍，或捣汁用。

决明子 Juemingzi
《神农本草经》

【来源】为豆科植物钝叶决明 *Cassia obtusifolia* L. 或决明（小决明）*Cassia tora* L. 的干燥成熟种子。主产安徽、广西、四川、浙江、广东等地。秋季采收成熟果实，晒干，打下种子，除去杂质。生用或炒用。

【性味归经】甘、苦、咸，微寒。归肝、大肠经。

【功效】清肝明目，润肠通便。

【临床应用】

1. 目赤肿痛，目暗不明　本品苦微寒而清泄，甘咸微寒而益阴，既清泻肝火，又益肾阴，为明目之佳品，虚实目疾皆可用之。配夏枯草、栀子等，治肝经实火，目赤肿痛；若风热上攻之头痛目赤，常与青葙子、菊花等同用；治肝肾阴虚，目暗不明，常与山茱萸、生地黄等配用，如决明散。

2. 头痛眩晕　本品苦寒入肝经，既能清肝泻火，又能平肝抑阳，治肝阳或肝火头痛、眩晕，常与菊花、钩藤、生牡蛎等同用。

3. 肠燥便秘　本品甘咸微寒而凉润，能清热润肠而通便。配火麻仁、瓜蒌仁等，治热结肠燥便秘。

【用法用量】煎服，9~15g。润肠通便不宜久煎。

【使用注意】气虚便溏者慎用。

知识链接

比较夏枯草与决明子的功用异同

共同点：夏枯草与决明子均具苦寒之性，归肝经。能清肝明目，用于肝火目赤肿痛病症。

不同点：夏枯草清肝火力强，能散结消肿，用于治疗疮痈肿痛，瘿瘤瘰疬，苦寒之性较强，故脾胃虚弱者慎用；决明子为明目佳品，无论虚实皆宜，兼能润肠通便，可用于肠燥便秘，故气虚便溏者不宜用。

竹叶 Zhuye

《名医别录》

【来源】 为禾本科植物淡竹 *Phyllostachys nigra*（Lodd.）Munro var. *henonis*（Mitf.）Stapf ex Rendle 的叶。其卷而未放的幼叶，称竹叶卷心。主产于长江流域各省。全年可采，鲜用或晒干。生用。

【性味归经】 甘、辛、淡，寒。归心、胃、小肠经。

【功效】 清热除烦，生津，利尿。

【临床应用】

1. 热病烦渴 本品甘寒质轻入心经，长于清心泻火除烦，又能清胃生津，可用于热病津伤烦渴，常与石膏、玄参等相伍，如清瘟败毒饮；配人参、石膏、麦冬等，治热病后期，余热未清之气津两伤证，如竹叶石膏汤。本品轻清，兼能凉散上焦风热，配金银花、连翘、薄荷等，可用治外感风热，烦热口渴，如银翘散。

2. 口疮尿赤 本品上清心火，下利小便，引心热下行随小便而出。上治心火上炎之口舌生疮，下疗心火移于小肠之尿赤涩痛，常与木通、生地黄等同用，如导赤散。竹叶卷心清心泻火作用更强，多用于温病热陷心包，神昏谵语之症，常配玄参、莲子心、连翘心等用，如清宫汤。

【用法用量】 煎服，6～15g；鲜品15～30g。竹叶用于清热利尿；竹叶卷心用于清心除烦。

【使用注意】 阴虚火旺，骨蒸潮热者忌用。

淡竹叶 Danzhuye

《本草纲目》

【来源】 为禾本科植物淡竹叶 *Lophatherum gracile* Brongn. 的干燥茎叶。主产于长江流域至华南（部）各省，以浙江产量大、质量优。夏季未抽花穗前采割，晒干。切段，生用。

【性味归经】 甘、淡，寒。归心、胃、小肠经。

【功效】 清热泻火，除烦止渴，利尿通淋。

【临床应用】

1. 热病烦渴 本品甘寒，主归心经能清心火以除烦，入胃经而泄胃火以止渴。常配石膏、芦根等药，用于治疗热病伤津，心烦口渴；或配黄芩、知母、麦门冬等药用，如淡竹叶汤。

2. 口疮尿赤、热淋涩痛 本品性寒能清泻心胃实火，甘淡能渗湿利尿。用治心、胃火盛，口舌生疮及移热小肠热淋涩痛，可配滑石、白茅根、灯心草等药用。

【用法用量】 煎服，6～10g。

密蒙花 Mimenghua

《开宝本草》

【来源】 为马钱科植物密蒙花 *Buddleja officinalis* Maxim. 的干燥花蕾。主产于湖北、四川、陕西、河南等地。春季花未开时采收，除去杂质，晒干。生用。

【性味归经】甘，微寒。归肝经。

【功效】清热泻火，养肝明目，退翳。

【临床应用】

1. 目赤翳障 本品甘而微寒，既入肝经而清泻肝火，又养肝润燥，明目退翳。虚实目疾皆宜。治肝火上炎的目赤肿痛，常配菊花、甘草用，如密蒙花散；若治风火上攻，羞明多泪，多配木贼、石决明、羌活用，如密蒙花散；治肝火郁滞，目生翳障，常配蒺藜、蝉蜕等；若肝肾虚亏，目暗干涩、目生翳膜，常与枸杞子、菟丝子等同用。

2. 肝虚目暗、视物昏花 本品既能清肝，又能养肝，故可用治肝虚有热所致目暗干涩、视物昏花者，多配菟丝子、山药等药，如绿风还睛丸。

【用法用量】煎服，3~9g。

青葙子 Qingxiangzi
《神农本草经》

【来源】为苋科植物青葙 Celosia argentea L. 的干燥成熟种子。产于我国中部及南部地区。秋季果实成熟时采割植株或摘取果穗。晒干，收集种子，除去杂质。生用。

【性味归经】苦，微寒。归肝经。

【功效】清热泻火，明目退翳。

【临床应用】

1. 目赤翳障 本品苦寒清降，专于清肝泻火，明目退翳。治肝火上炎的目赤肿痛、目生翳膜，常与决明子、茺蔚子等同用，如青葙丸；治肝虚血热之视物昏花，可配生地黄、玄参、车前子，如青葙丸；治肝肾亏损，目昏干涩，可配菟丝子、肉苁蓉、山药等药，如绿风还睛丸。

2. 肝火眩晕 本品能清泻肝火以平抑肝阳，可用治肝阳化火所致头痛、眩晕、烦躁不寐，常配石决明、夏枯草等药。

【用法用量】煎服，9~15g。

【使用注意】有扩散瞳孔作用，青光眼患者禁用。

第二节　清热解毒药

本类药物大多苦寒，主入胃、肝、肺、心及大肠经。具有清热泻火解毒作用。清热药所治之毒，以热毒、疫毒、疮毒等为主。适用于各种火热毒邪所致病症，如痈肿疔毒、丹毒、痄腮、咽喉肿痛、热毒泻痢、虫蛇咬伤、水火烫伤、温热病及癌肿等。临床运用时，应根据病症的不同，结合具体药物的特点，有针对性地选择应用，并作适当配伍。其药性寒凉，易损伤脾胃阳气，中病即止。

金银花 Jinyinhua
《新修本草》

【来源】为忍冬科植物忍冬 Lonicera japon Thunb. 的干燥花蕾或带初开的花。我国南北各地均有分布。夏初花开放前采摘，阴干。生用或炒炭。别称：忍冬花、双花、二花、银花。

【性味归经】甘，寒。归肺、心、胃经。

【功效】清热解毒，疏散风热。

【临床应用】

1. 痈肿疔疮　本品善清热解毒、散痈消肿，为治一切痈肿疔疮阳证之要药。可单用本品煎服，或药渣敷患处，或配天花粉、白芷等药。治痈疮初起，红肿热痛，如仙方活命饮；治疗疮疮形如粟，坚硬根深，与紫花地丁、野菊花、蒲公英等配伍，如五味消毒饮；治肠痈腹痛，与当归、地榆、黄芩配伍，如清肠饮；治肺痈咳吐脓血者，常与鱼腥草、芦根、桃仁等同用，以清肺排脓。

2. 外感风热，温病发热　本品味寒质轻，芳香疏散。既疏散肺经风热，又清泄心胃之热而解毒。为治外感风热，温病邪在卫分、气分、营分之发热者要药。治温病邪在卫分，与连翘相须，如银翘散；治热在气分，与石膏、知母相配；治热入心营，配伍生地黄、水牛角等药，如清营汤；又可治疗暑温，发热烦渴，头痛无汗，与香薷、厚朴、连翘同用，如新加香薷饮。

3. 热毒血痢　本品清热解毒，凉血止痢，故常用治热毒痢疾，下利脓血。单用浓煎，口服即效，或配白头翁、黄连、秦皮等药，以增强止痢之效。

此外，制成金银花露，能清热解暑，用于暑热烦渴、咽喉肿痛，及小儿热疮、痱子等。

【用法用量】　煎服，6～15g。

【使用注意】　脾胃虚寒及阴性疮疡脓稀者忌用。

【附药】

忍冬藤　为忍冬的干燥茎枝，又名银花藤、金银藤。秋、冬二季采割，晒干。味甘，性寒，归肺、胃经。具清热解毒，疏风通络的功效。忍冬藤性味功效与金银花相似，其解毒作用不及金银花，疏散风热作用较弱。但能祛风湿、通经络，有通利经络止痛的作用，用于温病发热，热毒血痢，痈肿疮疡，风湿热痹，关节红肿热痛等病症。煎服，9～30g。

连翘 Lianqiao
《神农本草经》

【来源】　为木犀科植物连翘 Forsythia suspensa（Thunb.）Vahl 的干燥果实。主产于山西、河南、陕西、山东等地。晒干。生用。秋季果实初熟尚带绿色时采收，称为"青翘"；果实熟透时采收，称为"黄翘"或"老翘"。青翘蒸熟晒干筛取籽实作"连翘心"用。

【性味归经】　苦，微寒。归肺、心、小肠经。

【功效】　清热解毒，消肿散结，疏散风热。

【临床应用】

1. 痈肿疮毒，瘰疬痰核　本品苦寒，入心经，清心火解疮毒，消痈散结力强，为"疮家圣药"。常配金银花、蒲公英等药，治痈肿疮毒。若疮痈红肿未溃，常与皂角刺等药配伍，如加减消毒饮；若疮疡脓出、红肿溃烂，常与牡丹皮、天花粉同用，如连翘解毒汤。用治痰火郁结，瘰疬痰核，常与夏枯草、浙贝母、玄参、牡蛎等同用，以清肝散结，化痰消肿。

2. 风热外感，温病发热　本品入心、肺经，功似金银花，既清热解毒，又宣散透热，长于清心火，散上焦风热，常与金银花、薄荷、牛蒡子等同用，可治风热外感及温病各阶段之发热。治热在卫分，常与金银花相须，以疏散风热，如银翘散；本品又可透热转气，治热入营血，配水牛角、生地黄等药，如清营汤；其连翘心擅长清心火，治热陷心包，高热神昏，与麦冬、莲子心等配伍，如清宫汤。

此外，本品苦寒通降，能清心兼以利尿，与车前子、木通、白茅根等同用，治湿热壅滞所致小便不利或淋沥涩痛，如如圣散。

【用法用量】　煎服，6～15g。青翘清热解毒力较强；黄翘长于透热达表，疏散风热；连翘心长于清心热。

【使用注意】脾胃虚寒及气虚脓稀者不宜用。

知识链接

比较连翘与金银花的功用异同

共同点：二药均能清热解毒，凉散风热。既可透热达表，又可清里热而解毒。治外感风热，温病卫、气、营各阶段发热，热毒疮痈等证常相须为用。

不同点：金银花清透解毒力强，炒炭能凉血止痢，治疗热毒血痢；制露可解暑，为小儿解暑良药。而连翘清心解毒力强，并善于消痈散结，为"疮家圣药"，亦治瘰疬、痰核；尚可利尿，治疗热淋尿少。

蒲公英 Pugongying
《新修本草》

【来源】为菊科植物蒲公英 *Taraxacum mongolicum* Hand. – Mazz.、碱地蒲公英 *Taraxacum borealisinense* Kitam. 或同属数种植物的干燥全草。全国各地均有分布。夏至秋季花初开时采收。鲜用或晒干生用。

【性味归经】苦、甘，寒。归肝、胃经。

【功效】清热解毒，消肿散结，利尿通淋。

【临床应用】

1. 疮痈疔毒，乳痈内痈 本品苦寒，既清火解毒邪，又降泄散滞气，故为清热解毒、消痈散结之佳品，功似紫花地丁而力次之，常与之相须。主治内外热毒疮痈诸证，兼能疏郁通乳，为治疗乳痈之要药。治乳痈肿痛，可单用浓煎内服，或以鲜品捣汁内服，渣敷患处，或与连翘、瓜蒌等同用；治肠痈腹痛，常配大黄、牡丹皮等药；治肺痈吐脓，与鱼腥草、芦根等药同用；可治咽喉肿痛，与板蓝根、玄参等配伍；可治毒蛇咬伤，鲜品外敷。

2. 热淋，黄疸 本品苦泄清利，能清利湿热，利尿通淋，对湿热引起的淋证、黄疸等有较好的疗效。治热淋涩痛，配伍白茅根、金钱草、车前子等药；治湿热黄疸，常与茵陈、栀子等同用。

此外，本品归肝、胃经，尚能清肝明目。治肝火上炎引起的目赤肿痛，可单用取汁点眼，或浓煎内服；亦可与菊花、夏枯草、黄芩等配伍使用。

【用法用量】煎服，10～15g。外用鲜品适量，捣敷或煎汤熏洗患处。

【使用注意】用量过大可致缓泻。

紫花地丁 Zihuadiding
《本草纲目》

【来源】为堇菜科植物地丁 *Viola yedoensis* Makino 的干燥全草。主产于我国长江下游至南部各省。夏、秋季采收。鲜用或晒干生用。

【性味归经】苦、辛，寒。归心、肝经。

【功效】清热解毒，凉血消肿。

【临床应用】

1. 疮痈疔肿，乳痈肠痈 本品苦泄辛散，寒能清热，入血分，故能清热解毒，凉血消肿，消痈散结。为治血热壅滞，痈肿疮毒，红肿热痛的常用药物，尤善治疗毒。治痈肿、疔疮等症，可鲜品捣汁内服，以渣外敷，或与金银花、蒲公英等清热解毒药同用，如五味消毒饮；治乳痈，配伍蒲公英等药，内服或外敷；治肠痈，多与大黄、红藤等同用。

2. 毒蛇咬伤 本品可解蛇毒。毒蛇咬伤可用鲜品捣汁内服，或配雄黄少许，捣烂外敷。

此外，还用于肝热目赤肿痛以及外感热病。

【用法用量】 煎服，15～30g。外用鲜品适量，捣烂敷患处。

【使用注意】 体质虚寒者忌服。

知识链接

比较蒲公英与紫花地丁的功用异同

共同点：蒲公英与紫花地丁，均为苦、甘，寒之性，归肝经，具有清热解毒、消痈散结功效，用于外痈、内痈及虫蛇咬伤。

不同点：蒲公英疏郁通乳，为治乳痈要药，兼能利湿通淋，用于热淋涩痛，湿热黄疸。紫花地丁功专解毒，凉血解毒消肿力强，为治疗毒要药。

野菊花 Yejuhua
《本草正》

【来源】 为菊科植物野菊 *Chrysanthemum indicum* L. 的干燥头状花序。全国各地均有分布，主产于江苏、四川、安徽、广东、山东等地。秋、冬二季花初开时采摘，晒干。生用。

【性味归经】 苦、辛，微寒。归肝、心经。

【功效】 清热解毒，泻火平肝。

【临床应用】

1. 痈疽疔疖，咽喉肿痛 本品辛散苦降，清热泻火，解毒利咽，消肿止痛力胜，为治疗痈之良药。治热毒蕴结，疔疖丹毒，痈疽疮疡，咽喉肿痛，多与蒲公英、紫花地丁、金银花等同用，如五味消毒饮。

2. 目赤肿痛，头痛眩晕 本品苦寒入肝，既能泻火清肝；味辛性寒，又能散风热。常与金银花、密蒙花、夏枯草等同用，治疗风火上攻之目赤肿痛；若与夏枯草、决明子同用，可治肝火上炎所致头痛眩晕等。

此外，本品内服并煎汤外洗用治湿疹湿疮、风疹瘙痛等。

【用法用量】 煎服，9～15g。外用适量，煎汤外洗或制膏外涂。

大青叶 Daqingye
《名医别录》

【来源】 为十字花科植物菘蓝 *Isatis indigodica* Fort. 的干燥叶。主产于江苏、安徽、河北、浙江等地。夏、秋二季采收。切碎，鲜用或晒干生用。

【性味归经】 苦，寒。归心、胃经。

【功效】 清热解毒，凉血消斑。

【临床应用】

1. 热入营血，温毒发斑 本品苦寒，善解心、胃二经实火热毒，又入血分而能凉血消斑，气血两清，故可用治温热病心胃毒盛，热入营血，气血两燔，高热神昏，发斑发疹，常与水牛角、玄参、栀子等同用，如犀角大青汤；本品功善清热解毒，若与葛根、连翘等药同用，便能表里同治，故可用于风热表证或温病初起，发热头痛，口渴咽痛等，如清温解毒丸。

2. 痄腮丹毒，喉痹口疮 本品苦寒清热解毒力强，既能清心胃实火，又善解瘟疫时毒，有解毒利咽，凉血消肿之效。治瘟毒上攻，发热头痛，痄腮喉痹者，常配金银花、大黄、拳参等药；治疮痈丹毒，可以鲜品捣烂外敷，或配蒲公英、紫花地丁、蚤休等煎汤内服；治口舌生疮，咽喉肿痛，用鲜品捣汁服，或配玄参、牛蒡子等煎服。

【用法用量】　煎服，干品 9～15g，鲜品 30～60g。外用适量。

【使用注意】　脾胃虚寒者忌用。

板蓝根 Banlangen
《新修本草》

【来源】　为十字花科植物菘蓝 *Isatis indigotica* Fort. 的干燥根。主产于河北、江苏、浙江、安徽等地。秋季采挖。晒干。切厚片，生用。

【性味归经】　苦，寒。归心、胃经。

【功效】　清热解毒，凉血利咽。

【临床应用】

1. 外感发热，温病初起，咽喉肿痛　本品苦寒，入心、胃经，善于清解实热火毒，有类似于大青叶的清热解毒之功，而更以解毒利咽散结见长。治外感风热或温病初起，发热头痛咽痛，可单味使用，如板蓝根冲剂，或配伍金银花、连翘、牛蒡子等清热利咽药。

2. 温毒发斑，大头瘟疫，丹毒痄腮　本品苦寒，长于清热解毒，凉血利咽。主治多种瘟疫热毒之证，尤善治咽喉肿痛。治时行温病，发斑发疹，与生地黄、紫草等同用，如神犀丹；治丹毒痄腮、大头瘟疫，头面红肿，咽喉不利，配伍连翘、牛蒡子等药，如普济消毒饮。

【用法用量】　煎服，9～15g。

【使用注意】　体虚而无实火热毒者忌服，脾胃虚寒者忌用。

青黛 Qingdai
《药性论》

【来源】　为十字花科植物菘蓝 *Isatis indigotica* Fort.、爵床科植物马蓝 *Baphicacanthus cusia*（Nees）Bremek、蓼科植物蓼蓝 *Polygonum tinctorium* Ait. 的叶或茎叶经加工制得的干燥粉末、颗粒或团块。主产于浙江、江苏、安徽、河北等地。福建所产品质最优，称"建青黛"。夏、秋季采收茎叶。加水浸泡，至叶腐烂，叶落脱皮时，捞去茎叶，加适量石灰乳充分搅拌，至浸液色转为深红色时，捞取液面泡沫状物，晒干。研细用。

【性味归经】　咸，寒。归肝经。

【功效】　清热解毒，凉血消斑，泻火定惊。

【临床应用】

1. 痄腮喉痹，疮痈丹毒　本品能清热解毒散肿。若治口舌生疮，多与冰片同用，撒敷患处；治痄腮喉痹，可配黄芩、金银花等煎服，或配少许冰片水调外敷；治热毒疮痈丹毒，与蒲公英、板蓝根、紫花地丁等同用。

2. 温毒发斑，血热吐衄　本品咸寒，能清热解毒，凉血、止血、消斑。善治温毒发斑，常与生地、生石膏、栀子等药同用，如青黛石膏汤；若治血热妄行的吐血、衄血，常与生地黄、白茅根等配伍。

3. 痰热咳血　本品咸寒，入肝、肺经，既清肝火，又泻肺热，且能凉血止血。治肝火犯肺，咳嗽胸痛，痰中带血，轻者与海蛤粉同用，如黛蛤散；重者与栀子、瓜蒌、牡丹皮等相伍；若肺热咳嗽，痰黄而稠者，可与海浮石、瓜蒌仁、川贝母等同用，如青黛海石丸。

4. 高热惊风　本品咸寒，善清肝火，祛暑热，有息风止痉之功。用治暑热惊痫，常与甘草、滑石同用，如碧玉散；用治小儿惊风抽搐，多与钩藤、牛黄等同用，如凉惊丸。

【用法用量】1~3g，本品难溶于水，一般作散剂冲服，或入丸剂服用。外用适量。

【使用注意】胃寒者慎用。

知识链接

比较大青叶、板蓝根、青黛的功用异同

共同点：大青叶为菘蓝叶；板蓝根为菘蓝根；青黛为马蓝、蓼蓝或菘蓝的茎叶经加工制得的粉末。三者大致同出一源，功效亦相近，均能清热解毒、凉血消斑，同用治温毒发斑、咽喉肿痛、疮痈肿毒、痄腮等。

不同点：大青叶凉血消斑力强，多治斑疹吐衄；板蓝根解毒利咽效佳，善治大头瘟、头面红肿、咽喉肿痛；青黛长于清泻肝火，清肝定惊功效显著，常用于治疗肝火犯肺之咳嗽胸痛、痰中带血，以及肝热惊痫，惊风抽搐等。

贯众 Guanzhong
《神农本草经》

【来源】为鳞毛蕨科植物粗茎鳞毛蕨 *Dryopteris crassirhizoma* Nakai 或紫萁科植物紫萁 *Osmunda japonica* Thunb. 的干燥根茎和叶柄残基。前者称"绵马贯众"，主产于东北；后者称"紫萁贯众"，主产于江苏、浙江、四川等地。秋季采挖，洗净，除去叶柄及须根，晒干。生用或炒炭用。

【性味归经】苦，微寒；有小毒。归脾、胃、肝经。

【功效】清热解毒，凉血止血，杀虫。

【临床应用】

1. 外感风热、温病发斑、痄腮 本品苦寒，善走表入里，能清气分、血分之热毒。用于外感风热，单用或与桑叶同用；治温病发斑、痄腮，常与大青叶、板蓝根、紫草等同用。

2. 血热出血 本品炒炭有凉血止血之功，可用于各种血热出血证，尤善治崩漏下血，常与五灵脂同用；治吐衄便血，可与侧柏叶、白茅根等同用。

3. 肠道寄生虫病 本品生用有杀虫之功，用治绦虫病，常与槟榔、雷丸同用；治钩虫病，可与槟榔、榧子同用；治蛔虫腹痛，可配使君子、苦楝皮；用治蛲虫，可单用水煎，睡前熏洗肛门。

此外，本品抗病毒作用显著，现代多用于防治麻疹及流行性感冒、流行性腮腺炎、流行性乙型脑炎等。

【用量用法】煎服，4.5~9g。清热解毒、杀虫宜生用，止血宜炒炭用。

【使用注意】不宜过量使用。脾胃虚寒者慎用。

鱼腥草 Yuxingcao
《名医别录》

【来源】为三白草科植物蕺菜 *Houttuynia cordata* Thunb. 的全草或干燥地上部分。主产于长江流域以南各省。鲜品全年均可采割；干品夏季茎叶茂盛花穗多时采收。鲜用或晒干生用。

【性味归经】辛，微寒。归肺经。

【功效】清热解毒，消痈排脓，利尿通淋。

【临床应用】

1. 肺痈吐脓，肺热咳嗽 本品寒能清热泄降，辛以芳香散结，主入肺经，既善清肺透热，又具消痈排脓之功，故为治肺痈之要药。治肺痈咳吐脓血，常配伍桔梗、芦根、瓜蒌等药；治肺热咳嗽痰

黄稠，与黄芩、贝母、知母等药同用。

2. 热毒疮疡 本品辛寒，既清热解毒，又消痈排脓，为治外痈疮毒常用之品。常配伍野菊花、连翘等；亦可用鲜品捣烂外敷。

3. 湿热淋证 本品能清热除湿、利水通淋，善清膀胱湿热。常配车前子、白茅根、海金沙等利湿通淋。

此外本品又能清热止痢，还可用治湿热泻痢。

【用法用量】 煎服，15～25g，不宜久煎；鲜品用量加倍，水煎或捣汁服。外用适量，捣敷或煎汤熏洗患处。

【使用注意】 虚寒证及阴证疮疡忌服。

重楼 Chonglou
《神农本草经》

【来源】 为百合科植物云南重楼 *Paris polyphylla* Smith var. *Yunnanensis*（Franch.）Hand. – Mazz. 或七叶一枝花 *Paris polyphylla* Smith var. *chinensis*（Franch.）Hara 的干燥根茎。又名蚤休、七叶一枝花、草河车。产于长江流域及南方各省。秋季采挖。晒干。切片生用。

【性味归经】 苦，微寒；有小毒。归肝经。

【功效】 清热解毒，消肿止痛，凉肝定惊。

【临床应用】

1. 痈肿疔疮，咽喉肿痛，毒蛇咬伤 本品味苦降泄，性寒清热。善清热解毒，消肿止痛，为治痈肿疔毒，毒蛇咬伤之要药。治痈肿疔毒，可单味研末，醋调外敷，或配黄连、金银花等药，如夺命丹；治疗咽喉肿痛，痄腮，喉痹，常与牛蒡子、板蓝根等同用；治瘰疬痰核，可配夏枯草，贝母等药；治毒蛇咬伤，单用本品研末冲服，另用鲜品捣烂外敷，或配伍半边莲等药。

2. 惊风抽搐 本品苦降寒清，能凉肝息风定惊。治惊风抽搐，常与钩藤、天麻等相伍；如用治小儿热极生风，手足抽搐等症，可配伍钩藤、菊花、蝉蜕等药。

3. 跌打损伤，瘀血肿痛 本品入肝经血分，能消肿止痛，化瘀止血，可单用研末冲服；或配三七、血竭等药，治跌打损伤、外伤出血。

【用法用量】 煎服，3～9g。外用适量，捣敷或研末调涂患处。

【使用注意】 有小毒，用量不宜过大。体虚、无实热火毒者、孕妇及阴证疮疡忌用。

拳参 Quanshen
《本草图经》

【来源】 为蓼科植物拳参 *Polygonum bistorta* L. 的干燥根茎，又名紫参。主产于东北、华北、山东、江苏及湖北等地。春季发芽时或秋季茎叶将枯萎时采挖，除去泥沙，晒干，除去须根。切片生用。

【性味归经】 苦、涩，微寒。归肺、肝、大肠经。

【功效】 清热解毒，消肿，止血。

【临床应用】

1. 赤痢热泻 本品既能清热解毒、又能凉血止痢，且兼涩肠止泻之功，可单独制成片剂使用，治疗赤痢脓血；湿热泄泻可与银花炭、白头翁、秦皮及黄连等同用。

2. 热病神昏，惊痫抽搐 本品苦寒入肝，镇惊息风，多与钩藤、全蝎、僵蚕、牛黄等配伍，用治热病高热神昏，惊痫抽搐以及破伤风等。

3. 痈肿瘰疬，毒蛇咬伤 本品苦泄寒凉，能清热解毒、凉血消痈、消肿散结，故常用本品捣烂敷于患处或煎汤外洗，治疗疮痈肿痛、瘰疬、痔疮、水火烫伤、毒蛇咬伤等，亦可配其他清热解毒药用。治咽喉肿痛、口舌生疮，本品可单味煎汤漱口或含咽，或与板蓝根、黄连、栀子等药同用；治肺热咳嗽，可配伍陈皮、黄芩、桑白皮、马兜铃等药。

4. 血热出血 本品苦而微寒，入肝经血分而能凉血止血，常与贯众、白茅根、大蓟、生地等同用，治疗血热妄行所致的吐血、衄血、崩漏等出血证。

此外，本品还能利湿，也可用于水肿，小便不利等症。

【用法用量】煎服，5～10g。外用适量。

【使用注意】无实火热毒者不宜使用。阴证疮疡患者忌服。

大血藤 Daxueteng

《本草图经》

【来源】为木通科植物大血藤 Sargentodoxa cuneata（Oliv.）Rehd. et Wils. 的干燥藤茎。又名红藤。主产于江西、河南、浙江、安徽、湖北等地。秋、冬二季采收，除去侧枝，截段，干燥。切厚片，生用。

【性味归经】苦，平。归大肠、肝经。

【功效】清热解毒，活血，祛风止痛。

【临床应用】

1. 肠痈腹痛，热毒疮疡 本品苦降开泄，长于清热解毒，消痈止痛。入大肠经，善散肠中瘀滞，为治肠痈要药。治肠痈腹痛，常与败酱草相须为用，或配伍金银花、连翘等，如红藤煎；治热毒疮疡，常与金银花、蒲公英等同用。

2. 跌打损伤，痛经 本品能活血散瘀，消肿，止痛。治跌打损伤，瘀血肿痛，常配伍骨碎补、牛膝等药；若治瘀滞痛经，多与益母草、香附等同用。

3. 风湿痹痛 本品能活血祛风，通络止痛，常与独活、威灵仙、牛膝等药同用，用于风湿痹痛，腰腿疼痛，关节不利等症。

【用法用量】煎服，9～15g。外用适量。

【使用注意】孕妇慎用。

败酱草 Baijiangcao

《神农本草经》

【来源】为败酱科植物黄花败酱 Patrinia scabiosaefolia Fisch.、白花败酱 Patrinia villosa Juss. 的干燥全草。主产于四川、江西、福建等地。夏季花开前采收。切段，鲜用或阴干生用。

【性味归经】辛、苦，微寒。归胃、大肠、肝经。

【功效】清热解毒，消痈排脓，祛瘀止痛。

【临床应用】

1. 内外诸痈 本品辛散苦泄寒清，既能清热解毒，又能消痈排脓，且能活血止痛。善治内痈，尤为疗肠痈之要药，治肠痈初起，与大黄、牡丹皮等同用；治肠痈脓已成，配伍薏苡仁、附子等药，如薏苡附子败酱散；治肺痈咳吐脓血，常与鱼腥草、桔梗等同用。治疮痈肿痛，无论已溃未溃皆可用之，单煎服，或与金银花、连翘等药配伍；或鲜品捣敷。

2. 产后瘀阻腹痛 本品辛散行滞，有破血行瘀，通经止痛之功。可单本品煎服，或与五灵脂、香附等同用，用于治疗产后瘀阻，腹中刺痛。

【用法用量】煎服，6～15g。外用适量。

【使用注意】脾胃虚弱，食少泄泻者慎用。

白头翁 Baitouweng
《神农本草经》

【来源】为毛茛科植物白头翁 *Pulsatilla chinensis*（Bge.）Regel 的干燥根。主产于东北、华北、华东等地。春、秋季采挖。除去叶及残留的花茎和须根，保留根头白绒毛，晒干。切薄片，生用。

【性味归经】苦，寒。归胃、大肠经。

【功效】清热解毒，凉血止痢。

【临床应用】

1. 热毒血痢 本品苦寒降泄，清热解毒，凉血止痢。尤善于清胃肠湿热及血分热毒，故为治热毒血痢之良药。用治热痢腹痛，里急后重，下痢脓血，可单用，或配伍黄连、黄柏、秦皮用，如白头翁汤；若为赤痢下血，日久不愈，腹内冷痛，则以本品与阿胶、干姜、赤石脂等药同用；若产后下痢，可配伍阿胶、黄柏等药，如白头翁加甘草阿胶汤。

2. 疮痈肿毒 本品苦寒，主入阳明经，有解毒凉血消肿之功。与蒲公英、连翘等同用，治疮痈肿毒、痄腮、瘰疬等。

此外，本品与秦皮配伍煎汤外洗，可治带下阴痒等。

【用法用量】煎服，9～15g，鲜品 15～30g。外用适量。

【使用注意】虚寒泻痢者忌用。

马齿苋 Machixian
《本草经集注》

【来源】为马齿苋科植物马齿苋 *Portulaca oleracea* L. 的干燥地上部分。我国南北各地均产。夏、秋季采收。除去残根和杂质，洗净。鲜用，或略蒸或烫后晒干用。

【性味归经】酸，寒。归肝、大肠经。

【功效】清热解毒，凉血止血，止痢。

【临床应用】

1. 热毒血痢 本品性寒质滑，酸能收敛，入大肠经，具有清热解毒，凉血止痢之功，为治痢疾的常用药物。可单味煎服，亦常与粳米煮粥，空腹服食，或与黄连、白头翁等同用。治疗产后血痢，单用鲜品捣汁入蜜调服。

2. 热毒疮疡 本品具有清热解毒，凉血消肿之功。治血热毒盛，痈肿疮疡，丹毒肿痛，可单用本品煎汤内服并外洗，再以鲜品捣烂外敷，如马齿苋膏，也可与其他清热解毒药配伍使用。

3. 崩漏便血 本品味酸而寒，入肝经血分，有清热凉血，收敛止血之效。故用治血热妄行之崩漏下血，可单用捣汁服，或与贯众、黄芩等同用；治大肠湿热便血痔血，可与地榆、槐花等同用。

此外，本品还可用于湿热淋证、带下等。

【用法用量】煎服，9～15g。鲜品用量加倍，30～60g。外用适量捣敷患处。

【使用注意】脾胃虚寒，肠滑作泄者忌服。

鸦胆子 Yadanzi
《本草纲目拾遗》

【来源】为苦木科植物鸦胆子 *Brucea javanica*（L.）Merr. 的干燥成熟果实。主产于广西、广东、云南、福建等地。秋季采收。去壳取仁，晒干。生用，亦可压去油制成丸剂、片剂服用。

【性味归经】苦，寒；有小毒。归大肠、肝经。

【功效】清热解毒，止痢，截疟；外用：腐蚀赘疣。

【临床应用】

1. 热毒血痢，冷积久痢 本品苦寒，既能清热解毒，尤善清大肠蕴热，凉血止痢。治热毒血痢，便下脓血，里急后重等症，可单用本品，去皮 25～50 粒，白糖水送服。本品又有燥湿杀虫止痢之功，可用治冷积久痢，为治休息痢的要药。治冷积久痢，采取口服与灌肠并用的方法；若治久痢久泻，迁延不愈者，与诃子肉、乌梅肉、木香等同用。

2. 各型疟疾 本品苦寒，入肝经，能清肝胆湿热，杀虫截疟。各种类型的疟疾均可应用，尤宜于间日疟及三日疟，对恶性疟疾也有效。单用本品以龙眼肉包裹吞服。

3. 鸡眼赘疣 本品外用腐蚀赘疣。用鸦胆子捣烂涂敷患处，或用鸦胆子油局部外敷，可治鸡眼、赘疣。如至圣丹，即以鸦胆子仁 20 个，同烧酒捣烂敷患处，外以胶布固定。

【用法用量】内服，0.5～2g，以干龙眼肉或胶囊包裹吞服。不宜入煎剂。外用适量。

【使用注意】有毒，对胃肠道及肝肾均有损害，内服需严格控制剂量，不宜多用久服；胃肠出血及患肝肾病者忌用或慎用；孕妇及小儿慎用。外用时注意用胶布保护好周围正常皮肤，以防止对正常皮肤的刺激。

射干 Shegan
《神农本草经》

【来源】为鸢尾科植物射干 *Belamcanda chinensis*（L.）DC. 的干燥根茎。主产于湖北、河南、江苏、安徽等地。春初刚发芽或秋末茎叶枯萎时采挖，除去须根和泥沙，晒干。切片，生用。

【性味归经】苦，寒。归肺经。

【功效】清热解毒，消痰，利咽。

【临床应用】

1. 咽喉肿痛 本品苦寒降泄，清热解毒；主入肺经，能清肺降火以解毒，祛痰利咽而消肿。为治痰热壅盛、热结血瘀之咽喉肿痛要药。可单用，如射干汤；或与黄芩、桔梗等同用。若治外感风热，咽痛音哑，常与荆芥、连翘、牛蒡子等同用。

2. 痰热咳喘 本品善清肺火，降气消痰，而平喘止咳。治肺热喘咳，痰稠色黄，常配伍桑白皮、马兜铃、桔梗等药，如射干兜铃汤；治寒痰喘咳，须与细辛、麻黄、半夏等同用，如射干麻黄汤。

【用法用量】煎服，3～10g。

【使用注意】脾虚便溏者不宜用；孕妇慎用或忌用。

马勃 Mabo
《名医别录》

【来源】为灰包科真菌脱皮马勃 *Lasiosphaera fenzlii* Reich.、大马勃 *Calvatia gigantea*（Batsch ex Pers.）Lloyd 或紫色马勃 *Calvatia lilacina*（Mont. et Berk.）Lloyd 的干燥子实体。主产内蒙古、甘肃、吉林等省。夏、秋季采收。干燥。切成方块，或研成粉，生用。

【性味归经】辛，平。归肺经。

【功效】清热解毒，利咽，止血。

【临床应用】

1. 咽喉肿痛，咳嗽失音 本品味辛质轻，入肺经。既能宣散肺经风热，又能清泻肺经实火，长于解毒利咽，为治咽痛音哑之要药。本品又能止血敛疮，故对喉证有出血和溃烂者尤为适宜。治咽喉肿痛，可单用研末含咽，或配伍板蓝根、牛蒡子等药，如普济消毒饮；治肺热咳嗽、失音，常与桔梗、玄参、蝉蜕等同用。

2. 血热吐衄，外伤出血 本品能清热凉血，收敛止血。治火邪袭肺，血热妄行之吐血、衄血等症，单用或配凉血止血药用；治外伤出血，可用马勃粉撒敷伤口。

【用法用量】煎服，2~6g，布包煎；或入丸散。外用适量，研末撒，或调敷患处，或作吹药。

【使用注意】风寒伏肺咳嗽失音者禁服。

山豆根 Shandougen
《开宝本草》

【来源】为豆科植物越南槐 *Sophora tonkinensis* Gapnep. 的干燥根及根茎。又名广豆根。主产于广西、广东、贵州、云南等地。秋季采挖，晒干。切片，生用。

【性味归经】苦，寒；有毒。归肺、胃经。

【功效】清热解毒，消肿利咽。

【临床应用】

1. 咽喉肿痛 本品大苦大寒，功善清肺火、解热毒，利咽消肿，为治疗咽喉肿痛的要药，凡热毒蕴结之咽喉肿痛者均可用之。轻者，可单用煎服或含漱；重者，配伍桔梗、连翘、玄参等药，如清凉散。若治乳蛾喉痹，可配伍射干、天花粉、麦冬等药，如山豆根汤。

2. 牙龈肿痛 本品苦寒，善清胃火，消肿。治胃火上炎牙龈肿痛，单用煎汤漱口，或与石膏、黄连等同用。

此外，本品亦用于湿热黄疸，肺热咳嗽，痈肿疮毒等证。

【用法用量】煎服，3~6g。外用适量。

【使用注意】本品有毒，过量服用易引起呕吐、腹泻、胸闷等副作用，故用量不宜过大。脾胃虚寒者慎用。

【附药】

北豆根 为防己科多年生藤本植物蝙蝠葛 *Menispermum dauricum* DC. 的干燥根茎。春、秋二季采挖，切片生用。本品苦，寒；有小毒。归肺、胃、大肠经。功效清热解毒，祛风止痛。用于咽喉肿痛，热毒泻痢，风湿痹痛。近年发现还有镇咳、祛痰及抗肿瘤等作用。煎服，3~9g。脾胃虚寒者不宜使用。

金果榄 Jinguolan
《本草纲目拾遗》

【来源】为防己科植物青牛胆 *Tinospora sagittata*（Oliv.）Gagnep. 或金果榄 *Tinospora capillipes* Gagnep. 的干燥块根。主产于广西、湖南、贵州、广东、湖北、四川等地。秋、冬二季采挖，除去须根，洗净，晒干。

【性味归经】苦，寒。归肺、大肠经。

【功效】清热解毒，利咽，止痛。

【临床应用】

1. 咽喉肿痛 本品苦寒，具有清热解毒、利咽消肿之功效。肺胃蕴热，咽喉肿痛，单用本品煎服，或与冰片共研粉吹喉，也可与栀子、青果、甘草等同用。

2. 痈肿疔毒 本品苦寒，能清热解毒，消肿止痛。热毒蕴结，疔毒疮痈，红肿疼痛者，可用本品与鲜苍耳草捣汁服用，或用醋磨后外敷患处。

此外，本品尚有清热止痛作用，还可用于胃脘热痛及泻痢腹痛。

【用法用量】3~9g。外用适量，研末吹喉或醋磨涂敷患处。

【使用注意】脾胃虚弱者慎用。

土茯苓 Tufuling
《本草纲目》

【来源】为百合科植物光叶菝葜 *Smilax glabra* Roxb. 的干燥根茎。长江流域以南各省均有分布。夏、秋季采挖，晒干。切薄片，生用。

【性味归经】甘、淡，平。归肝、胃经。

【功效】解毒除湿，通利关节。

【临床应用】

1. 梅毒，肢体拘挛 本品甘淡，解毒利湿，通利关节，兼解汞毒。尤适治梅毒或因梅毒服汞剂中毒而致肢体拘挛者，为治梅毒要药。梅毒初起，单味大剂量煎服；若因服汞剂中毒而致肢体拘挛者，可配薏苡仁、木瓜等药，如搜风解毒汤。

2. 淋浊带下，湿疹瘙痒 本品甘淡渗利，能除湿热，解蕴毒。故用治湿热引起的热淋、带下、湿疹湿疮等证。治热淋，配伍木通、车前子等药；治湿热带下，多配黄柏、苦参等清热燥湿；若湿疹瘙痒，常与白鲜皮、蛇床子等同用。

3. 痈肿疮毒 本品除湿解毒，兼消肿散结。单用研为细末，好醋调敷，治疗痈疮红肿溃烂；将其切片或为末，煎服或入粥内食之，治疗瘰疬溃烂；亦常配伍苍术、黄柏、苦参等。

【用法用量】煎服，15~60g。外用适量。

【使用注意】肝肾阴虚者慎服。服药时忌茶。

白蔹 Bailian
《神农本草经》

【来源】为葡萄科植物白蔹 *Ampelopsis japonica*（Thunb.）Makino 的干燥块根。产于华东、华北及中南等地。春、秋季采挖。切成纵瓣或斜片，晒干。切厚片，生用。

【性味归经】苦，微寒。归心、胃经。

【功效】清热解毒，消痈散结；外用：敛疮生肌。

【临床应用】

1. 疮痈肿痛或久溃不敛 本品苦寒清泄，既清热消痈散结，又排脓敛疮。内服、外用皆可。治热毒壅聚，痈疮初起，红肿硬痛者，可单用为末水调涂敷患处，或配金银花、蒲公英等煎服；若疮痈脓成不溃者，亦可与苦参、天南星、皂角等制作膏药外贴，可促使其溃破排脓；若疮疡溃后不敛，常配白及、络石藤等共研细末，干撒疮口，如白蔹散。若用治痰火郁结，痰核瘰疬，常与玄参、赤芍、大黄等研末醋调，外敷患处；或与黄连、胡粉研末，油脂调敷患处。

2. 水火烫伤，手足皲裂 本品苦寒，既能清解火热毒邪，又可敛疮生肌止痛。治水火烫伤，可单用研末外敷，或配地榆等份研末，醋调外敷；治手足皲裂，可与白及、大黄、冰片等配伍研末外敷。

【用法用量】煎服，5~10g。外用适量，煎汤外洗或研末敷于患处。

【使用注意】反乌头，不宜与川乌、制川乌、草乌、制草乌、附子同用。脾胃虚寒者不宜服。

漏芦 Loulu
《神农本草经》

【来源】　为菊科植物祁州漏芦 *Rhaponticum uniflorum*（L.）DC. 的干燥根。我国北方各省多有分布，主产于东北、华北、西北。春、秋季采挖，晒干。切厚片，生用。

【性味归经】　苦，寒。归胃经。

【功效】　清热解毒，消痈，下乳，舒筋通脉。

【临床应用】

1. 乳痈肿痛，瘰疬疮毒　本品苦寒清泄，功善清热解毒，消痈散结，又能通经下乳，为治乳痈之良药。治乳痈肿痛，多与瓜蒌、蒲公英等同用，如漏芦散；若治热毒壅聚，痈肿疮毒，常与连翘、大黄等相伍；治痰火郁结，瘰疬欲破者，配伍海藻、玄参、连翘等。

2. 乳房胀痛，乳汁不下　本品味苦降泄，有良好的通经下乳之功，是治产后乳络塞滞，乳汁不通的常用药。用于乳络塞滞，乳汁不下，欲作乳痈者，常与穿山甲、王不留行等药同用；若治气血亏虚，乳少清稀者，多与黄芪、鹿角胶等药同用。

3. 湿痹拘挛　本品性善通利，有舒筋通脉活络之功。治湿痹，筋脉拘挛，骨节疼痛，常与地龙等药配伍。

【用法用量】　煎服，5~9g。外用，研末调敷或煎水洗。

【使用注意】　气虚、疮面平塌及孕妇慎用或忌用。

穿心莲 Chuanxinlian
《岭南采药录》

【来源】　为爵床科植物穿心莲 *Andrographis paniculata*（Burm. f.）Nees 的干燥地上部分。主产广东、广西、福建等地。秋初茎叶茂盛时采收，晒干。切段，生或鲜用。别称：一见喜、苦胆草、榄核莲。

【性味归经】　苦，寒。归心、肺、大肠、膀胱经。

【功效】　清热解毒，凉血消肿，燥湿。

【临床应用】

1. 外感风热，温病初起　本品苦寒清泄，善清热解毒，凡温热之邪所致之病症皆可应用。治外感风热或温病初起，发热头痛，可单用，如穿心莲片；或与金银花、连翘、牛蒡子等同用。

2. 肺热咳喘，肺痈吐脓，咽喉肿痛　本品苦寒入肺经，善清肺火，凉血消肿。配黄芩、桑白皮等药，治肺热咳嗽；配鱼腥草、桔梗等药，治肺痈咳吐脓血；配玄参、牛蒡子等药，治咽喉肿痛等。

3. 湿热泻痢，热淋，湿疹　本品苦寒，长于清热燥湿，有清热解毒，燥湿，止痢功效，故湿热诸证均可应用。主治胃肠湿热，腹痛泄泻，下痢脓血者，可单用，或与苦参、木香等同用；用治膀胱湿热，小便淋沥涩痛，多与车前子、白茅根、黄柏等药合用；治湿疹瘙痒，可以本品为末，甘油调涂患处；亦可用于湿热黄疸，湿热带下等证。

4. 痈肿疮毒，毒蛇咬伤　本品清热解毒，凉血消肿，能解除蛇毒。既治热毒疮痈，常配金银花、野菊花等药；又疗毒蛇咬伤，用鲜品捣敷，或与白花蛇舌草、重楼等清热解毒药同用。

【用法用量】　煎服，6~9g。煎剂易致呕吐，故多作丸、散、片剂。

【使用注意】　味苦不宜多服、久服；脾胃虚寒者不宜用。

半边莲 Banbianlian
《本草纲目》

【来源】　为桔梗科植物半边莲 *Lobelia chinensis* Lour. 的干燥全草。主产于长江以南各省。夏季采收。鲜用或晒干生用。

【性味归经】甘、平。归心、小肠、肺经、

【功效】清热解毒，利尿消肿。

【临床应用】

1. 疮痈肿毒，毒蛇咬伤　本品有较好的清热解毒作用，为疗热毒疮痈肿毒诸证之常用药。内服外用均可，尤以鲜品捣敷疗效更佳。治疗疮肿毒、乳痈肿痛，单用鲜品捣烂外敷，或与金银花、野菊花等同用；若治毒蛇咬伤、蜂蝎蜇伤，多与白花蛇舌草、虎杖、重楼等同用。

2. 腹胀水肿，湿疮湿疹　本品既能清热解毒，兼能利水消肿、祛湿。治大腹水肿，单用，或与泽泻、金钱草、茯苓等同用。本品对皮肤湿疮湿疹及手足疥癣均有较好疗效，可单味，或与苦参、蛇床子等同用，局部湿敷或外搽患处。

【用法用量】煎服，9~15g。鲜品 30~60g。外用适量。

【使用注意】虚证水肿忌用。

白花蛇舌草 Baihuasheshecao
《广西中药志》

【来源】为茜草科植物白花蛇舌草 *Oldenlandia diffusa*（Willd.）Roxb. 的干燥全草。主产于长江以南各省。夏、秋季采收。除去杂质，洗净，鲜用或晒干。切段，生用。

【性味归经】微苦、甘、寒。归胃、大肠、小肠经。

【功效】清热解毒，利湿通淋。

【临床应用】

1. 痈肿疮毒，咽喉肿痛，毒蛇咬伤　本品苦寒，有较强的清热解毒作用，用治热毒所致诸证，内服外用均可。治疗痈肿疮毒，可单用鲜品捣烂外敷，也可与金银花、连翘、野菊花等药同用；用治肠痈腹痛，常与红藤、败酱草等药同用；若治咽喉肿痛，多与黄芩、玄参、板蓝根等药同用；若用治毒蛇咬伤，可单用鲜品捣烂绞汁内服或煎服，药渣外敷伤口，亦可与半边莲、败酱草等药配伍应用。近年利用本品清热解毒消肿的作用，常配伍半枝莲等药，广泛用于各种癌症的治疗。

2. 热淋涩痛　本品甘寒，有清热利湿通淋之效，治疗膀胱湿热，小便淋沥涩痛，可单用本品，或与白茅根、车前草、石韦等同用。

此外，本品既能清热又能利湿，尚可用于湿热黄疸。

【用法用量】煎服，15~30g。外用适量。

【使用注意】阴疽及脾胃虚寒者忌用。

熊胆 Xiongdan
《新修本草》

【来源】为脊椎动物熊科中的棕熊 *Ursus arctos* Linnaeus、黑熊 *Selenarctos thibetanus* Cuvier 的干燥胆汁。棕熊胆主产于东北、华北地区，陕西、云南、四川、新疆、甘肃等省亦有分布，产于云南者称"云胆"，品质最优；产于黑龙江、吉林者称"东胆"，产量最大。黑熊胆主产于东北及华北地区。夏、秋季猎取为宜，迅速取出胆囊。干燥，去净胆囊皮膜，研细用。现多以活熊人工导管引流熊胆汁干燥后入药，称为"熊胆粉"，用法相同。

【性味归经】苦，寒。归肝、胆、心经。

【功效】清热解毒，息风止痉，清肝明目。

【临床应用】

1. 热毒疮痈　本品苦寒，清热解毒之效颇佳，又能消散痈肿。故常用于热毒蕴结所致之疮疡痈疽、痔疮肿痛、咽喉肿痛等，可单用本品水调化后涂于患部；治热毒疮痈，可用本品加入冰片少许调涂于患处。

2. 惊痫抽搐　本品有清肝凉心，息风止痉之效。主治肝火炽盛之热极生风所致的高热惊风、癫痫、子痫，手足抽搐。治癫痫、小儿痰热惊痫，可用竹沥化服；治子痫，单用本品温开水化服。

3. 肝热目赤翳障　本品入肝经，能清肝明目退翳。用本品配冰片溶于凉开水，外用点眼，如熊胆丸。

此外，还可用于黄疸，小儿疳积，风虫牙痛等。

【用法用量】内服，0.25~0.5g，多入丸散。因有腥苦味，口服易引起呕吐，故宜用胶囊剂。外用适量，调涂患处。

【使用注意】脾胃虚寒者忌服，虚寒证当禁用。

【不良反应】熊胆毒副作用轻微。长期服用，可引起肝肾损害。其注射液有刺激性，眼结膜下注射可致疼痛，宜先麻醉后再注射。近有因服用熊胆丸致过敏反应者，出现皮疹、瘙痒等症状，应用抗过敏药物可缓解。

地锦草 Dijincao
《嘉祐本草》

【来源】为大戟科植物地锦 *Euphorbia humifusa* Willd. 或斑地锦 *Euphorbia maculata* L. 的干燥全草。全国各地均有分布，尤以长江流域及南方各省为多。夏、秋二季采收，除去杂质，晒干。

【性味归经】辛，平。归肝、大肠经。

【功效】清热解毒，凉血止血，利湿退黄。

【临床应用】

1. 热毒泻痢　本品有清热解毒止痢，凉血止血之功效，故常用于湿热、热毒所致的泻痢不止、血痢、便血。用治湿热泻痢，可以本品研末，米饮服之，或与黄连、葛根等药同用；用治血痢、便下脓血者，可与马齿苋、地榆、槐花等药配伍。

2. 血热出血证　本品既能凉血止血，又能活血散瘀，具有止血而不留瘀的特点，故用于多种内外出血证。如治妇女崩漏，可单用为末，姜、酒调服，或与蒲黄、茜草等同用，加强凉血止崩之效；若治外伤肿痛出血，可取鲜品捣烂，外敷患处。本品既能止血，又能利尿通淋，用于治疗尿血、血淋，常与白茅根、小蓟等药同用。

3. 湿热黄疸　本品能清热解毒，又能利湿退黄。可单用本品煎服，治疗湿热黄疸，小便不利，或与茵陈、栀子、黄柏等同用。

4. 热毒疮肿，毒蛇咬伤　本品既能清热解毒，又具凉血消肿之功，故可用于热毒所致之疮疡痈肿、毒蛇咬伤等证，常取鲜品捣烂外敷患处。

【用法用量】煎服，9~20g。外用适量。

第三节　清热凉血药

本类药多为甘寒、咸寒或苦寒之品，主入心、肝二经，入营血分，具有清解营分、血分热邪的功效。主要用于温热病热入营血证，热入营分，症见舌质红绛、身热夜甚、心烦不寐、斑疹隐隐、脉细数等；热入血分，症见舌质深绛、斑疹紫暗、各种出血、躁扰不宁甚或昏狂；热陷心包，症见神昏谵语、舌蹇肢厥等。亦可用于其他疾病的血热出血证，如肺痨咯血、血淋、崩漏或疮痈红肿等。

本类药物多清热而不伤阴，其中部分药兼有养阴增液的作用，用于血分实热，对于热入营血、伤阴耗液者最为适宜。临床应用要注意适当配伍，若气血两燔，可与清热泻火药同用。若血分火毒炽盛，可配伍清热解毒药。

生地黄 Shengdihuang
《神农本草经》

【来源】为玄参科植物地黄 *Rehmannia glutinosa* Libosch. 的新鲜或干燥块根。主产于河南、河北、东北等地。秋季采挖，除去芦头、须根及泥沙，鲜用；或将地黄缓缓烘焙至约八成干。前者习称"鲜地黄"，后者习称"生地黄"。鲜用，或干燥切片生用。

【性味归经】甘，寒。归心、肝、肾经。

【功效】清热凉血，养阴生津。

【临床应用】

1. 热入营血证 本品苦寒降泄，甘寒质润，为清热凉血，养阴生津之要药。治温病热入营血，壮热烦渴，神昏舌绛者，常配伍犀角（水牛角代）、玄参、连翘等药，如清营汤；治热病后期，余热未尽，低热不退以及慢性病的阴虚内热等证，多与青蒿、鳖甲、知母等同用，以增强滋阴清热之力，如青蒿鳖甲汤。

2. 血热出血证 本品苦寒入营血分，善清血分热邪以凉血止血，为清热、凉血、止血之要药。治血热吐衄、便血、崩漏，常与鲜荷叶、生艾叶、生侧柏叶等同用，如四生丸；治热毒斑疹紫黯，常与犀角（水牛角代）、赤芍、牡丹皮等同用，如犀角地黄汤。

3. 热病口渴，内热消渴，肠燥便秘 本品甘寒质润，善清热养阴，生津润燥。治热病伤津，烦渴多饮者，常配伍沙参、麦冬、玉竹等药养阴生津，如益胃汤；治内热消渴，多与葛根、天花粉等药同用，如玉泉散；若温病伤阴，肠燥便秘，常与玄参、麦冬等药同用，如增液汤。

【用法用量】煎服，10～15g。鲜品用量加倍，捣汁入药。

【使用注意】脾虚湿滞、腹满便溏者不宜用。

【附药】

鲜地黄 本品味甘、苦，性寒。归心、肝、肾经。具有清热生津，凉血，止血的功效。用于热病伤阴，舌绛烦渴，温毒发斑，吐血，衄血，咽喉肿痛等病症。煎服，12～30g。

▪ 知识链接

比较鲜地黄与生地黄的功用异同

共同点：鲜地黄与生地黄均味甘苦，性寒，皆能清热凉血，养阴生津。

不同点：生地黄甘重于苦，养阴及清虚热作用较好，宜用于热病后期阴液已伤及阴虚内热证；鲜地黄苦重于甘，其性大寒，清热凉血之力较大，宜用于温热病热入营血之证。

玄参 Xuanshen
《神农本草经》

【来源】为玄参科植物玄参 *Scrophularia ningpoensis* Hemsl. 的干燥根。主产于长江流域及陕西、福建等地。别名元参、黑参。冬季采挖。反复堆晒至内部色黑，晒干。切片生用。

【性味归经】甘、苦、咸，微寒。归肺、胃、肾经。

【功效】清热凉血，滋阴降火，解毒散结。

【临床应用】

1. 热入营血证 本品咸寒入血分，能清热凉血养阴，功似生地黄而力次之。治温病热入营血，身热夜甚、心烦口渴、神昏舌绛，常与生地黄、丹参等药同用，如清营汤；若热陷心包，神昏谵语，配麦冬、竹叶卷心、连翘心等药，如清宫汤；若气血两燔，身发斑疹，常与石膏、知母等同用，如化斑汤。

2. 目赤咽喉肿痛，瘰疬痰核，痈肿疮毒 本品味苦咸，性寒，质润多液，长于清热解毒，利咽散结，滋阴。为喉科常用之品，尤以治虚火上炎者为佳。治热毒壅盛，咽喉肿痛、大头瘟疫，常配黄芩、板蓝根等药清热解毒，如普济消毒饮；治虚火上炎咽喉肿痛者，与鲜生地、麦冬等同用；治肝经热盛，目赤肿痛，可配栀子、大黄、羚羊角等药，如玄参饮。本品味咸性寒，能泻火软坚散结，可配贝母、牡蛎等药，治痰火郁结之瘰疬痰核，如消瘰丸；治脱疽，常配金银花、当归等药，如四妙勇安汤。

3. 劳嗽咳血，阴虚发热，消渴便秘 本品甘寒质润，有滋阴降火，生津润燥之效。治劳嗽咳血，常配百合、生地黄、川贝母等，如百合固金汤；若阴虚骨蒸劳热，常与地骨皮、牡丹皮等同用；治内热消渴，多配伍麦冬、五味子等药；治津伤肠燥便秘，常配生地黄、麦冬等药养阴润燥，即增液汤。

【用法用量】 煎服，9～15g。

【使用注意】 脾虚便溏者不宜用。反藜芦。

> **知识链接**

比较生地黄与玄参的功用异同

共同点：生地黄与玄参均能清热凉血、养阴生津，皆治热入营血、热病伤阴、阴虚内热等证，常相须为用。

不同点：玄参泻火解毒，散结力较强，且利咽，故火盛、阴亏之咽喉肿痛及痈疮肿毒、瘰疬痰核多用；生地黄功偏养阴凉血，阴虚血热、内热消渴多用，又凉血止血，治血热出血证。

牡丹皮 Mudanpi
《神农本草经》

【来源】 为毛茛科植物牡丹 *Paeonia suffruticosa* Andr. 的干燥根皮。主产于安徽、河南、四川、湖北等地。秋季采挖根部，除去细根和泥沙，剥取根皮，晒干；或刮去粗皮，除去木心，晒干。前者习称"连丹皮"，后者习称"刮丹皮"。切片，生用或酒炙用。

【性味归经】 苦、辛，微寒。归心、肝、肾经。

【功效】 清热凉血，活血化瘀。

【临床应用】

1. 温病发斑，血热吐衄 本品苦寒清泄，入心肝血分。善能清营血之实热，功能清热凉血止血，又活血散瘀。能凉血而不留瘀，活血而不动血。治温病热入营血所致发斑、吐血、衄血，常与生地黄、赤芍等药用；治温毒发斑，可配栀子、大黄、黄芩等药用，如牡丹汤；若治血热吐衄，可配大黄、大蓟、茜草根等药用，如十灰散。

2. 虚热证 本品苦辛寒，入血分，善于清透阴分伏热，为治无汗骨蒸之要药。治温病邪伏阴分，夜热早凉，热退无汗，常与青蒿、鳖甲等同用，如青蒿鳖甲汤；若阴虚内热，骨蒸潮热，常与地骨皮等同用。

3. 经闭痛经，癥瘕积聚，跌打损伤 本品辛行苦泄，有活血通经，散瘀止痛之功。治瘀滞经闭、痛经，常配当归、红花等药活血通经；治癥瘕积聚，常与桂枝、茯苓等相伍，如桂枝茯苓丸；治跌打损伤，常配乳香、没药等活血止痛。

4. 疮痈，肠痈 本品苦辛寒，清热凉血之中，善于散瘀而消痈。治热毒疮痈，常与金银花、蒲公英等相伍；若热瘀互结之肠痈初起腹痛，常与大黄、桃仁、芒硝等配伍，如大黄牡丹皮汤。

【用法用量】煎服，6～12g。生用：清热凉血；酒炙：活血散瘀；炒炭：止血。

【使用注意】血虚有寒、月经过多及孕妇慎用。

知识链接

比较牡丹皮与生地黄的功用异同

共同点：牡丹皮与生地黄均可清热凉血，用治阴虚发热。

不同点：生地重在甘寒滋阴，能使阴生而热退；牡丹皮偏于清芬透达，使邪散而热退。

赤芍 Chishao
《开宝本草》

【来源】为毛茛科植物芍药 *Paeonia lactiflora* Pall. 或川赤芍 *Paeonia veitchii* Lynch 的干燥根。全国大部分地区均产。春、秋二季采挖。晒干。切片，生用或炒用。

【性味归经】苦，微寒。归肝经。

【功效】清热凉血，散瘀止痛。

【临床应用】

1. 温毒发斑，血热吐衄 本品苦寒入肝经，善清肝泻火，善走血分，除血分郁热而凉血、止血。功似牡丹皮，既能清热凉血止血，又能散瘀消斑，凉血止血而无留瘀之弊，常与之相须为用。治血热吐衄，常与生地黄、白茅根等同用；治温毒发斑，与水牛角、牡丹皮、生地黄等同用。

2. 经闭痛经，癥瘕积聚，跌打损伤，疮痈肿痛 本品苦泄入血分，活血散瘀止痛之功颇佳。治经闭痛经，常配益母草、当归等活血通经；治癥瘕积聚，常与当归、川芎、延胡索等同用，如少腹逐瘀汤；治跌打伤痛、瘀肿疼痛，常配乳香、没药、红花等活血止痛；治热毒疮痈，多与金银花、天花粉等同用，如仙方活命饮。

3. 肝热目赤肿痛 本品苦寒入肝经而清肝泻火、解毒消痈。治肝经风热目赤肿痛、羞明多眵，常与菊花、石决明、夏枯草等药同用。

【用法用量】煎服，6～12g。

【使用注意】血寒经闭不宜用。反藜芦。

知识链接

比较赤芍与牡丹皮的功用异同

共同点：赤芍与牡丹皮均能清热凉血、活血散瘀。治温病热入营血，出血发斑，及血瘀病证，常相须为用。

不同点：赤芍活血散瘀止痛力较强，善清血分实热，又善清泻肝火，用治肝热目赤肿痛、闭经痛经等症。牡丹皮清热凉血力较强，既能清血分实热，又能清虚热，善透阴分伏热，用治阴虚发热、无汗骨蒸、肠痈腹痛等症。

紫草 Zicao
《神农本草经》

【来源】为紫草科植物新疆紫草 *Arnebia euchroma*（Royle）Johnst. 或内蒙紫草 *Arnebia guttata* Bunge. 的干燥根。主产于东北、河北、新疆、西藏、内蒙古等地。春、秋季采挖，晒干。切片生用。

【性味归经】甘、咸，寒。归心、肝经。

【功效】凉血活血，解毒透疹。

【临床应用】

1. 温病血热毒盛，斑疹紫黑，麻疹不透 本品咸寒入血分，既凉血，又活血，为解毒透疹之专药。治温病血热毒盛，身发紫黑斑疹，配伍赤芍、蝉蜕等，如紫草快斑汤；若麻疹紫黯，疹出不畅，咽喉肿痛者，可与牛蒡子、山豆根等相伍，如紫草消毒饮；预防麻疹，可与甘草、绿豆、赤小豆煎服；治麻疹气虚，疹出不畅，配黄芪、升麻、荆芥等，如紫草解肌汤。

2. 疮疡，湿疹，水火烫伤 本品甘寒清热解毒，咸寒凉血活血消肿，多外用。治痈肿疮疡，可配银花、连翘、蒲公英等药；治疮痈溃不收口，常配当归、白芷等熬膏外用，如生肌玉红膏；治湿疹瘙痒，常配黄连、黄柏等清热燥湿；治水火烫伤，多与大黄同用，或以植物油浸泡本品，滤取油液，外涂患处。

【用法用量】煎服，5~10g。外用适量，熬膏或用植物油浸泡涂搽。

【使用注意】紫草性寒而滑利，脾虚便溏者忌服。

水牛角 Shuiniujiao
《名医别录》

【来源】为牛科动物水牛 Bubalus bubalis Linnaeus 的角。主产于华南、华东地区。取角后，水煮，去角塞，干燥。镑片或锉粉。生用，或制为浓缩粉用。

【性味归经】苦，寒。归心、肝经。

【功效】清热凉血，定惊，解毒。

【临床应用】

1. 热入营血，惊风抽搐、发斑 本品苦寒入血分，能清热凉血、解毒定惊。常作犀角替代品，然作用力弱。治温病热入营血，高热神昏，惊厥抽搐，多以水牛角浓缩粉与羚羊角、玄参、石膏等同用，如紫雪；若高热神昏，身发斑疹，常配伍生地黄、玄参、连翘等增强清热凉血之效。

2. 血热吐衄 本品苦寒入血分，能凉血而止血。常与生地黄、牡丹皮、赤芍等配伍，治热入血分、迫血妄行之吐衄。

3. 疮痈，喉痹 本品既清热凉血、又解毒定惊。治疮痈红肿，配连翘、黄连、黄芩等清热解毒；治咽喉肿痛，配伍玄参、桔梗等药清热利咽。

【用法用量】镑片或粗粉煎服，15~30g，宜先煎3小时以上；或锉末冲服；或用水牛角浓缩粉冲服，每次1.5~3g，每日2次。

【使用注意】脾胃虚寒者不宜用。

第四节　清热燥湿药

本类药物大多味苦性寒，药性偏燥，归经较广。苦能燥湿、寒能清热，故具有清热燥湿的功效，主要用于湿热证。因湿热侵犯的部位不同，而表现各异。如湿热侵犯上焦而致湿温或暑温夹湿，可见身热不扬，胸膈痞闷，舌苔黄腻等症；湿热蕴结中焦，升降失常则为腹胀脘痞、呕恶；湿热壅滞胃肠则为泄泻、痢疾、痔瘘；湿热流注于膀胱，则为小便淋沥涩痛；湿热蕴蒸肝胆则为黄疸、胁痛；湿热下注则为带下黄；湿热流于关节则为热痹肿痛；湿热浸淫肌肤则为湿疹湿疮、耳痛流脓。因其苦寒清泄力强，故本类药物兼有泻火解毒作用，可治火热证及痈肿疮毒。本类药物多苦寒伐脾胃之阳，苦燥伤阴，故本类药物用量一般不宜过大，脾胃虚寒，阴亏津伤者慎用。必要用时，可与健胃及养阴药配伍。

黄芩 Huangqin
《神农本草经》

【来源】 为唇形科植物黄芩 *Scutellaria baicalensis* Georgi. 的干燥根。主产于陕西、山西、河北、山东、内蒙古等地。春、秋两季采挖。别名山茶根、土金茶根。切片，晒干。生用、酒炙或炒炭用。

【性味归经】 苦，寒。归肺、胆、脾、大肠、小肠经。

【功效】 清热燥湿，泻火解毒，止血，安胎。

【临床应用】

1. 湿热诸证 味苦燥湿，性寒清热。尤善清上、中二焦湿热，并与黄连、黄柏相须为用。治湿温，暑湿证见身热不扬、胸脘痞闷，常配伍滑石、白蔻仁等药，如黄芩滑石汤；治湿热中阻，痞满呕吐，常配黄连、干姜、半夏等，如半夏泻心汤；治湿热泻痢腹痛，常配伍黄连、葛根等药，如葛根芩连汤；治湿热黄疸，配伍茵陈、栀子等药；治湿热下注膀胱之热淋涩痛，常与木通、车前子等相伍。

2. 肺热咳嗽，热病烦渴 本品入肺经，苦寒降泻，善清肺泻火。治肺热壅遏，咳嗽痰黄，单用即效，如清金丸；重者配桑白皮、苦杏仁、苏子等，如清肺汤。本品泻火力强，配伍薄荷、栀子、大黄等，治外感热病，中、上焦郁热之壮热烦渴、尿赤便秘，苔黄脉数，如凉膈散。本品常与柴胡相使，能清胆火，和解少阳，治邪在少阳之寒热往来，如小柴胡汤。

3. 咽喉肿痛，痈肿疮毒 本品清热泻火解毒而消肿。治火毒炽盛之痈肿疮毒，常配伍黄连、黄柏、栀子等，如黄连解毒汤；若治热毒壅滞痔疮热痛，则常配黄连、大黄、槐花等药用。

4. 血热出血 本品炒用，既清热泻火又凉血止血，治火毒炽盛迫血妄行之吐血、衄血，常配大黄等，如大黄汤；若血热便血，可配地榆、槐花；若崩漏下血，配当归等，如子芩丸。

5. 胎动不安 本品具清热安胎之功，为清热安胎之良药，尤善治血热胎动不安。治血热胎动不安，可配生地黄、黄柏等，如保阴煎；治气虚血热，胎动不安，可与白术相使，如芩术汤；治肾虚有热，胎动不安，可配熟地黄、续断、人参等药，如泰山磐石散。

【用法用量】 煎服，3～10g。清热多生用，安胎多炒用，清上焦热可酒炙用，止血可炒炭用。

【使用注意】 本品苦寒伤阳，脾胃虚寒者不宜使用；苦燥伤阴，阴虚者慎服。

黄连 Huanglian
《神农本草经》

【来源】 为毛茛科植物黄连 *Coptis chinensis* Franch.、三角叶黄连 *Coptis deltoidea* C. Y. Cheng et Hsiao 或云连 *Coptis teeta* Wall. 的干燥根茎。以上三种分别可称为"味连""雅连""云连"。主产于四川、云南、湖北、贵州等地。秋季采挖，除去须根和泥沙，干燥，撞去残留须根。

【性味归经】 苦，寒。归心、脾、胃、肝、胆、大肠经。

【功效】 清热燥湿，泻火解毒。

【临床应用】

1. 湿热中阻，呕吐泻痢腹痛 本品大苦大寒，清热燥湿之力强，且力胜黄芩，尤善清中焦湿热，为止泻止痢之要药。治湿热阻滞胃肠之泻痢，轻者，单用即效，伴腹痛里急后重，常配木香，如香连丸；若泻痢身热，常配葛根、黄芩等药，如葛根芩连汤；下痢脓血，常配伍白头翁、黄芩等药，如白头翁汤；湿热中阻，脘腹痞满，恶心呕吐，常配黄芩、干姜、半夏等药，如半夏泻心汤。

2. 热盛烦躁，血热出血 本品苦寒入心经，尤善清心泻火。若配黄芩、黄柏、栀子，可治三焦热盛，高热烦躁；配阿胶、白芍等药，治阴虚火旺，心烦失眠，如黄连阿胶汤；配黄芩、大黄等药，治热盛之吐血、衄血，如泻心汤。

3. 胃热呕吐，消渴 本品入脾、胃经，又善清胃火，兼泻肝火。配竹茹、橘皮等药，治胃热呕吐，如黄连橘皮竹茹半夏汤；配升麻、石膏、生地黄等药，治胃火牙痛，如清胃散；与吴茱萸同用，治肝火犯胃之胁肋胀痛、呕吐吞酸，如左金丸；与麦冬同用，治胃火炽盛，消谷善饥之消渴证，如消渴丸。

4. 痈肿疮毒，湿疮，耳目肿痛 本品为清热泻火解毒的要药，尤善解疔毒。与黄芩、黄柏相须，治疮痈疔毒，如黄连解毒汤；用黄连制膏外敷，治皮肤湿疹湿疮；配枯矾、冰片研粉外用，治耳道疼痛流脓；黄连煎汁，或浸汁点眼，治疗目赤肿痛；涂口，可治口舌生疮。

【用法用量】 煎服，2~5g。外用适量。清炒可降低寒性。生用清热燥湿，泻火解毒；姜汁炒善清胃热而和胃止呕；酒炙黄连善清上焦火热；吴茱萸水炙黄连擅疏肝降逆和胃止呕；猪胆汁炒之，长于泻肝胆火。

【使用注意】 本品苦寒清燥，易伤阳损阴，寒证、阳虚、阴虚当慎用，不可久服。脾胃虚寒者忌用。

黄柏 Huangbo
《神农本草经》

【来源】 为芸香科植物黄皮树 *Phellodendron chinense* Schneid. 或黄檗 *Phellodendron amurense* Rupr. 的干燥树皮。前者习称"川黄柏"，后者习称"关黄柏"。川黄柏主产于四川、贵州、湖北、云南等地；关黄柏主产于辽宁、吉林、河北等地。3~6月间采收，剥取树皮，除去粗皮，晒干压平。生用、盐水炙或炒炭用。

【性味归经】 苦，寒。归肾、膀胱经。

【功效】 清热燥湿，泻火除蒸，解毒疗疮。

【临床应用】

1. 下焦湿热诸证 本品清热燥湿之功似黄连而力次之，常与黄连、黄芩相须。然性沉降，尤善清利下焦湿热。配萆薢、茯苓、车前子等药，治湿热蕴结膀胱，小便淋沥涩痛；与山药、车前子、芡实等同用，治湿热下注，带下黄稠，如易黄汤；与苍术、牛膝等配伍，治湿热所致足膝肿痛，如三妙丸；配知母、熟地、龟甲等药用，可治阴虚火旺之痿证，如虎潜丸；配伍白头翁、黄连、秦皮等药，治湿热泻痢腹痛，如白头翁汤；治湿热黄疸，常与栀子相须，如栀子柏皮汤。

2. 热毒疮疡，湿疹湿疮 本品苦寒清泄，性善下行，尤宜疗下部湿热疮毒。治疮疡肿毒，多与黄连、栀子等同用，如二黄散，或单研末加猪胆汁调外敷；治湿疹湿疮，配苦参、蛇床子、白鲜皮等，内服外洗均可。

3. 阴虚发热，盗汗遗精 本品既泻相火、又退虚热，善治阴虚火旺之腰酸耳鸣、骨蒸潮热、盗汗遗精，常与知母、地黄等相须，如知柏地黄丸；或配熟地黄、龟甲用，如大补阴丸。

【用法用量】 煎服，3~12g。外用适量。生用泻实火清热毒，盐水炒泻肾火清虚热，炒炭止血。

【使用注意】 本品苦寒，脾胃虚寒者慎用。

知识链接

比较黄芩、黄连、黄柏的功用异同

共同点：黄芩、黄连与黄柏皆为苦寒之品，均有较强的清热燥湿、泻火解毒之功，用于治疗湿热诸证或热毒炽盛证，三者常相须为用。

不同点：黄芩善清上焦湿热，泻肺火，为治湿温、暑温及肺热咳嗽之要药；尚能泻火止血，治血热吐血；又清热安胎，治胎热胎动不安。黄连苦寒最甚，作用力最强，善泻心、胃二经实火，清中焦湿热，既是治热盛火炽、高热烦躁之良品，又是治疗湿热泻痢、痞满呕逆的要药；同时，黄连善泻火解毒疗疮，常用于痈疽疔毒诸证。黄柏性沉降善清下焦湿热火毒，是治下焦湿热之带下、淋浊、黄疸及足膝肿痛等的良药；且黄柏入肾经善泻相火、清虚热，可用于治疗阴虚火旺，骨蒸潮热等证。

龙胆 Longdan
《神农本草经》

【来源】　为龙胆科植物条叶龙胆 *Gentiana manshurica* Kitag.、龙胆 *Gentiana scabra* Bge.、三花龙胆 *Gentiana triflora* Pall. 或坚龙胆 *Gentiana rigescens* Franch. 的干燥根及根茎。前三种习称"龙胆"，后一种习称"坚龙胆"。各地均有分布，以东北产量最大，故习称"关龙胆"。春、秋二季采挖，晒干。切段，生用。又称龙胆草。

【性味归经】　苦，寒。归肝、胆经。

【功效】　清热燥湿，泻肝胆火。

【临床应用】

1. 下焦湿热诸证　大苦大寒泄降，入肝、胆经，尤善清下焦及肝胆湿热，为治肝胆及其经脉循行部位上的湿热诸疾之要药。治湿热下注，阴肿阴痒、带下黄稠、湿疹瘙痒等症，常配黄柏、苦参、泽泻等，如龙胆泻肝汤；治湿热黄疸，配茵陈、栀子等，或与苦参同用，如苦参丸。

2. 肝胆实火　本品苦寒质燥，既清利肝胆湿热，又清泻肝胆实火，故为治肝经湿热、实火之要药。配柴胡、栀子等药，治肝火上炎，头痛目赤、胁痛口苦，如龙胆泻肝汤；治肝经热盛，热极生风的高热惊厥，多配牛黄、钩藤等药，如凉惊丸。

凡肝胆及其经脉循行部位上的湿热、实火诸证，无论内、外、妇、五官等科均可用，为治肝经湿热、实火之要药。

【用法用量】　煎服，3~6g，或入丸散。外用适量。

【使用注意】　脾胃虚寒者不宜用，阴虚津伤者慎用。

苦参 Kushen
《神农本草经》

【来源】　为豆科植物苦参 *Sophora flavescens* Ait. 的干燥根。全国各地均产。春、秋二季采挖，除去根头及小须根，洗净，干燥；或趁鲜切片，干燥。切厚片，生用。

【性味归经】　苦，寒。归心、肝、胃、大肠、膀胱经。

【功效】　清热燥湿，杀虫，利尿。

【临床应用】

1. 湿热泻痢，黄疸　本品苦寒纯阴，善清下焦湿热止痢，可代黄连治泻痢，治湿热蕴结肠胃，下痢腹痛，可单用，或与木香等同用，如香参丸。本品又能除湿热，退黄疸作用良好，与茵陈、龙胆等同用，治湿热黄疸。

2. 带下阴痒，湿疹疥癣　本品既清利下焦湿热，又祛风杀虫止痒，内服外洗均有效。治带下阴痒，湿疹湿疮，单用煎水外洗有效，或配黄柏、蛇床子、车前子等药；治皮肤瘙痒，配蝉蜕、防风、荆芥等药，如消风散，或配枯矾、硫黄制成软膏，外涂治疥癣。

3. 湿热小便涩痛　本品有显著的清热利尿作用。治湿热蕴结之小便不利、灼热涩痛，常配石韦、车前子、栀子等药用。

【用法用量】煎服，4.5~9g。外用适量。苦参味苦难服，易引发恶心呕吐，入煎剂患者较难接受，故以丸、散、片或针剂应用为佳。

【使用注意】反藜芦。脾胃虚寒者忌用，阴虚津伤者慎用。

秦皮 Qinpi
《神农本草经》

【来源】为木犀科植物苦枥白蜡树 *Fraxinus rhynchophylla* Hance、白蜡树 *Fraxinus chinensis* Roxb.、尖叶白蜡树 *Fraxinus szaboana* Lingelsh. 或宿柱白蜡树 *Fraxinus stylosa* Lingelsh. 的干燥枝皮或干皮。主产于吉林、辽宁、河南等地。春秋二季剥取干皮，晒干。切丝，生用。

【性味归经】苦、涩，寒。归肝、胆、大肠经。

【功效】清热燥湿，收涩止痢，止带，明目。

【临床应用】

1. 热毒泻痢，湿热带下 既清热燥湿，又收敛涩肠，止痢止带，泻涩并用而不留邪。配白头翁、黄连、黄柏等药，治湿热泻痢，里急后重，如白头翁汤；配牡丹皮、黄柏等药，治湿热带下。

2. 目赤肿痛，目生翳障 本品清热之中，能泻肝火、明目退翳，用治肝经郁火所致目赤肿痛、目生翳膜，可单用煎水洗眼，或与菊花、决明子、栀子等同用。

【用法用量】煎服，6~12g。外用适量，煎洗患处。

【使用注意】脾胃虚寒者忌用。

白鲜皮 Baixianpi
《神农本草经》

【来源】为芸香科植物白鲜 *Dictamnus dasycarus* Turcz. 的干燥根皮。主产于辽宁、河北、山东、江苏等地。春、秋二季采挖，除去泥沙和粗皮，剥取根皮，切片，干燥。生用。

【性味归经】苦，寒。归脾、胃、膀胱经。

【功效】清热燥湿，祛风解毒。

【临床应用】

1. 湿热疮毒，湿疹疥癣 本品苦寒功似苦参，常与之相须。治皮肤瘙痒诸证，内服、外洗均可；治湿热疮毒，肌肤溃脓，黄水淋漓者，常配苍术、苦参、连翘等药；治湿疹、疥癣、风疹，与地肤子、防风等药同用。

2. 湿热黄疸，湿热痹痛 本品既能清热燥湿，常配茵陈、栀子等药，治湿热黄疸、小便黄赤；又能祛风通痹，与苍术、黄柏等药同用，治风湿热痹，关节红肿热痛。

【用法用量】煎服，5~10g。外用适量，煎汤洗或研粉敷。

【使用注意】脾胃虚寒者慎用。

第五节 清虚热药

本类药物其性寒凉，味甘兼苦，无苦燥伤阴之弊，多归肝、肾二经，主要功效为清虚热，退骨蒸。用于各种虚热证。适用于温热病后期，余热未尽，伤阴劫液而致的夜热早凉、热退无汗、舌质红绛、脉细数等症，以及肝肾阴虚，虚热内扰所致的骨蒸潮热、手足心热、虚烦不寐、盗汗遗精、舌红少苔、脉细数等症；也可用于小儿疳热等。部分药物既清虚热，又除实热，虚热、实热皆可用。

本类药物常配伍清热凉血及清热养阴之品，以标本兼顾。

青蒿 Qinghao

《神农本草经》

【来源】 为菊科植物黄花蒿 *Artemisia annua* L. 的地上部分。全国大部分地区均产。秋季花盛开时采割，阴干。

【性味归经】 苦、辛，寒。归肝、胆经。

【功效】 清虚热，除骨蒸，解暑热，截疟，退黄。

【临床应用】

1. 温邪伤阴，夜热早凉 本品苦寒清热，辛香透散，长于清透阴分伏热，善使阴分伏热透达外散。治温病后期，余热未清，邪伏阴分，夜热早凉，热退无汗，常与知母、生地黄、鳖甲相伍，如青蒿鳖甲汤。亦用于热病后低热不退等。

2. 阴虚发热，骨蒸劳热 本品辛寒，能清透虚热除蒸，为疗阴虚骨蒸发热要药。治阴虚发热，骨蒸劳热，舌红少苔者，常与银柴胡、鳖甲、知母等药同用，如清骨散。

3. 外感暑邪，发热烦渴 品苦寒清热，辛香而散，善解暑热，为治暑热外感之要药。常与连翘、滑石、西瓜翠衣等同用，如清凉涤暑汤。

4. 疟疾 本品辛寒，入肝、胆经。截疟之功甚强，尤善除疟疾寒热，为治疟疾之良药，可大剂量单用鲜品捣汁服，或随证配伍黄芩、滑石、青黛、通草等药。又芳香透散，能清透少阳寒热，治湿热郁遏少阳三焦，寒热如疟，胸痞作呕，可与黄芩、滑石、半夏等同用，如蒿芩清胆汤。

5. 湿热黄疸 本品苦寒，入肝、胆经。长于清解肝胆湿热而退黄，治湿热黄疸，常与茵陈、栀子等配伍。

【用法用量】 煎服，6～12g，后下，不宜久煎；或用鲜品绞汁服。

【使用注意】 脾胃虚寒，肠滑泄泻者忌服。

地骨皮 Digupi

《神农本草经》

【来源】 为茄科植物枸杞 *Lycium chinensis* Mill. 或宁夏枸杞 *Lycium barbarum* L. 的干燥根皮。我国南北各地均产。初春或秋后采挖。剥取根皮，晒干。切段，生用。

【性味归经】 甘，寒。归肺、肝、肾经。

【功效】 凉血除蒸，清肺降火。

【临床应用】

1. 阴虚发热，骨蒸盗汗 本品甘寒清润，入肺、肝、肾三经，善清肝肾之虚热，退有汗之骨蒸，为清虚热、退骨蒸之要药，常与知母、鳖甲、银柴胡等药同用，以滋阴清热，如地骨皮汤。

2. 血热出血，吐衄尿血 可单味煎服，或与白茅根、侧柏叶等同用。

3. 肺热咳嗽 本品甘寒，善清泄肺热，除肺中伏火。既清虚热，又泄实热而凉血。治火郁结，咳嗽气喘，皮肤蒸热等，常与桑白皮、甘草等同用，如泻白散。

4. 内热消渴 本品除凉血退蒸之外，还有生津止渴之功。用于内热消渴，口渴多饮，常与养阴生津的生地黄、麦冬、天花粉等药同用。

【用法用量】 煎服，9～15g。

【使用注意】 外感风寒发热及脾虚便溏者不宜用。

比较地骨皮与牡丹皮的功用异同

共同点：地骨皮与牡丹皮，都能凉血疗虚热，用于阴虚发热。

不同点：地骨皮偏于除有汗之骨蒸，且能清泄肺热；牡丹皮为治无汗骨蒸之要药，且能清泄肝热，清血分实热，又活血散瘀。

白薇 Baiwei
《神农本草经》

【来源】为萝藦科植物白薇 *Cynanchum atratum* Bge. 或蔓生白薇 *Cynanchum versicolor* Bge. 的干燥根及根茎。我国南北各省均产。春、秋季采挖，晒干。切段生用。

【性味归经】苦、咸，寒。归胃、肝、肾经。

【功效】清热凉血，利尿通淋，解毒疗疮。

【临床应用】

1. 阴虚发热，产后虚热 本品苦寒，善入血分，有清热凉血，益阴除热之功。既清实热，又长于退虚热。若温病热入营血，高热烦渴，神昏舌绛，常与生地黄、玄参等相伍；治阴虚发热，骨蒸潮热，常与知母、地骨皮等同用；若热病后期，余邪未尽，夜热早凉，可配伍生地黄、青蒿等药；尤善治产后血虚低热不退，可配伍当归、人参、甘草等药，以养血益阴、清热除蒸，如白薇汤。

2. 热淋，血淋 本品苦咸寒，既清热凉血，又利尿通淋。若膀胱湿热，血淋涩痛，常与滑石、车前子、石韦等药相伍。

3. 疮痈咽痛，毒蛇咬伤 本品有清热解毒疗疮，消肿散结之功。内服、外敷均可。治热毒疮痈，毒蛇咬伤，可单以鲜品捣烂外敷，或配伍天花粉、赤芍、蒲公英、连翘等药；若咽喉肿痛，常与桔梗、山豆根等药同用。

4. 阴虚外感 本品长于清解，能透邪外达，以泄肺热，退虚热而固阴。用治阴虚外感发热咽干、心烦者，配玉竹、薄荷等用，如加减葳蕤汤。

【用法用量】煎服，5～10g。外用适量。

【使用注意】脾胃虚寒、食少便溏者慎用或忌用。

银柴胡 Yinchaihu
《本草纲目》

【来源】为石竹科植物银柴胡 *Stellaria dichotoma* L. var. *lanceolata* Bge. 的干燥根。主产于宁夏、甘肃、内蒙古等地。春、夏间植株萌发或秋后茎叶枯萎时采挖；栽培品于种植后第三年9月中旬或第四年4月中旬采挖，除去残茎、须根及泥沙，晒干。切片，生用。

【性味归经】甘，微寒。归肝、胃经。

【功效】清虚热，除疳热。

【临床应用】

1. 阴虚发热，骨蒸盗汗 本品甘寒益阴，凉血退热，而无苦泄伤阴之弊。为退虚热，除骨蒸之常用药。治阴虚发热，骨蒸劳热，常与青蒿、地骨皮、鳖甲等药同用，如清骨散。

2. 疳积发热 本品长于清虚热，除疳热。若小儿食滞或虫积所致疳积发热，腹大消瘦，毛发焦枯者，常与胡黄连、鸡内金等配伍，亦可与栀子、人参、薄荷等同用，如柴胡清肝汤。

【用法用量】煎服，3～10g。

【使用注意】外感风寒，血虚无热者忌用。

▌知识链接

比较银柴胡与柴胡的功用异同

共同点：银柴胡与柴胡名称相似且均有退热之功。

不同点：银柴胡只凉血，专清阴分虚热，无升散透发之力，除疳热，尤善治疗阴虚发热、小儿疳热；且无疏肝之功。柴胡清轻上升，善于达表泄热，治疗外感发热、邪在少阳之往来寒热；且能疏肝解郁。

胡黄连 Huhuanglian
《新修本草》

【来源】为玄参科植物胡黄连 *Picrorhiza scrophulariiflora* Pennell 的干燥根茎。主产于云南、西藏。秋季采挖，晒干。切薄片或用时捣碎，生用。

【性味归经】苦，寒。归肝、胃、大肠经。

【功效】退虚热，除疳热，清湿热。

【临床应用】

1. 阴虚发热　本品性寒，入血分，能退虚热，除骨蒸。功似银柴胡，常与之相须，配伍地骨皮、鳖甲等药，治阴虚骨蒸劳热，如清骨散。

2. 疳积发热　本品既除小儿疳热，又清退虚热，治腹胀体瘦、低热不退者，常与党参、白术、山楂等同用，以清热健脾除疳，如肥儿丸。

3. 湿热泻痢，痔疮肿痛　本品苦寒沉降，能清热燥湿，功似黄连而力次之。尤善除胃肠及下焦湿热，为治湿热泻痢之良药，常与黄柏、白头翁等同用；本品能清大肠湿火蕴结，还可用治痔疮肿痛，常配地榆、槐花等清热凉血消肿药。

【用法用量】煎服，3~10g。

【使用注意】脾胃虚寒者慎用。

▌知识链接

比较胡黄连与黄连的功用异同

共同点：二药名称相似，苦寒清热燥湿，善除胃肠湿热，同为治湿热泻痢之良药。

不同点：胡黄连善退虚热、除疳热；黄连善清心火、泻胃火，为解毒要药。

•••• 目标检测

答案解析

一、单项选择题

1. 苦参具有的功效是（　　）

A. 清热燥湿，祛风杀虫，利尿　　　B. 清热燥湿，泻火解毒，退虚热

C. 清热燥湿，泻肝火　　　D. 清热燥湿，泻火解毒，止血，安胎

E. 清热燥湿，泻火解毒

2. 外用可生肌敛疮止血，内服治疗温病气分实热证的是（ ）

    A. 石膏   B. 知母   C. 夏枯草

    D. 天花粉   E. 栀子

3. 既能疏散风热，又能清热解毒，被誉为"疮家圣药"的药物是（ ）

    A. 菊花   B. 桑叶   C. 金银花

    D. 连翘   E. 薄荷

4. 治疗胃热呕吐，应选用的药物是（ ）

    A. 黄芩   B. 黄柏   C. 黄连

    D. 龙胆草   E. 苦参

5. 功能退虚热，又可解毒，用于治疗瘰疬痰核的药物是（ ）

    A. 知母   B. 玄参   C. 黄柏

    D. 牡丹皮   E. 地骨皮

二、配伍选择题

    A. 石膏   B. 知母   C. 芦根

    D. 天花粉   E. 夏枯草

6. 治疗胃火牙痛，宜首选（ ）

7. 治疗热淋涩痛，宜首选（ ）

三、多项选择题

8. 野菊花的主治病证有（ ）

    A. 湿疮   B. 湿疹   C. 目赤肿痛，头痛眩晕

    D. 痈疽疔疖，咽喉肿痛   E. 风疹瘙痒

9. 肺热燥咳可选用以下哪些药物（ ）

    A. 黄芩   B. 桑叶   C. 黄柏

    D. 天花粉   E. 知母

10. 善清肺胃之热的药包括（ ）

    A. 石膏   B. 芦根   C. 菊花

    D. 夏枯草   E. 天花粉

（李智红）

书网融合……

重点小结   习题

第八章 泻下药

PPT

> **学习目标**

知识目标：通过本章的学习，应能掌握泻下药的含义、功效、适应范围和使用注意，攻下药大黄、芒硝，润下药火麻仁，以及峻下药甘遂、京大戟、芫花的性味归经、功效、临床应用、用法用量及使用注意；熟悉番泻叶、郁李仁、牵牛子、巴豆的功效及临床应用；了解芦荟、商陆、千金子的功效和应用。

能力目标：具备辨识大黄、芒硝，甘遂、京大戟、芫花功效和主治异同的能力。

素质目标：通过本章的学习，树立"有毒观念，无毒用药"的正确态度。

> **情境导入**

情境：患者，男性，58岁。因腹胀腹痛来院就诊。经询问有便秘史，最近7天未排便，并伴有口干口臭、食欲差、食后腹胀、面赤心烦、小便短赤、舌红苔黄燥、脉滑数等症状。

思考：该患者应选择哪些药物进行治疗，哪些事项需要注意？

凡能引起腹泻，或滑利大肠，促进排便的药物，称为泻下药。

泻下药药性沉降，寒温有异，或性平，主入大肠经，能通利大便，并可排除宿食、湿浊水饮、瘀血、虫积等胃肠积滞及有毒物质，因此，具有泻下通便、消积导滞之效。部分药还可使实热下泄，有导热下行、清热泻火等功效，主要用于大便秘结、胃肠积滞、实热内结及水肿停饮等里实证。

根据药物作用特点及适用范围，泻下药分为攻下药、润下药和峻下逐水药三类。

应用泻下药时，应根据兼证及患者的体质，正确选药并进行适当的配伍。里实兼有表证者，当先解表而后攻里，或表里双解，以免表邪内陷；里实而正虚者，应与补益药同用，攻补兼施，扶正以祛邪；若里热实积，须配伍清热药；里寒实积，须配伍温里药。此外，使用本类药物时还应配伍行气药，以增强泻下导滞的作用。

使用泻下药时，应注意：①攻下、峻下类药物作用峻猛，易伤正气，应奏效即止，慎勿过量，同时注意顾护胃气，适当配伍健脾养胃药。②药性峻烈者易伤正气，久病体弱及妇女胎前产后、经期，均应慎用或忌用。③病情急重、需急下者，可入汤剂内服；病情轻缓、只需缓下者，可入丸剂内服。④对毒性较强的泻下药，一定要严格遵循炮制法度，控制剂量，避免中毒，确保用药安全。

第一节　攻下药

本类药多味苦性寒，主入胃、大肠经，具有较强的泻下通便作用，并能清热泻火。主要适用于实热积滞、大便秘结之证以及温热病高热神昏、谵语发狂和火热上炎所致的头痛、目赤、咽痛、牙龈肿痛、吐血、鼻衄等症。对于以上实热证，无论有无便秘，均可取其苦寒之性，用以清除实热，导热下行，起"釜底抽薪"之效。此外，对温热泻痢、后重不爽及饮食积滞、泻而不畅之证，也可配合本类药物以消积导滞；对于肠道寄生虫病，配合本类药物，可以促进虫体排出。

大黄 Dahuang
《神农本草经》

【来源】为蓼科植物掌叶大黄 *Rheum palmatum* L.、唐古特大黄 *Rheumtanguticum* Maxim. ex Balf. 或药用大黄 *Rheum officinale* Baill. 的干燥根及根茎。掌叶大黄和唐古特大黄药材称为"北大黄",主产于甘肃、青海等地;药用大黄药材称为"南大黄",生产于四川。秋末茎叶枯萎或次春发芽前采挖,除去细根,刮去外皮切块干燥。生用,或酒炒、炒炭,或蒸熟用。

【性味归经】苦,寒。归脾、胃、大肠、肝、心包经。

【功效】泻下攻积,清热泻火,凉血解毒,逐瘀通经,利湿退黄。

【临床应用】

1. 实热积滞便秘　大黄苦寒沉降,峻下实热,荡涤肠胃,走而不守,有将军之勇,为治疗积滞便秘的要药,尤以热结便秘最为适宜。治温病或杂病热结便秘,腹痛胀满,常与芒硝相须为用,并配枳实等,如大承气汤;治里实热结而兼气血亏虚,可与人参、当归等同用,如黄龙汤;治热结伤阴,多与生地黄、玄参等配伍,如增液承气汤;治脾阳不足,冷积便秘,常与附子、干姜等同用,如温脾汤;治湿热痢疾初起,腹痛里急后重,多与黄连、木香等配伍,如芍药汤;治食积泻痢,则与青皮、槟榔等同用,如木香槟榔丸。

2. 血热妄行之吐血、衄血、目赤肿痛及牙龈肿痛　大黄能引热下行,使上炎之火下泄,上涌之血下行,而起化瘀清热止血之效,可配黄连、黄芩用,如泻心汤。现代用大黄粉内服,治疗上消化道出血有良效。治疗火热上炎之目赤、咽喉肿痛、牙龈肿痛等症,常与黄芩、栀子等同用,如凉膈散。

3. 热毒疮疡、肠痈及水火烫伤　大黄苦寒沉降,既凉血解毒,又清热泻下,对上述病症,有釜底抽薪之效,内服外用均可。治热毒痈疖疔疮及丹毒初起,红肿疼痛,常与金银花、连翘等同用;治肠痈腹痛,多与牡丹皮、桃仁等配伍,如大黄牡丹汤;治水火烫伤,可单用大黄粉,以蜂蜜或鸡蛋清调敷,或配地榆粉,用麻油调敷患处。

4. 瘀血证　本品入血分,有较好的活血祛瘀作用,不论新瘀、宿瘀均可用,既可下瘀血,又可清瘀热,为治疗瘀血证的常用药。治蓄血证,瘀热结聚下焦,少腹急结或硬满,常与桃仁等配伍,如桃核承气汤;治产后瘀阻腹痛、恶露不尽,多与桃仁、土鳖虫等同用,如下瘀血汤;治妇女瘀血经闭、月经不调,常与红花、当归等配伍;治跌打损伤,瘀肿疼痛,则与红花、桃仁等同用,如复元活血汤。

5. 湿热黄疸、淋证　本品能泻热通便,利大小肠,导湿热从二便出,可用于多种湿热病证。治疗湿热黄疸,常与茵陈、栀子等同用,如茵陈蒿汤;治疗湿热淋证,常与车前子、木通等同用,如八正散。

【用法用量】煎服,3~15g。外用适量。攻下者宜生用,入汤剂应后下,或开水泡服,久煎则泻下力减弱;酒炙大黄泻下力较弱,活血作用较好;大黄炭则多用于出血证。

【使用注意】脾胃虚弱者慎用,妇女妊娠期、经期、哺乳期忌用。

芒硝 Mangxiao
《名医别录》

【来源】为硫酸盐类矿物芒硝族芒硝经加工精制而成的结晶体,主含含水硫酸钠($Na_2SO_4 \cdot 10H_2O$)。主产于河北、河南、山东、江苏、江西、安徽等省的碱土地区。将天然产品用热水溶解后过滤,冷却后析出的结晶,称朴硝或皮硝。皮硝与萝卜片加水共煮,取上层液,冷却,析出的结晶,即为芒硝。芒硝风化失去结晶水即成白色粉末状的玄明粉,亦称元明粉。

【性味归经】咸、苦,寒。归胃、大肠经。

【功效】泻下通便，润燥软坚，清火消肿。

【临床应用】

1. 实热积滞，燥结便秘　本品苦寒降泄，咸以软坚，寒以清热，故有泻热通便、润燥软坚之功，可荡涤胃肠实热积滞。治疗实热积滞，大便燥结之便秘，常与大黄等同用，如大承气汤；治热邪与水饮互结，心下至少腹硬满而痛，常与大黄、甘遂同用，如大陷胸汤。近代常用于胆石症见腹痛便秘者。

2. 咽痛、目赤、口疮及痈肿疮疡　本品外用有良好的清热消肿止痛作用。治咽喉肿痛、口舌生疮，可配硼砂、朱砂、冰片，研末吹患处，如冰硼散，或将芒硝置于西瓜中制成西瓜霜外用；治目赤肿痛，用玄明粉化水滴眼；治乳痈初起，用本品化水或用纱布包裹外敷；治肠痈初起，可与大黄、大蒜同用，捣烂外敷；治痔疮肿痛、皮肤疮痈，用本品煎汤外洗。

【用法用量】内服，6～12g，冲入药汁或开水溶化后服。外用适量。

【使用注意】孕妇及哺乳期妇女慎用。

> ## 知识链接
>
> ### 比较大黄与芒硝的功用异同
>
> 共同点：大黄与芒硝均能泻下通便、清热泻火，主要用于胃肠实热积滞之大便秘结。
>
> 不同点：大黄泻下与清热力强，兼能凉血、活血祛瘀、利湿退黄，主治大便秘结、泻痢、血热出血、目赤、咽喉肿痛、湿热黄疸及瘀血所致诸证；芒硝长于润燥软坚散结，且可退乳，主治实热积滞、大便干燥秘结、腹满胀痛等。

番泻叶 Fanxieye

《饮片新参》

【来源】为豆科植物狭叶番泻 *Cassia angustifolia* Vahl 或尖叶番泻 *Cassia acutifolia* Delile 的干燥小叶。前者主产于印度、埃及、苏丹等地；后者主产于埃及，我国广东、海南、云南亦有栽培。狭叶番泻叶于花开前采摘，阴干；尖叶番泻叶于9月间果实将成熟时采摘，晒干。生用。

【性味归经】甘、苦，寒。归大肠经。

【功效】泻下导滞，通便，利水。

【临床应用】

便秘　本品苦寒降泄，有泻下导滞、清导实热作用。治疗热结便秘尤为适宜，也可用于习惯性便秘及老年性便秘，大多单用泡服，小剂量缓泻，大剂量则攻下。借其导下作用，近年来广泛用于 X 线腹部摄片及腹部、肛门疾病手术前的肠道清洁。

【用法用量】2～6g，后下，或开水泡服。

【使用注意】妇女妊娠期、月经期及哺乳期忌用。

芦荟 Luhui

《药性论》

【来源】为百合科植物库拉索芦荟 *Aloe barbadensis* Miller、好望角芦荟 *Aloe ferox* Miller 或其他同属近缘植物叶汁经浓缩而成的干燥物。主产于非洲、美洲，我国广东、广西、福建等地亦有栽培。全年可采，割开叶片，收集流出的汁液，熬成稠膏，冷却凝固后即得。

【性味归经】苦，寒。归肝、胃、大肠经。

【功效】泻下通便，清肝泻火，杀虫疗疳。

【临床应用】

1. 热结便秘　本品苦寒，药性沉降，既可泻下通便以导滞，又能清肝泻火以除烦。适用于热结便秘兼烦躁失眠者，常与朱砂同用，如更衣丸。

2. 肝经实火　本品能清肝火，用于肝经火热炽盛之便秘溲赤、头晕头痛、急躁易怒、惊痫抽搐等，常与龙胆、栀子同用，如当归龙荟丸。

3. 小儿疳积　本品有驱杀蛔虫、清热疗疳之功。常与人参、使君子配伍，如肥儿丸。单用研末外敷也可用治龋齿，均取其杀虫之效。

近来，芦荟用于治疗雀斑、痤疮及皮肤粗糙等，发现其有美容护肤功能，并可作为保健品，预防感冒及扁桃体炎。

【用法用量】　2~5g，入丸、散剂。外用适量。

【使用注意】　脾胃虚寒、食少便溏者及孕妇忌用。

第二节　润下药

本类药大多为植物种子或种仁，富含油脂，味甘质润，主入脾、大肠经，能润燥滑肠，使大便软化，易于排出。其润下力缓，部分药物兼有滋补之功，适用于年老、体弱、久病、产后所致的津枯、阴虚、血虚便秘。使用时应根据不同病情，配伍其他药物。如热病伤津所致的便秘，当配伍养阴清热药；血虚便秘，应配补血药；若兼气滞，则配行气药。

除本节收载的药物外，具有润下功能的药物还有瓜蒌仁、柏子仁、杏仁、桃仁、决明子、紫苏子、蜂蜜、当归、何首乌、肉苁蓉、锁阳、黑芝麻、胡桃仁、桑椹等，学习时注意加以联系对照。

火麻仁 Huomaren
《神农本草经》

【来源】　为桑科植物大麻 *Cannabis sativa* L. 的成熟果实。主产于东北、江苏等地。秋季果实成熟时采收，晒干。生用或炒用，用时打碎。

【性味归经】　甘，平。归脾、胃、大肠经。

【功效】　润肠通便。

【临床应用】

肠燥便秘　本品甘平，质润多脂，有润燥滑肠之功，兼能补虚。凡老人、产妇及体弱而津枯血少便秘者均可使用，可单用煮粥服，或与当归、熟地黄等同用，如益血润肠丸；治肠胃燥热，脾约便秘，常与大黄、厚朴等配伍，如麻子仁丸。

【用法用量】　煎服，10~15g，打碎入煎。

知识链接

脾约证

脾约证，《注释伤寒论》谓："胃强脾弱，约束津液，不得四布，但输膀胱，致小便数，大便难。"其根源在胃中燥热，脾受约束，不能为胃行其津液，水液偏渗于膀胱，而见大便难，故名脾约。

郁李仁 Yuliren
《神农本草经》

【来源】　为蔷薇科植物欧李 *Prunus humilis* Bge.、郁李 *Prunus japonica* Thunb. 或长柄扁桃 *Prunus* pedunculata Maxim. 的干燥成熟种子。前两种习称"小李仁"，主产于东北、华东及河北、河南等地；后一种习称"大李仁"，主产于内蒙古。夏、秋季果实成熟时采收，取仁晒干。生用，用时捣碎。

【性味归经】辛、苦、甘，平。归脾、大肠、小肠经。

【功效】润肠通便，下气利水。

【临床应用】

1. 肠燥便秘 本品功似火麻仁而作用稍强，兼行肠中气滞，尤适于大肠气滞、肠燥便秘者，常与柏子仁、杏仁等同用，如五仁丸。

2. 水肿腹胀、脚气浮肿 常与桑白皮、赤小豆等同用，如郁李仁汤。

【用法用量】煎服，6~10g，打碎入煎。

【使用注意】孕妇慎用。

第三节 峻下逐水药

本类药物大多有毒，主入大肠、肾及肺经。泻下作用峻猛，服后可引起剧烈腹泻，使水液从大便排出，部分药物兼有利尿作用。适用于水肿、胸腹积水及痰饮积聚、喘满壅实正气未衰者。

本类药物力峻有毒，易伤正气，应中病即止，不可久服，体虚者慎用，孕妇忌用。正虚邪实者，应配伍补虚药，可采用先攻后补、先补后攻或攻补兼施的方法，以顾护正气。须注意药物炮制、配伍、剂量、用法及禁忌证，以确保用药安全有效。

甘遂 Gansui
《神农本草经》

【来源】为大戟科植物甘遂 Euphorbia kansui T. N. Liou ex T. P. Wang 的干燥块根。主产于陕西、河南、甘肃、山西等地。春初开花前或秋末茎叶枯萎后采挖，去皮。晒干生用或醋炙用。

【性味归经】苦、寒；有毒。归肺、肾、大肠经。

【功效】泻水逐饮，消肿散结。

【临床应用】

1. 水肿、臌胀、胸胁停饮 本品善行经隧之水湿，泻下逐饮之力峻猛。可单用研末服，或与牵牛子同用，如二气汤；或与大戟、芫花共为末，枣汤送服，如十枣汤。治水热互结之大结胸证，多与大黄、芒硝同用，如大陷胸汤。

2. 风痰癫痫 取其攻水逐饮之功，以达驱逐痰涎之力。治风痰癫痫，常以本品为末，入猪心煨后，与朱砂末为丸服，如遂心丹。

3. 痈肿疮毒 本品外用能消肿散结。治疮痈肿毒，可用甘遂末水调外敷。

【用法用量】0.5~1.5g，入丸散。内服宜醋炙，可减低毒性。生品外用适量。

【使用注意】孕妇及体弱者忌用，反甘草。

京大戟 Jingdaji
《神农本草经》

【来源】为大戟科植物大戟 Euphorbia pekinensis Rupr. 的干燥根。主产于江苏、四川、江西、广西等地。秋、冬采挖，晒干。生用或醋炙用。

【性味归经】苦、寒；有毒。归肺、脾、肾经。

【功效】泻水逐饮，消肿散结。

【临床应用】

1. 水肿、臌胀、胸胁停饮 本品泻水逐饮之功似甘遂而力稍逊，以泻脏腑之水湿见长。治水肿、臌胀，正气未衰，可与大枣同煮，食枣，或与甘遂、芫花同用，如十枣汤；治胸胁停饮、胁痛痰稠，多与甘遂、白芥子同用，如控涎丹。

2. 疮痈肿毒，瘰疬痰核 治热毒所致疮痈肿毒，可单用鲜品捣烂外敷；治痰火凝聚之瘰疬痰核，常与鸡蛋同煮，食鸡蛋。

【用法用量】煎服，1.5～3g。入丸散服，每次1g；内服醋炙以减低毒性。外用适量，生用。

【使用注意】孕妇及体弱者忌用，反甘草。

芫花 Yuanhua
《神农本草经》

【来源】为瑞香科植物芫花 *Daphne genkwa* Sieb. et Zucc. 的干燥花蕾。主产于河南、安徽、江苏、四川、山东等地。春季花未开放时采摘，晒干或烘干。生用或醋炙后用。

【性味归经】苦、辛，温；有毒。归肺、脾、肾经。

【功效】泻水逐饮；外用杀虫疗疮。

【临床应用】

1. 水肿、臌胀、胸胁停饮 本品泻水逐饮之功与甘遂、京大戟相似而力稍逊，以泻胸胁水饮见长。常与甘遂、京大戟相须为用，如十枣汤、舟车丸。

2. 咳嗽痰喘 治肺气壅实，寒饮内停之咳嗽有痰、喘息气粗，多与桑白皮、葶苈子同用；若久咳寒饮不化，则需与干姜、细辛等配伍。

3. 头疮、白秃、顽癣 单用研末，或加雄黄研末，猪脂调膏外涂。

【用法用量】煎服，1.5～3g。入散剂服，每次0.6～0.9g，一日1次，内服醋炙以减低毒性。外用适量。

【使用注意】孕妇及体弱者忌用，反甘草。

> **知识链接**
>
> ### 比较甘遂、京大戟、芫花的功用异同
>
> 共同点：三者均能峻下逐水，用于水肿臌胀及胸胁停饮等水肿实证，常相须为用。
>
> 不同点：甘遂泻水之力最强，兼能祛痰涤饮、消肿散结，治疗痰迷癫痫、瘰疬痰核等；京大戟泻水与涤饮之功类似于甘遂而力稍逊，兼能消肿散结，主要用于肢体水肿及热毒疮疡、瘰疬等；芫花毒性最强，长于泻上半身胸胁水饮，又善祛痰止咳，治疗寒痰壅盛之咳嗽、喘满等，外用能杀虫疗癣。

商陆 Shanglu
《神农本草经》

【来源】为商陆科植物商陆 *Phytolacca acinosa* Roxb. 或垂序商陆 *Phytolacca americana* L. 的干燥根。前者主产于河南、安徽、湖北等地；后者主产于山东、浙江等地。秋季或次春采挖，切片，晒干或阴干。生用或醋炙用。

【性味归经】苦，寒；有毒。归肺、脾、肾、大肠经。

【功效】逐水消肿，通利二便；外用解毒散结。

【临床应用】

1. 水肿、臌胀、大便秘结、小便不利 本品既能泻下，又能利水，通利二便，使水湿之邪从二便排出，可单用，或与泽泻、茯苓皮同用，如疏凿饮子。治水肿、小便不利，可将其捣烂，入麝香少许，敷于脐部。

2. 疮痈肿毒 用鲜商陆根，酌加食盐，捣烂外敷。

【用法用量】煎服，3~9g。外用适量，煎汤熏洗。内服醋炙以减低毒性。

【使用注意】孕妇忌用。

牵牛子 Qianniuzi
《名医别录》

【来源】为旋花科植物裂叶牵牛 *Pharbitis nil*（L.）Choisy 或圆叶牵牛 *Pharbitis purpurea*（L.）Voigt 的干燥成熟种子。主产于辽宁省。秋末果实成熟、果壳开裂时采收，晒干。生用或炒用。

【性味归经】苦，寒；有毒。归肺、肾、大肠经。

【功效】泻下通便，消痰涤饮，去积杀虫。

【临床应用】

1. 水肿、臌胀 本品既泻下，又利水，通利二便，使水湿从二便排出，宜于实证。可单用研末服，或与茴香为末，姜汁调服；较重者，多与甘遂、京大戟等同用，如舟车丸。

2. 痰壅咳喘 能泻肺气，逐痰饮。常配葶苈子、杏仁等，如牵牛子散。

3. 热结便秘、食积 治实热积滞，便秘腹胀，单用研末服，或与槟榔、大黄等同用；治食积便秘，可与山楂、麦芽等配伍，如山楂化滞丸。

【用法用量】煎服，3~6g。入丸散服，每次1.5~3g。

【使用注意】孕妇忌用，畏巴豆。

巴豆 Badou
《神农本草经》

【来源】为大戟科植物巴豆 *Croton tiglium* L. 的干燥成熟果实。主产于四川、广西、云南等地。秋季果实成熟，果壳尚未开裂时采收，晒干，破开果壳，取出种子，用仁或制霜。将巴豆用米汤浸泡，置日光下暴晒或烘裂，去皮取净仁，炒焦黑用，为巴豆仁；将净巴豆仁碾碎，用多层吸油纸包裹，加热微烘，压榨去油后，碾细过筛用，为巴豆霜。

【性味归经】辛，热；有大毒。归胃、大肠经。

【功效】峻下冷积，逐水退肿，祛痰利咽；外用蚀疮。

【临床应用】

1. 寒积便秘 本品能峻下冷积，开通肠道闭塞，有"斩关夺门之功"。可单用巴豆霜装入胶囊服，或配大黄、干姜制丸服，即三物备急丸。

2. 腹水臌胀 本品有较强的逐水退肿作用，可将巴豆、杏仁炙黄为丸服。

3. 喉痹痰阻及寒实结胸 本品能祛痰利咽以利呼吸。治喉痹、痰涎壅塞气道，呼吸困难，甚窒息欲死，用巴豆霜少量灌服，或用巴豆去皮，线穿纳入喉中，牵出即苏，或与白矾同炒，待矾枯，去巴豆不用，碾矾为细末水调灌服或将细末吹入喉中，促使痰涎吐出；治寒实结胸及肺痈脓痰不出，与贝母、桔梗同用，如三物小白散。现代用巴豆霜吹喉，治疗白喉和急性喉炎引起的急性喉梗阻有效。

4. 痈疽、疥癣、恶疮 本品外用有祛疮毒、蚀腐肉之功。治痈疽脓成未溃，常与乳香、没药等制成膏剂，外贴患处，如验方咬头膏；治痈疽溃后，腐肉不脱，可炒至烟尽研末外敷；治疥癣，可用巴豆仁捣泥，加雄黄和匀，外擦患处。

【用法用量】入丸散服，每次 0.1～0.3g。外用适量，研末涂患处，或捣烂以纱布包擦患处。内服宜用巴豆霜，以降低毒性。

【使用注意】孕妇及体虚者忌用。畏牵牛子。

千金子 Qianjinzi
《蜀本草》

【来源】本品为大戟科植物续随子 *Euphorbia lathyris* L. 的干燥成熟种子。主产河南、浙江。夏、秋二季果实成熟时采收，除去杂质，干燥。

【性味归经】辛，温；有毒。归肝、肾、大肠经。

【功效】泻下逐水，破血消癥；外用疗癣蚀疣。

【临床应用】

1. 二便不通　常配铅丹等，研末制成蜜丸服用，如续随子丸。

2. 水肿，痰饮，积滞胀满，血瘀经闭　常配大黄等，研末制成酒，或水丸服用；外治顽癣，赘疣。

【用法用量】1～2g，去壳，去油用，多入丸散服。外用适量，捣烂敷患处。

【使用注意】孕妇禁用。以免中毒。

目标检测

答案解析

一、单项选择题

1. 大黄配何药用于寒积便秘最佳（　）
   A. 甘遂　　　　　　B. 麻子仁　　　　　　C. 芒硝
   D. 附子　　　　　　E. 牵牛子

2. 大黄用于热结便秘的最佳配伍是（　）
   A. 牵牛子　　　　　B. 芒硝　　　　　　　C. 芦荟
   D. 番泻叶　　　　　E. 玄参

3. 具有泻下、软坚、清热作用的药物是（　）
   A. 大黄　　　　　　B. 芒硝　　　　　　　C. 芦荟
   D. 玄参　　　　　　E. 牵牛子

4. 既能润肠通便，又能滋养补虚的药物是（　）
   A. 火麻仁　　　　　B. 瓜蒌仁　　　　　　C. 郁李仁
   D. 杏仁　　　　　　E. 芒硝

二、配伍选择题

　　A. 巴豆　　　　　　B. 商陆　　　　　　　C. 大黄
　　D. 芒硝　　　　　　E. 牵牛子

5. 泻下逐水、去积杀虫的药物是（　）
6. 泻下攻积、活血祛瘀的药物是（　）

三、多项选择题

7. 巴豆的主治病证是（　　）

    A. 寒积便秘   B. 腹水臌胀   C. 寒实结胸

    D. 喉痹痰阻   E. 疥癣恶疮

8. 甘遂、京大戟、芫花在使用时都应注意（　　）

    A. 中病即止，不宜久服   B. 内服醋制后用

    C. 虚弱者及孕妇忌用   D. 与甘草配伍使用

    E. 宜大剂量使用

（沈晓华）

书网融合……

重点小结

习题

第九章　祛风湿药

PPT

学习目标

知识目标：通过本章的学习，应能掌握祛风湿药的含义、功效、适应范围和使用注意，祛风湿散寒药独活、川乌、蕲蛇、木瓜，祛风湿清热药秦艽、防己，以及祛风湿强筋骨药桑寄生的性味归经、功效、临床应用、用法用量及使用注意；熟悉威灵仙、海风藤、桑枝、豨莶草、雷公藤、五加皮的功效及临床应用；了解草乌、伸筋草、乌梢蛇、徐长卿、青风藤、络石藤、丝瓜络、狗脊、千年健的功效和应用。

能力目标：具备辨识独活、羌活、蕲蛇、乌梢蛇功效和主治异同的能力。

素质目标：通过本章的学习，树立有毒中药安全使用意识。

情境导入

情境：患者，男性，64岁。受凉后出现关节肿胀，疼痛难忍，痛有定处，遇寒痛增，形体消瘦，面色无华，跛行入院。经查下肢关节压痛明显，局部皮色不红，触之不热，活动可，舌红，苔薄白，脉弦紧。

思考：该患者为何种病证，选择哪些药物进行治疗，使用时有何注意事项？

凡以祛除风湿、解除痹痛为主要作用的药物，称为祛风湿药。

本类药多具辛香苦燥之性，药性寒温各异，主入脾、肝、肾三经，善行关节、肌肉、筋骨之间。功善祛除肌肉、经络、筋骨间风湿，部分药物还具有止痹痛、强筋骨等作用。适用于风湿痹痛、筋脉拘挛、麻木不仁、半身不遂、腰膝酸痛及下肢痿弱等症。

根据药性、功效特点，本类药物可分为祛风湿散寒药、祛风湿清热药和祛风湿强筋骨药。

使用本类药物时，应根据痹证类型、病程新久及邪犯部位，进行适当选择和相应配伍。如风邪偏盛的行痹，选用祛风力强的祛风湿药，佐以活血养血之品；湿邪偏重的着痹，选用祛湿力强的祛风湿药，佐以燥湿、利湿、健脾药；寒邪偏重的痛痹，选用散寒止痛力强的祛风湿药，佐以温阳散寒通络之品；以关节红肿热痛为主症的热痹，选用祛风湿清热药，佐以清热凉血药；病邪在表，配解表药；久病入里、肝肾虚损而见腰痛足弱者，选用祛风湿强筋骨药，配补肝肾强筋骨药；病邪入络而见血瘀者，配活血通络药；久病气血不足者，配补气养血药。

使用本类药物时，应注意：①痹证多属慢性疾病，需长期用药治疗，为服用方便，可制成酒剂或丸、散剂。②本类药多辛香苦燥，易耗伤阴血，阴虚血亏者应慎用。

第一节　祛风湿散寒药

本类药物多辛苦温燥，主入肝、脾二经。辛以祛风，苦以燥湿，温以散寒，故有祛风除湿、散寒止痛、舒筋通络等作用。适用于风湿痹痛属寒者，若配伍清热药，亦可用于热痹。

独活 Duhuo

《神农本草经》

【来源】 为伞形科植物重齿毛当归 *Angelica pubeseus* Maxim. f. *biserrata* Shan et Yuan 的干燥根。主产于湖北、四川、安徽等地。春初苗刚发芽或秋末茎叶枯萎时采挖，烘干或晒干。切片，生用。

【性味归经】 辛、苦，微温。归肾、膀胱经。

【功效】 祛风除湿，通痹止痛。

【临床应用】

1. 风寒湿痹 本品有较强的祛风散寒除湿、通痹止痛作用，为治风寒湿痹常用药。然性善下行，尤宜于下半身肌肉关节疼痛。治行痹或痛痹，常与附子、乌头等同用，如独活酒；治肾气虚弱，风冷所致的偏枯冷痹、腰膝冷痛、酸软麻木或屈伸不利，多与桑寄生、杜仲等同用，如独活寄生汤。

2. 头风头痛，风寒表证及风寒湿表证 本品有似羌活之疏风散寒、发汗解表之功，但力次之。治头风头痛，常与白芷、川芎等同用；治风寒表证或风寒湿表证，常与防风、荆芥等同用，如荆防败毒散；本品善入肾经而搜伏风，与细辛、川芎等相伍，可治风扰肾经，伏而不出之少阴头痛，如独活细辛汤。

【用法用量】 煎服，3～10g。

【使用注意】 气血亏虚者慎用。

▎知识链接 ▎

比较独活与羌活的功用异同

共同点：二药均能祛风湿，止痛、解表，治风寒湿痹、风寒夹湿的表证、头痛等，常相须为用。

不同点：独活性较缓和，发散之力较羌活弱，多用于风寒湿痹痛在下半身，头痛属少阴者；羌活性较燥烈，发散力强，常用于风寒湿痹痛在上半身，风寒头痛者。

威灵仙 Weilingxian

《新修本草》

【来源】 为毛茛科植物威灵仙 *Clematis chinensis* Osbeck、棉团铁线莲 *Clematis hexapetala* Pall. 或东北铁线莲 *Clematis manshurica* Rupr. 的干燥根和根茎。前者主产于江苏、安徽、浙江等地，应用较广；后二者部分地区应用。秋季采挖，晒干。生用。

【性味归经】 辛、咸，温。归膀胱经。

【功效】 祛风湿，通经络。

【临床应用】

1. 风湿痹痛 本品辛散温通，性猛善走，通行十二经，既能祛风湿，又能通经络而止痛，凡风湿痹痛，无论上下皆宜，为治风湿痹痛之要药。单用为末，温酒调服，或制成蜜丸服，或配当归、桂心为丸服，如神应丸。

2. 诸骨鲠喉 本品能软化鲠骨。单用或加砂糖、米醋煎汤，缓慢咽下。

【用法用量】 煎服，6～10g。

【使用注意】 气血亏虚者慎用。

川乌 Chuanwu

《神农本草经》

【来源】 为毛茛科植物乌头 *Aconitum carmichaelii* Debx. 的干燥母根。主产于四川、云南、陕西、湖南等地。夏、秋季采挖，晒干。生用或炮制后用。

【性味归经】辛、苦，热；有大毒。归心、肝、脾、肾经。

【功效】祛风除湿，温经止痛。

【临床应用】

1. 风寒湿痹　本品辛热升散苦燥，有明显的止痛作用，为治风寒湿痹之佳品，尤宜于寒邪偏盛者。治寒湿头痛、身痛、关节疼痛不可屈伸，常与麻黄、白芍等同用，如乌头汤；治中风手足不仁、筋脉挛痛，常与乳香、地龙等同用，如小活络丹。

2. 诸寒疼痛　本品辛散温通、散寒止痛之功显著。治心腹冷痛、寒疝腹痛及手足厥冷，单用本品浓煎加蜜服，即大乌头煎；治心痛彻背、背痛彻心，常配赤石脂、干姜等，如乌头赤石脂丸。

此外，古方常以本品作为麻醉止痛药，用于手术局部麻醉或外伤瘀痛，多与蟾酥、生南星等配用，如外敷麻药方。

【用法用量】煎服，1.5~3g；入丸、散或酒剂服，1~2g。入汤剂宜先煎、久煎至入口无麻味。外用适量。一般内服用炮制品，生品只供外用。

【使用注意】有大毒，不宜久服，孕妇忌用。反半夏、瓜蒌、贝母、白及、白蔹，不宜与天花粉同用。

草乌 Caowu
《本草纲目》

【来源】为毛茛科植物北乌头 *Aconitum kusnezoffii* Reichb. 的块根。秋季茎叶枯萎时采挖，除去须根和泥沙，干燥。

【性味归经】辛、苦，热；有大毒。归心、肝、肾、脾经。

【功效】祛风除湿，温经止痛。

【临床应用】

风寒湿痹痛、关节疼痛、心腹冷痛、寒疝作痛、跌打伤痛，以及麻醉止痛。

【用法用量】煎服，1.5~3g；入丸、散或酒剂服，1~2g。入汤剂宜先煎、久煎至入口无麻味。外用适量。一般内服用炮制品，生品只供外用。

【使用注意】有大毒，不宜久服，孕妇禁用。反半夏、瓜蒌、贝母、白及、白蔹，不宜与天花粉同用。

海风藤 Haifengteng
《本草再新》

【来源】为胡椒科植物风藤 *Piper kadsura* (Choisy) Ohwi 的干燥藤茎。主产于广东、福建、台湾等地。夏、秋季采割，晒干。切片，生用。

【性味归经】辛、苦，微温。归肝经。

【功效】祛风湿，通经络，止痹痛。

【临床应用】

风湿痹痛，筋脉拘挛，跌打损伤　本品为治风寒湿痹、筋脉拘挛的常用药，常与独活、威灵仙等同用；治跌打损伤，常与三七、红花等配伍。

【用法用量】煎服，6~12g。

伸筋草 Shenjincao
《本草拾遗》

【来源】为石松科植物石松 *Lycopodium japonicum* Thunb. 的干燥全草。主产于浙江、湖北、江苏、湖南及四川等地。夏、秋二季茎叶茂盛时采收，晒干。切段，生用。

【性味归经】辛、微苦，温。归肝、脾、肾经。

【功效】祛风除湿，舒筋活络。

【临床应用】

1. 风湿痹证 本品苦燥辛散温通，主入肝经，能祛风除湿，善舒筋活血，为治风湿痹痛、筋脉拘挛之主药，可单用煎服，或与威灵仙、木瓜等同用；若治肌肤麻木不仁，则与鸡血藤、桂枝等同用。

2. 跌打损伤 本品能舒筋活血止痛，可治跌打损伤之瘀血肿痛，常配乳香、没药、苏木等，内服外洗均可。

【用法用量】煎服，3～12g。

【使用注意】孕妇及月经过多者慎用。

蕲蛇 Qishe
《雷公炮炙论》

【来源】为蝰科动物五步蛇 *Agkistrodon acutus*（Guenther）除去内脏的干燥全体。主产于湖北、江西、浙江等地。夏、秋二季捕捉，剖开腹部，除去内脏，干燥，以黄酒润透去皮骨，切段用。

【性味归经】甘、咸，温；有毒。归肝经。

【功效】祛风，通络，止痉。

【临床应用】

1. 风湿顽痹、中风半身不遂 本品极具走窜之性，能内走脏腑、外达肌表而透骨搜风，祛风力强，为截风要药。又能通经络，凡风湿痹证无不宜之，尤善治病深日久之风湿顽痹，麻木拘挛，以及中风半身不遂，单用研末黄酒冲服，或入酒剂，或与天麻、独活等同用，如白花蛇酒。

2. 小儿急慢惊风、破伤风 本品既能祛外风，又能息内风，风去则惊搐自定，为治惊风抽搐之要药。治小儿肝热急惊风，常与蝉蜕、牛黄等同用；治小儿脾虚慢惊，多与天麻、白术等同用；治破伤风，常与乌梢蛇、蜈蚣共研末，煎酒调服，如定命散。

3. 麻风、疥癣、皮肤瘙痒 本品能外走肌表而祛风止痒，又能以毒攻毒，故为治风毒之邪壅于肌肤的常用之品。治麻风、疥癣，多与天麻、荆芥等同用；治皮肤瘙痒，常与刺蒺藜、地肤子等同用。

【用法用量】煎服，3～9g；研末服，每次1～1.5g，一日2～3次；或酒浸、熬膏、入丸散。

【使用注意】阴虚内热者忌服。

【附药】

金钱白花蛇 为眼镜蛇科银环蛇 *Bungarus mulicinctus* Blyth 的幼蛇干燥体。性能功用似蕲蛇而力较强。煎服，2～5g；研末吞服，每次1～1.5g；亦可浸酒服。

蛇蜕 为多种蛇蜕下的干燥表皮膜。甘、咸，平。功能祛风、定惊、止痒、退翳、解毒。用于小儿惊风、皮肤瘙痒、目翳、痈疽肿毒等。煎服，2～3g；研末吞服，每次0.3～0.6g。

乌梢蛇 Wushaoshe
《药性论》

【来源】为游蛇科动物乌梢蛇 *Zaocys dhumnades*（Cantor）除去内脏的干燥体。多于夏、秋二季捕捉，剖开腹部或先剥皮留头尾，除去内脏，盘成圆盘状，干燥。

【性味归经】甘，平，归肝经。

【功效】 祛风，通络，止痉。

【临床应用】

风湿顽痹，麻木拘挛，中风口眼㖞斜，半身不遂，抽搐痉挛，破伤风，麻风，疥癣 功用与蕲蛇相似而药力较缓，尤适于风痹、顽痹、癣痒。

【用法用量】 煎服，6~12g；散剂每次 2~3g。

木瓜 Mugua
《名医别录》

【来源】 为蔷薇科植物贴梗海棠 *Chaenomeles speciosa*（Sweet）Nakai 的干燥近成熟果实。生产于安徽、四川湖北等地。安徽宣城产者称"宣木瓜"，质量较好。夏、秋季果实绿黄时采摘，置沸水中烫至外皮灰白色，对半纵剖，晒干。切片，生用。

【性味归经】 酸，温。归肝、脾经。

【功效】 舒筋活络，和胃化湿。

【临床应用】

1. 风湿痹痛，筋脉拘挛 本品味酸入肝经，益筋和血，善舒筋活络，能祛湿除痹，为治湿痹、筋脉拘急之要药。治风湿痹痛，日久不愈，常与威灵仙、蕲蛇等同用；治筋急项强，不能转侧，多与乳香、没药等同用，如木瓜煎；治腰膝重痛，常配伍川乌、威灵仙、牛膝等，如木瓜丸。

2. 脚气水肿 本品温通，祛湿舒筋，为治脚气水肿的常用药，多与吴茱萸、槟榔、紫苏叶等同用，如鸡鸣散。

3. 吐泻转筋 本品温香入脾，能除湿和中而止吐泻，舒筋活络以缓挛急，为治吐泻转筋之要药。多用于湿浊中阻、升降失常所致的呕吐泄泻、腹痛转筋等。偏寒者，常与吴茱萸、小茴香、紫苏等同用，如木瓜汤；偏热者，配蚕沙、薏苡仁、黄连等，如蚕矢汤。

【用法用量】 煎服，6~9g。

【使用注意】 胃酸过多者不宜用。

徐长卿 Xuchangqing
《神农本草经》

【来源】 为萝藦科植物徐长卿 *Cynanchum paniculatum*（Bge.）Kitag. 的干燥根及根茎。主产于安徽、江苏、河北、湖南等地。秋季采挖，阴干。切段，生用。

【性味归经】 辛，温。归肝、胃经。

【功效】 祛风，化湿，止痛，止痒。

【临床应用】

1. 风湿痹痛及其他多种疼痛之证 本品既能祛风又善活血通络，且止痛力强，可广泛地用于风湿、寒凝气滞、血瘀所致的诸痛证。治风湿痹痛，可单用煎服，或随证配伍应用。因本品止痛作用显著，除治风湿痹痛外，还可用治其他多种痛证，如牙痛、胃痛、跌打损伤瘀血作痛及外科术后疼痛，对癌肿疼痛也有一定止痛作用。

2. 湿疹、风疹、顽癣等皮肤病 本品有祛风止痒的作用，可单用内服或煎汤外洗，亦可与苦参、地肤子、白鲜皮等同用。

此外，本品还能解蛇毒。治毒蛇咬伤，可与半边莲、紫花地丁等同用，内服或外敷。

【用法用量】 煎服，3~12g，后下。气味芳香，不宜久煎；研末服，每次 1.5~3g。

青风藤 Qingfengteng
《本草纲目》

【来源】 为防己科植物青藤 Sinomenium acutum（Thunb.）Rehd. et Wils. 及毛青藤 Sinomenium acutum（Thunb.）Rehd. et Wils var. cinereum Rehd. et Wils. 的干燥藤茎。主产于湖北、四川、江苏浙江等地。秋末冬初时采割，切段晒干。生用或炮制用。

【性味归经】 苦、辛，平。归肝、脾经。

【功效】 祛风湿，通经络，利小便。

【临床应用】

1. 风湿痹痛 本品能祛风湿、通经络。因其性平而力缓，故治疗痹证寒热皆宜，常与独活、牛膝等同用。

2. 水肿脚气 本品能通经络，利小便。治水肿，可与茯苓、白术等同用；治脚气湿肿，可与木瓜、槟榔等同用。

【用法用量】 煎服，6~12g。

知识链接

比较海风藤与清风藤的功用异同

共同点：二药均味辛而善祛风湿通经络，治风湿痹痛、拘挛麻木。

不同点：海风藤性微温兼有活血作用，还能治跌打损伤瘀肿疼痛；而青风藤性平力缓，痹证无论寒热均可用，兼利小便，还可治水肿脚气浮肿。

第二节　祛风湿清热药

本类药物多辛苦而性寒，主入肝、脾二经。辛散、苦泄、寒清，故多具有祛风胜湿、通络止痛、清热消肿等作用。适用于风湿热痹、关节红肿热痛诸证。若配伍温经散寒药，亦可用于风寒湿痹。

秦艽 Qinjiao
《神农本草经》

【来源】 为龙胆科植物秦艽 Gentiana macrophylla Pall.、麻花秦艽 Gentiana straminea Maxim.、粗茎秦艽 Gentiana crassicaulis Duthie ex Burk. 或小秦艽 Gentiana dahurica Fisch. 的干燥根。前三种按性状不同分别习称"秦艽"或"麻花艽"，后一种习称"小秦艽"。主产于甘肃、陕西、内蒙古、四川等地。春、秋二季采挖，除去泥沙；秦艽和麻花艽晒软，堆置"发汗"至表面呈红黄色或灰黄色时，摊开晒干，或不经"发汗"直接晒干；小秦艽趁鲜时搓去黑皮，晒干。

【性味归经】 辛、苦，平。归肝、胆、胃经。

【功效】 祛风湿，清湿热，止痹痛，退虚热。

【临床应用】

1. 风湿痹痛，筋脉拘挛，手足不遂 本品能祛风除湿、舒筋活络以利关节、止痹痛，为"风药中之润剂"。广泛用于各种痹证，无论寒热新久，均可配伍应用，尤宜于热痹。治风湿热痹之关节红肿热痛，常与忍冬藤、虎杖等同用；治风寒湿痹之肢节疼痛拘挛，多与川乌、羌活等同用，如秦艽天麻汤。

2. 骨蒸潮热，小儿疳热　本品能退虚热、除骨蒸，亦为治虚热要药，治骨蒸潮热兼风湿最宜。治疗骨蒸日晡潮热，常与青蒿、地骨皮等同用，如秦艽鳖甲散；治小儿疳热兼湿热，多与地骨皮、胡黄连等同用。

3. 湿热黄疸　本品苦以降泄，能清肝胆湿热而退黄。单用或与茵陈、栀子等同用。尤多用于小儿急性黄疸型肝炎。

【用法用量】煎服，3~10g。

防己 Fangji
《神农本草经》

【来源】为防己科植物粉防己（汉防己）*Stephania tetrandra* S. Moore 的干燥根。前者主产于浙江、安徽、江西、湖北等地，后者主产于广东、广西等地。秋季采挖，晒干。切片，生用。

【性味归经】苦，寒。归膀胱、肺经。

【功效】祛风止痛，利水消肿。

【临床应用】

1. 风湿痹痛　本品能祛风除湿，清热止痛，最善治热痹之骨节烦痛、屈伸不利，常与薏苡仁、滑石等同用，如宣痹汤；治风寒湿痹之关节冷痛，多与附子、桂心等同用，如防己汤。

2. 水肿、小便不利　本品善下行而泄下焦膀胱湿热，尤宜于下肢水肿、小便不利，以汉防己效佳。治风邪外袭，水湿内阻，发为头面身肿、小便不利之风水证，常配伍黄芪、白术等，如防己黄芪汤；治一身肌肤悉肿、小便短少之皮水证，多配伍茯苓、黄芪等，如防己茯苓汤；治湿热壅滞之腹胀水肿，多配伍椒目、葶苈子等，如己椒苈黄丸。

3. 湿疹疮毒　治湿疹疮毒，可与苦参、金银花等配伍。

【用法用量】煎服，5~10g。

【使用注意】本品苦寒性重，易伤胃气，不宜大量使用。食欲不振及阴虚无湿热者忌用。

桑枝 Sangzhi
《本草图经》

【来源】为桑科植物桑 *Morus alba* L. 的干燥嫩枝。全国大部分地区均产，主产于江苏、河南、山东等地。春末夏初采收。生用或炒至微黄用，亦可鲜用。

【性味归经】微苦，平。归肝经。

【功效】祛风湿，利关节。

【临床应用】

1. 风湿痹痛，四肢拘挛　本品性平和，能祛风通络，利关节，痹证无论新久、寒热均可应用，善横走肢臂，尤以治上肢风湿痹痛、肩背酸痛为佳。单用熬膏，或配伍其他祛风湿药。偏寒者，可配桂枝、羌活等；偏热者，常配伍秦艽、络石藤等。

2. 水肿、脚气浮肿　本品能利水消肿，可治水肿、脚气。治水肿，常与茯苓皮、大腹皮等同用；治脚气浮肿，多与木瓜、蚕沙等同用。

【用法用量】煎服，9~15g。

豨莶草 Xixiancao
《新修本草》

【来源】为菊科植物豨莶 *Siegesbeckia orientalis* L.、腺梗豨莶 *Siegesbeckia pubesens* Makino 或毛梗豨莶 *Siegesbeckia glabrescens* Makino 的干燥地上部分。全国大部分地区均产，以湖南、湖北、江苏等地产

量较大。夏、秋季花开前及花期均可采割，晒干。切碎，生用或加黄酒蒸制用。

【性味归经】苦、辛，寒。归肝、肾经。

【功效】祛风湿，利关节，解毒。

【临床应用】

1. 风湿痹痛，中风半身不遂 本品善祛经络间风湿而通痹止痛。生用性寒，善治湿热痹痛，常与臭梧桐同用，如豨桐丸；制用寒性大减，多用治风寒湿痹或中风半身不遂等，单用酒蒸为丸，温酒吞服，即豨莶丸。

2. 疮疡肿毒，湿疹瘙痒 本品苦寒，生用有清热解毒、祛风止痒之功。治风疹湿疮，可单用内服或外洗；治疮痈肿毒红肿热痛，可配蒲公英、野菊花等增强清热解毒之力。

【用法用量】煎服，9～12g。外用适量。风湿痹证宜制用，疮疡湿疹宜生用。

络石藤 Luoshiteng
《神农本草经》

【来源】为夹竹桃科植物络石 *Trachelospermum jasminoides*（Lindl.）Lem. 的干燥带叶藤茎。全国南北各地均有分布，主产于江苏、湖北、山东等地。冬季至次春采割，晒干。切段，生用。

【性味归经】苦，微寒。归心、肝、肾经。

【功效】祛风通络，凉血消肿。

【临床应用】

1. 风湿痹痛，筋脉拘挛 本品善祛风湿，通经络，微寒清热，尤宜于热痹。单用浸酒，或配木瓜、桑枝等。

2. 喉痹、疮肿 本品味苦性微寒，可用于热毒壅盛之喉痹、疮肿。治喉痹肿痛，单用水煎，慢慢含咽，或与金银花、牛蒡子等同用；治痈肿疮毒，多与皂角刺、乳香等同用，如止痛灵宝散。

【用法用量】煎服，6～12g。外用适量，鲜品捣烂外敷。

雷公藤 Leigongteng
《本草纲目拾遗》

【来源】为卫矛科植物雷公藤 *Tripterygium wilfordii* Hook. f. 干燥根的木质部。主产于福建、浙江、安徽、湖南及江苏等地。秋季采挖，去皮晒干。切段，生用，亦有带皮用者。

【性味归经】辛、苦，寒；有大毒。归肝、肾经。

【功效】祛风除湿，通络止痛，活血消肿，杀虫解毒。

【临床应用】

1. 风湿顽痹 本品有较强的祛风除湿、活血通络止痛之功，为治风湿顽痹之要药。尤宜于关节红肿热痛、肿胀难消、晨僵、功能受限，甚至关节变形者。单用即效，内服或外敷均可。亦可入复方，常与威灵仙、独活、防风等同用，并宜配伍黄芪、党参、当归补气养血药，以防久服而克伐正气。近年用治风湿性关节炎、类风湿关节炎及坐骨神经痛等，能改善功能活动，减轻疼痛，效果较好。

2. 疔疮肿毒、腰带疮、麻风、顽癣 本品苦寒而燥，既能清热解毒以消肿，又能除湿杀虫以止痒。治热毒痈肿疔疮，常与蟾酥同用；治腰带疮，常配乌药研末调搽患处；治麻风，单用煎服；治顽癣瘙痒，单用为末调涂，或以鲜叶捣烂调搽患处，亦可配伍荆芥、刺蒺藜等。

【用法用量】煎服，1～6g。宜久煎（文火沸煮2小时以上）以降低毒性。外用适量，捣烂或研末外敷，调搽。外敷不可超过半小时，否则起疱。

【使用注意】有大毒，内服宜慎。孕妇、体虚者忌用，心肝肾器质性病变及白细胞减少者慎用。

丝瓜络 Sigualuo
《本草纲目》

【来源】为葫芦科植物丝瓜 *Luffa cylindrica*（L.）Roem. 的干燥成熟果实的维管束。全国各地均有栽培。夏、秋季采收。切碎，生用或炒用。

【性味归经】甘，平。归肺、胃、肝经。

【功效】祛风，通络，活血，下乳。

【临床应用】

1. 风湿痹痛　本品作用平和，能祛风、活血通络。治风湿痹证之肌肉麻木、筋脉拘挛，常与防风、秦艽等同用。多入复方。

2. 胸胁胀痛　本品能行气、通络而止痛。用治肝郁气滞之胁肋胀痛，多与柴胡、白芍等同用。

3. 咳嗽痰多　本品能化痰以通络。用治痰阻气滞之咳嗽痰多、胸闷疼痛，常与瓜蒌、薤白等同用。

4. 疮肿、乳痈　本品入肝经通乳络，并能解毒通络而消肿散结。用于热毒疮肿或肝胃热结之乳痈肿痛，常与金银花、蒲公英等配伍。

【用法用量】煎服，5～12g，大剂量可用至60g。外用适量。

第三节　祛风湿强筋骨药

本类药物多苦而性温，入肝、肾二经。味苦能燥，甘温补益，故具有祛风湿、补肝肾、强筋骨等作用，主要用于风湿日久累及肝肾所致的腰膝酸软无力、疼痛等风湿痹证，亦可用于肾虚腰痛、骨痿及中风后遗症、半身不遂等。

桑寄生 Sangjisheng
《神农本草经》

【来源】为桑寄生科植物桑寄生 *Taxillus chinensis*（DC.）Danser 的干燥带叶茎枝。主产于广东、广西等地。冬季至次春采割。切段，生用。

【性味归经】苦、甘，平。归肝、肾经。

【功效】祛风湿，补肝肾，强筋骨，安胎元。

【临床应用】

1. 风湿痹痛，腰膝酸痛　本品苦能燥湿，甘能补益，祛风湿又长于补肝肾、强筋骨。善治肝肾不足之风湿痹痛、腰膝酸软、筋骨无力而日久，多与杜仲、牛膝等同用，如独活寄生汤。

2. 胎漏下血，胎动不安　本品能通过补肝肾而达固冲任、安胎之效。宜于肝肾不足、冲任不固之胎漏下血、胎动不安，常与续断、阿胶等同用，如寿胎丸。

【用法用量】煎服，9～15g。

【附药】

槲寄生　为桑寄生科植物槲寄生 *Viscum coloratum*（Komar.）Nakai 的干燥带叶茎枝。过去习惯与桑寄生同作寄生药用。

五加皮 Wujiapi
《神农本草经》

【来源】为五加科植物细柱五加 *Acanthopanax gracilistylus* W. W. Smith 的干燥根皮。主产于湖北、河南、安徽等地。夏、秋采挖，剥取根皮，晒干。切厚片，生用。

【性味归经】辛、苦，温。归肝、肾经。

【功效】祛风除湿，补益肝肾，强筋壮骨，利水消肿。

【临床应用】

1. 风湿痹痛　本品长于祛风除湿，兼能温补肝肾，为强壮性祛风湿药，尤宜于老人及久病体虚者。治风湿痹痛，兼肾虚有寒，单用或配当归、牛膝、地龙等，即五加皮酒；或与木瓜、松节等同用，如五加皮散。

2. 筋骨痿软，小儿行迟，体虚乏力　本品有温补之效，能补肝肾、强筋骨。肝肾亏虚之筋骨痿软者均可应用；治腰膝软弱，多与怀牛膝、杜仲等同用；治小儿行迟，常与龟甲、续断等同用。

3. 水肿、脚气浮肿　本品能温肾除湿、利水消肿。治水肿，常与茯苓皮、陈皮等配伍，如五皮饮；治脚气肿痛，多与木瓜、大腹皮等同用。

【用法用量】煎服，5～10g；或酒浸、入丸散服。

【使用注意】阴虚火旺、舌干口苦者忌服。

【附药】

香加皮　为萝藦科植物杠柳 *Periploca sepium* Bge. 的干燥根皮。过去习惯与五加皮（南五加皮）同等药用，习称"北五加皮"。但其来源不同，功效各异，应区别应用。本品有毒，功偏利水消肿，兼祛风湿、强筋骨，用于下肢浮肿、风寒湿痹、腰膝酸软，并能强心，用于心悸气短。

狗脊 Gouji
《神农本草经》

【来源】为蚌壳蕨科植物金毛狗脊 *Cibotium barometz*（L.）J. Sm 的干燥根茎。主产于云南、广西、浙江、福建等地。秋、冬季采挖。蒸后切片晒干或砂烫用。

【性味归经】苦、甘，温。归肝、肾经。

【功效】祛风湿，补肝肾，强腰膝。

【临床应用】

1. 风湿腰痛脊强，肾虚腰膝软弱　本品善祛脊背之风湿而强腰膝。治肝肾不足，兼有风寒湿邪之腰痛脊强，不能俯仰者最为适宜，常与杜仲、桑寄生等同用，如狗脊饮；若配萆薢、菟丝子，可治各种腰痛，即狗脊丸。

2. 肾虚遗尿、尿频、白带过多　本品能补肾固摄。用治肾虚遗尿、尿频，常与益智仁、桑螵蛸等同用；治虚寒带下，多与鹿茸、白蔹等同用，如白蔹丸。

此外，狗脊的绒毛有止血作用，外敷可用于金创出血。

【用法用量】煎服，6～12g。

【使用注意】肾虚有热、小便不利，或短涩黄赤者慎服。

千年健 Qiannianjian
《本草纲目拾遗》

【来源】为天南星科植物千年健 *Homalomena occulta*（Lour.）Schott 的干燥根茎。主产于云南、广西等地。春、秋季采挖，洗净，除去外皮，晒干。切片，生用。

【性味归经】苦、辛，温。归肝、肾经。

【功效】祛风湿，壮筋骨。

【临床应用】

风湿痹痛，筋骨无力　本品辛散温通苦燥，能祛风湿，强筋骨。治风寒湿痹，腰酸脚软、手足拘挛，可配独活、威灵仙等；治肝肾亏虚之筋骨无力，常配杜仲、牛膝、五加皮等。本品为风湿痹证兼肝肾亏损者常用，尤宜于老人。

【用法用量】煎服，5~10g；或浸酒服。

目标检测

答案解析

一、单项选择题

1. 既能舒筋活络，又善化湿和胃以治吐泻转筋的药是（　　）
   A. 木瓜 　　　　　　 B. 吴茱萸 　　　　　　 C. 薏苡仁
   D. 藿香 　　　　　　 E. 威灵仙

2. 祛风湿作用好，且被誉为"风药中之润剂"的药物是（　　）
   A. 威灵仙 　　　　　 B. 防己 　　　　　　 C. 秦艽
   D. 木瓜 　　　　　　 E. 吴茱萸

3. 蕲蛇的功效是（　　）
   A. 祛风、通络、定惊 　 B. 祛风、通络、解毒 　 C. 祛风、通络、止痛
   D. 祛风、通络、除湿 　 E. 祛风、通络、止痉

4. 功能祛风除湿、散寒止痛的药物是（　　）
   A. 五加皮 　　　　　 B. 桑寄生 　　　　　 C. 防己
   D. 川乌 　　　　　　 E. 秦艽

5. 功能祛风湿、利关节、清热解毒的药物是（　　）
   A. 豨莶草 　　　　　 B. 秦艽 　　　　　　 C. 防己
   D. 木瓜 　　　　　　 E. 桑寄生

二、配伍选择题

   A. 寒湿痹痛 　　　　 B. 湿热痹痛 　　　　 C. 吐泻转筋
   D. 筋骨痿软 　　　　 E. 四肢拘挛

6. 防己的适应证是（　　）

7. 木瓜的适应证是（　　）

三、多项选择题

8. 既能祛风湿又能强筋骨的药是（　　）
   A. 秦艽、威灵仙 　　 B. 桑寄生、五加皮 　 C. 五加皮、防己
   D. 狗脊、五加皮 　　 E. 桑寄生、木瓜

9. 防己可治（　　）
   A. 风湿痹证 　　　　 B. 小便不利 　　　　 C. 外感风寒
   D. 水肿 　　　　　　 E. 脚气浮肿

10. 为防止川乌中毒，应注意（　　）

　　A. 剂量不宜过大　　　　B. 严格炮制　　　　　C. 入汤剂宜先煎

　　D. 内服多用生品　　　　E. 与半夏配伍使用

（沈晓华）

书网融合……

重点小结　　　　习题

第十章　化湿药

PPT

学习目标

知识目标：通过本章的学习，应能掌握化湿药的含义、功效、适应范围和使用注意，苍术、厚朴、广藿香、豆蔻的性味归经、功效、临床应用、用法用量及使用注意；熟悉佩兰、砂仁的功效及临床应用；了解草豆蔻、草果的功效和应用。

能力目标：具备辨识广藿香和佩兰、砂仁和豆蔻功效和主治异同的能力。

素质目标：通过本章的学习，树立辨证用药意识。

情境导入

情境：患者，女性，38岁。冒雨涉水后出现腹痛腹泻，伴有肠鸣，脘腹胀闷，不思饮食，泛恶欲吐，口淡不渴，头重如裹，肢体酸痛，舌苔白腻，脉濡缓。

思考：该患者为何种病证，可以选择哪类药物进行治疗？

凡气味芳香，性偏温燥，以化湿运脾为主要作用，治疗湿困脾胃病证的药物，称为化湿药，亦称芳香化湿药。

本类药物大多辛香温燥，主入脾、胃二经。芳香能醒脾化湿，温燥可燥湿健脾，故具有化湿运脾、开胃和中、舒畅气机之功。适用于湿浊中阻、脾为湿困、运化失常所致的脘腹痞满、呕吐泛酸、大便溏薄、食少体倦、口甘多涎、舌苔白腻等症。此外，部分药物能芳香解暑，可用于暑温、湿温等证。

湿证有寒湿和湿热之分，使用时需根据不同证型进行适当配伍。寒湿者，配温里药；湿热者，配清热燥湿药；湿阻气滞，配行气药；脾虚生湿，配健脾药。

使用注意：①化湿药多辛温香燥，易伤阴耗气，故阴虚血燥及气虚者慎用；②因气味芳香，多含挥发油，入煎剂宜后下，不宜久煎，以免降低药效。

苍术 Cangzhu
《神农本草经》

【来源】为菊科植物茅苍术 *Atractylodes lancea*（Thunb.）DC. 或北苍术 *Atractylodes chinensis*（DC.）Koidz. 的干燥根茎。前者主产于江苏、湖北、河南等地，以产于江苏茅山一带者质量最好，以此得名；后者产于内蒙古、山西、辽宁等地。春、秋季采挖，晒干。生用或炒用。

【性味归经】辛、苦，温。归脾、胃、肝经。

【功效】燥湿健脾，祛风散寒，明目。

【临床应用】

1. 湿阻中焦证　本品苦而温燥，有较强的燥湿运脾之功。对寒湿阻滞中焦、脾失健运之脘腹胀闷、呕恶食少、吐泻乏力、舌苔白腻等最为适宜，常与厚朴、陈皮等同用，如平胃散；治脾虚水湿内停之痰饮或水湿外溢之水肿，则与茯苓、泽泻、猪苓等同用，如胃苓汤；治湿热或暑湿证，多与清热燥湿药同用。

2. 风湿痹痛　本品辛散苦燥，既内燥脾湿，又外祛风湿。尤以疗湿痹见肢麻沉重疼痛为佳，常与独活、秦艽等同用；治湿热痹痛，多与石膏、知母等同用，如白虎加苍术汤；治湿热下注之痿软、带下、湿疹湿疮等，常与黄柏同用，如二妙散。

3. 外感风寒夹湿表证 本品辛散性燥，兼能发汗解表。治风寒夹湿表证，多与羌活、防风等同用，如九味羌活汤。

此外，本品尚能明目，治夜盲及眼目昏涩（如角膜软化症），可单用，或与羊肝、猪肝蒸煮同食。

【用法用量】煎服，3~9g。

【使用注意】阴虚内热、气虚多汗者忌服。

厚朴 Houpo
《神农本草经》

【来源】为木兰科植物厚朴 *Magnolia officinalis* Rehd. et Wils. 或凹叶厚朴 *Magnolia officinalis* Rehd. et Wils. var. *bilola* Rehd. et Wils. 的干燥干皮、根皮及枝皮。主产于四川、安徽、湖北等地。4~6月剥取根皮及枝皮，直接阴干，干皮置沸水中微煮后堆置阴湿处，"发汗"至内表面变紫褐色或棕褐色时，蒸软，取出，卷成筒状，干燥、切片。生用或姜汁炙用。

【性味归经】苦、辛，温。归脾、胃、肺、大肠经。

【功效】燥湿消痰，下气除满。

【临床应用】

1. 湿阻中焦，脘腹胀满 本品能燥湿、行气、消积以除满，既下有形实满，又散无形湿满，为消除胀满之要药。治湿阻中焦，脾胃气滞之脘闷腹胀、腹痛呕逆，常与苍术、陈皮等同用，如平胃散；治胃肠积滞、脘腹胀痛、大便秘结，多与大黄、枳实等同用，如大承气汤、小承气汤、厚朴三物汤。

2. 痰饮喘咳，梅核气 本品能燥湿化痰，降气平喘。治素有喘咳，复感风寒而发，常与桂枝、杏仁等同用，如桂枝加厚朴杏子汤；治痰湿壅肺、胸闷咳喘，常与紫苏子、橘皮等同用，如苏子降气汤；治痰凝气滞之梅核气，多与半夏、茯苓等相配，如半夏厚朴汤。

【用法用量】煎服，3~10g。

【使用注意】体虚者及孕妇慎用。

知识链接

比较苍术与厚朴的功用异同

共同点：二药均有燥湿之功效，用于治疗湿阻中焦证，常相须为用。

不同点：苍术以辛散温燥为主，为治疗湿阻中焦证的要药，同时还能祛风散寒、明目，用以治疗外感风寒夹湿表证和夜盲证；厚朴以苦味为重，苦降能下气消积除满，又能下气消痰平喘，既下有形实满，又散无形湿满，为消除胀满之要药。

广藿香 Guanghuoxiang
《名医别录》

【来源】为唇形科植物广藿香 *Pogostemon cablin* (Blanco) Benth. 的干燥地上部分。主产于广东。夏、秋季枝叶繁茂时采割，日晒夜闷，反复至干。切段，生用。

【性味归经】辛，微温。归脾、胃、肺经。

【功效】芳香化浊，和中止呕，发表解暑。

【临床应用】

1. 湿阻中焦证 本品气味芳香，有良好的芳化湿浊、醒脾健胃作用，为芳化湿浊之要药。治湿浊内阻、中气不运所致的脘腹痞闷、少食作呕、神疲体倦等症，常与苍术、厚朴等同用，如不换金正气散。

2. 呕吐 本品既能化湿，又能和中止呕，为治呕吐之常用药，尤适于湿阻呕吐。单用，或配半夏则效更佳；偏寒湿者，多与丁香、白豆蔻等同用；偏湿热者，常与黄连、竹茹等配伍；治妊娠呕吐，则与砂仁、紫苏梗等同用。

3. 暑湿证或湿温初起 本品芳香，外能发表解暑而不峻，内能化湿而不燥热。善治外感风寒、内伤生冷之阴暑证，症见恶寒发热、头痛脘闷、呕恶吐泻等，常与紫苏、厚朴等同用，如藿香正气散；治湿温初起，湿热并重，常与黄芩、滑石等配伍，如甘露消毒丹。

【用法用量】煎服，3～10g。鲜品加倍。藿香叶偏于发表，藿香梗偏于和中。鲜藿香解暑之力较强，夏季泡汤代茶，可作清暑饮料。

【使用注意】阴虚火旺者忌用。

佩兰 Peilan
《神农本草经》

【来源】为菊科植物佩兰（兰草）*Eupatorium fortunei* Turcz. 的干燥地上部分。主产于江苏、河北、山东等地。夏、秋两季分两次采割，去杂质，晒干。生用或鲜用。

【性味归经】辛，平。归脾、胃、肺经。

【功效】芳香化湿，醒脾开胃，发表解暑。

【临床应用】

1. 湿阻中焦证 本品化湿和中之功与广藿香相似，而作用更为缓和，常相须为用，或配伍苍术、厚朴等。又因其性平而不温燥，尤长于治脾经湿热，症见口中甜腻、多涎、口臭的脾瘅，可单用煎汤服，或配伍藿香、厚朴等。

2. 外感暑湿或湿温初起 本品外能散表邪，内能化湿浊。治暑湿证，多与藿香、青蒿等同用；治湿温初起，常与滑石、藿香等同用。

【用法用量】煎服，3～10g。鲜品加倍。

【使用注意】含挥发油，入汤剂宜后下，不宜久煎。

> **知识链接**
>
> ### 比较佩兰与广藿香的功用异同
>
> 共同点：二药均有化湿、解暑之功效，用于治疗湿阻中焦证及暑湿外感或湿温初起，常相须为用，但广藿香的作用强于佩兰。
>
> 不同点：佩兰性平，善治脾经湿热之脾瘅；广藿香还有止呕的作用，用于治疗湿阻中焦的呕吐。

砂仁 Sharen
《药性论》

【来源】为姜科植物阳春砂 *Amomum villosum* Lour. 、绿壳砂 *Amomum villosum* Lour. var. *xanthioides* T. L. Wu et Senjen 或海南砂 *Amomum longiligulare* T. L. Wu. 的干燥成熟果实。阳春砂主产于我国广东、广西等地，绿壳砂产于越南、泰国、印度尼西亚等地，海南砂主产于我国广东、海南及湛江地区，以阳春砂质量为优。夏、秋间果实成熟时采收，晒干或低温干燥。用时打碎，生用。

【性味归经】辛，温。归脾、胃、肾经。

【功效】化湿开胃，温脾止泻，理气安胎。

【临床应用】

1. 湿阻中焦，脾胃气滞证 本品有良好的化湿醒脾、行气温中之功。常用于湿阻或气滞所致的脾胃不和诸证，寒湿气滞者尤宜，常与厚朴、枳实等同用；脾胃气滞者，常配木香、枳实等，如香砂枳术丸；脾胃虚弱者，常配党参、茯苓等，如香砂六君子汤。

2. 脾胃虚寒吐泻 本品有开胃止呕、温脾止泻之效。单用研末吞服，或与干姜、附子等同用。

3. 气滞胎动不安及妊娠恶阻 本品能行气和中而止呕安胎。治妊娠气滞、胎动不安，可与人参、白术等同用，如泰山磐石散；治妊娠呕逆不能食，单用炒熟研末服，名缩砂散。

【用法用量】煎服，3～6g，宜后下。

【使用注意】阴虚有热者忌服。

豆蔻 Doukou
《名医别录》

【来源】为姜科植物白豆蔻 *Amomun kravanh* Pierre ex Gagnep. 或爪哇白豆蔻 *Amomum compactum* Soland ex Maton 的干燥成熟果实。主产于柬埔寨、老挝、越南、斯里兰卡等地，我国云南、广东、广西等地亦有栽培。秋季采收，晒干。生用，用时捣碎。

【性味归经】辛，温。归肺、脾、胃经。

【功效】化湿行气，温中止呕，开胃消食。

【临床应用】

1. 湿滞中焦及脾胃气滞证 本品性极芳香，功用似砂仁，常与之相须为用，或与厚朴、陈皮等同用。治湿温初起，湿邪偏重，常与薏苡仁、杏仁等同用，如三仁汤；治湿温初起，热重于湿，常与黄芩、滑石等同用，如黄芩滑石汤。

2. 呕吐 本品既能化湿、行气、温中，又善止呕，尤以胃寒湿阻气滞之呕吐最为适宜。单用为末服，或与藿香、半夏等同用。治小儿胃寒吐乳，可与砂仁、甘草共研细末，常掺口中。

【用法用量】煎服，3～6g。入汤剂宜后下。

【使用注意】火升作呕者不宜用。

知识链接

比较豆蔻与砂仁的功用异同

共同点：二药均具有化湿行气、温中止呕、止泻之功，常相须为用，治疗湿阻中焦及脾胃气滞证。

不同点：豆蔻化湿行气之力偏于中上焦，温中偏在胃而善止呕，临床上可用于湿温痞闷；砂仁化湿行气之力略胜，作用偏于中下焦，温中重在脾而善止泻。

草豆蔻 Caodoukou
《雷公炮炙论》

【来源】为姜科植物草豆蔻 *Alpinia katsumadai* Hayata 的干燥近成熟种子，主产于广西、广东等地。夏、秋季采收，晒干。

【性味归经】辛，温。归脾、胃经。

【功效】燥湿行气，温中止呕。

【临床应用】

寒湿内阻，脘腹胀满冷痛，嗳气呕逆，不思饮食 本品温燥之性较强，治脾胃气滞，常与陈皮、半夏等同用，如豆蔻汤；治脘腹胀满冷痛，嗳气呕逆，常与生姜、半夏等同用。

【用法用量】煎服，3~6g，不宜久煎。

草果 Caoguo
《饮膳正要》

【来源】为姜科植物草果 *Amomum tsao - ko* Crevost et Lemaire 的干燥成熟果实。秋季果实成熟时采收，除去杂质，晒干或低温干燥。

【性味归经】辛，温。归脾、胃经。

【功效】燥湿温中，截疟除痰。

【临床应用】

1. 寒湿内阻导致的脘腹胀痛，痞满呕吐 本品燥湿健脾、温中和胃，善于治疗寒湿中阻导致的脘腹胀痛、呕吐泄泻、舌苔浊腻等症状，常与甘草、生姜等同用。

2. 疟疾寒热，瘟疫发热 治疟疾导致的痰浊伏遏、寒多热少、苔白厚腻等症状，常与陈皮、常山、槟榔等同用，以增强除痰截疟功效；治疟疾或瘟疫导致的湿热伏遏、恶寒壮热、胸闷呕恶等症状，常与知母、厚朴、槟榔等同用。

【用法用量】煎服，3~6g。

目标检测

答案解析

一、单项选择题

1. 脾经湿热，口中甜腻，多涎者宜选用下列中（　）
   A. 藿香　　　　　B. 豆蔻　　　　　C. 佩兰
   D. 砂仁　　　　　E. 苍术

2. 夏月外感风寒，内伤生冷者当首选（　）
   A. 苍术　　　　　B. 豆蔻　　　　　C. 厚朴
   D. 藿香　　　　　E. 砂仁

3. 肠胃积滞，腹胀便秘者可选用（　）
   A. 砂仁　　　　　B. 厚朴　　　　　C. 豆蔻
   D. 苍术　　　　　E. 藿香

4. 功能化湿、行气、温中，又可宣通肺气，常用于湿温初起的药是（　）
   A. 豆蔻　　　　　B. 砂仁　　　　　C. 藿香
   D. 佩兰　　　　　E. 厚朴

5. 痰饮壅肺，咳喘痰多宜选用（　）
   A. 砂仁　　　　　B. 苍术　　　　　C. 生姜
   D. 厚朴　　　　　E. 佩兰

二、配伍选择题

   A. 苍术　　　　　B. 佩兰　　　　　C. 砂仁
   D. 厚朴　　　　　E. 豆蔻

6. 功能化湿行气、温中止呕，又能安胎的药是（　　）

7. 功能化湿解暑的药是（　　）

三、多项选择题

8. 具有止呕作用的药物是（　　）

A. 苍术　　　　　　　B. 砂仁　　　　　　　C. 豆蔻

D. 藿香　　　　　　　E. 厚朴

（沈晓华）

书网融合……

重点小结　　　　　习题

第十一章 利水渗湿药

PPT

▶ 学习目标 ◀

知识目标：通过本章的学习，应能掌握利水渗湿药的含义、功效、适应范围和使用注意，茯苓、薏苡仁、泽泻、车前子、滑石、木通、茵陈、金钱草、虎杖的性味归经、功效、临床应用、用法用量及使用注意；熟悉猪苓、石韦、香加皮、通草、海金沙的功效及临床应用；了解瞿麦、萹蓄、地肤子、草薢、垂盆草的功效和应用。

能力目标：具备辨识茯苓、猪苓、薏苡仁功效和主治异同的能力。

素质目标：通过本章的学习，增强合理安全用药的意识，具有传承和发扬中医药的责任感。

▶ 情境导入 ◀

情境：患者，男性，34岁。症见面部及双下肢水肿，面色少华，神疲乏力倦怠，自述病情时轻时重，近日下肢水肿明显，腰膝酸软，小便短少，身体困重，胸闷，纳呆，恶心，舌淡胖，苔白腻，脉沉缓。

思考：该患者应选择哪类药物进行治疗，使用时应注意什么？

凡以通利水道、渗泄水湿为主要作用，用于治疗水湿内停病证的药物，称为利水渗湿药。

本类药物味多甘淡，性平或寒凉，主入膀胱、脾、肾经，具有利水消肿、利尿通淋、利湿退黄等功效，主要用于水肿、小便不利、淋证、黄疸等水湿内停所致的各种病症。另外，对于痰饮、湿温、带下、湿痹、湿疮等病证，亦可选择。

根据药物性能特点和应用范围的不同，利水渗湿药可分为利水消肿药、利尿通淋药、利湿退黄药三类。

使用利水渗湿药时，应注意根据不同的病证选择相适应的药物，并适当配伍。若水肿骤起兼有表证者，可与宣肺解表利尿药配伍；若下焦湿热蕴结者，可与清热燥湿药配伍；热伤血络而尿血者，可与凉血止血药配伍；若脾弱生湿或肾阳衰弱导致水湿泛滥者，可配伍温补脾肾药以标本兼顾。此外，气行则水行，利水不效当考虑佐以行气药，以增强疗效。

本类药物易耗伤津液，故阴亏津少，肾亏精滑、遗精、遗尿者应慎用或忌用；某些药物具有较强的通利作用，孕妇应慎用。

第一节 利水消肿药

本类药物多性平或微寒，味甘淡，入肾、膀胱、小肠经，淡能渗泄水湿，具有利水消肿的作用，服药后小便通利，尿量增多，水肿消退。治疗水湿内停的水肿、小便不利及脾虚湿盛的痰饮、泄泻等病证。临证时应根据不同病证的病因病机，选择适当的药物配伍。

茯苓 Fuling

《神农本草经》

【来源】 为多孔菌科真菌茯苓 *Poria corns*（Schw.）Wolf 的干燥菌核。寄生在松科植物赤松或马尾松等树根上。栽培或野生，主产于安徽、湖北、河南、云南等地。多于 7～9 月采挖，挖出后除去泥沙，堆置"发汗"后，摊开晾至表面干燥，再"发汗"，反复数次至现皱纹、内部水分大部分散失后，阴干，称为"茯苓个"；或将鲜茯苓按不同部位切制，阴干，分别称为"茯苓块"和"茯苓片"。生用。

【性味归经】 甘、淡，平。归心、肺、脾、肾经。

【功效】 利水渗湿，健脾，宁心安神。

【临床应用】

1. 水肿、痰饮 本品甘能补脾，淡能渗泄水湿，性平则作用和缓，无寒热之偏，可用治寒热虚实多种水肿，为利水消肿之要药。治疗水湿内停之水肿、小便不利，常与猪苓、泽泻、白术、桂枝等配伍，如五苓散；治疗水肿胀满、上气不得卧，常与白术、桂心、泽泻等配伍，如茯苓丸；治疗脾肾阳虚水肿，常与附子、白术等配伍，如真武汤；治痰饮内停之目眩心悸，常与桂枝、白术等配伍，如苓桂术甘汤。

2. 脾虚诸证 本品甘淡既能利水渗湿，又能健脾，尤宜治脾虚湿盛泄泻。可与山药、白术、薏苡仁同用，如参苓白术散；治疗脾胃虚弱、食积内停、脘腹痞胀、大便溏薄，与白术、山楂、山药等配伍，如健脾丸；治疗脾胃虚弱，倦怠乏力，食少便溏，常与人参、白术、甘草等同用，如四君子汤。

3. 心悸、失眠 本品入心、脾经，益心脾而宁心安神，常用于治疗心悸、失眠。治心脾两虚，气血不足之心神不宁，失眠，健忘，多与黄芪、当归、远志等同用，如归脾汤；治水气凌心之心悸，常与桂枝、白术等同用，如茯苓甘草汤。

【用法用量】 煎服，10～15g。用于安神，常以少量朱砂拌用，即朱茯苓，服用宜入丸散。

【使用注意】 虚寒精滑者忌用。

【附药】

茯苓皮 为茯苓菌核的黑褐色外皮。甘、淡，平。归肺、脾、肾经。具有利水消肿的功效，多用于水肿。用量：15～30g。常与五加皮、地骨皮、生姜皮、大腹皮同用，如五皮散。

茯神 为茯苓菌核中间带有松根的部分。甘、淡，平。归心、肺、脾、肾经。具有宁心安神的功效，适用于心神不安、惊悸、健忘等。用量：10～15g。常与石菖蒲、远志、茯苓、人参同用，如茯神丸。

薏苡仁 Yiyiren

《神农本草经》

【来源】 为禾本科植物薏苡 *Coix lacryma - jobi* L. var. *mayuen*（Roman.）Stapf 的干燥成熟种仁。我国大部分地区均产，主产于福建、江苏、河北，辽宁等地。秋季果实成熟时采割植株，晒干，打下果实，再晒干，除去外壳、黄褐色种皮和杂质，收集种仁。生用或炒用。

【性味归经】 甘、淡，凉。归脾、胃、肺经。

【功效】 利水渗湿，健脾止泻，祛湿除痹，排脓，解毒散结。

【临床应用】

1. 水肿、小便不利、脚气浮肿 本品甘淡，利水渗湿又能健脾，功同茯苓。善治脾虚湿盛之证，常相须为用。治疗湿盛水肿，小便不利，可单用或与茯苓、白术等药同用；治疗寒湿伤肾，脚气冲心，筋脉痹挛，常与附子、桂心、羌活等同用，如薏苡仁丸；治疗湿温初起，头痛恶寒，身重疼痛，常与滑石、豆蔻、厚朴等同用，如三仁汤。

2. 脾虚泄泻 本品能渗除脾湿，健脾止泻，尤宜治疗脾虚湿盛之泄泻，常与补脾益气之人参、白术、山药、莲子等同用，如参苓白术散。

3. 湿滞痹痛、筋脉拘挛等证 本品既能渗湿，又能舒筋脉、缓和拘挛疼痛。治疗手足流注，麻木作痛，难以屈伸，常与苍术、桂心、麻黄等同用，如苍术薏苡汤；治疗风湿痹痛，筋脉挛急，一身尽痛，常与麻黄、苦杏仁、炙甘草等同用，如麻杏薏甘汤。

4. 肺痈、肠痈 本品能清肺与大肠之热，且能排脓消痈，为治疗肺痈、肠痈的常用药。治疗肺痈胸痛，热毒壅滞，痰瘀互结，常与芦根、冬瓜仁、桃仁等同用，如苇茎汤；治疗肠痈，常与附子、败酱草等同用，如薏苡附子败酱散。

【用法用量】煎服，9~30g。清利湿热宜生用，健脾止泻宜炒用。本品力缓，用量宜大。除入汤剂、丸剂、散剂外，亦可煮羹、粥饭食用，为食疗佳品。

【使用注意】津液不足者慎用，孕妇慎用。

猪苓 Zhuling
《神农本草经》

【来源】为多孔菌科真菌猪苓 *Polyporus umbellatus*（Pers.）Fries 的干燥菌核。寄生于桦树、枫树等的腐朽根上。主产于陕西、云南、河南、河北等地。春、秋二季采挖，除去泥沙，干燥。切片，生用。

【性味归经】甘、淡，平。归肾、膀胱经。

【功效】利水渗湿。

【临床应用】

小便不利、水肿、泄泻、淋浊、带下等水湿证 本品利水渗湿的作用较茯苓强，但无补益作用。治疗水湿内停之水肿、小便不利，常与茯苓、泽泻、白术、桂枝同用，如五苓散；治疗水热互结伤阴的小便不利，常与滑石、阿胶等同用，如猪苓汤；治妊娠水肿，可单用为末，以热水调服；治疗肠胃寒湿、濡泻无度，常与肉豆蔻、黄柏同用，如猪苓丸；治热淋，小便不通，淋漓涩痛，常与木通、茵陈、滑石等同用，如十味导赤汤。

【用法用量】煎服，6~12g，或入丸、散剂。

【使用注意】阴虚者及无水湿者慎用。

泽泻 Zexie
《神农本草经》

【来源】为泽泻科植物东方泽泻 *Alisma orientale*（Sam.）Juzep. 或泽泻 *Alisma plantago - aquatica Linn.* 的干燥块茎。主产于福建、四川、江西等地，产于福建者为道地药材。冬季茎叶开始枯萎时采挖，洗净，干燥，除去须根和粗皮，以水润透切片，晒干。生用、麸炒或盐炙用。

【性味归经】甘、淡，寒。归肾、膀胱经。

【功效】利水渗湿，泄热，化浊降脂。

【临床应用】

1. 小便不利、水肿、泄泻、痰饮 本品善利水渗湿而不伤阴，治疗水肿胀满、小便不利，常与茯苓、猪苓、桂枝、白术同用，如五苓散；治疗大便濡泻、小便短涩，常配伍苍术、厚朴、陈皮等，如胃苓汤；治疗痰湿内停之头晕目眩，常与白术同用，如泽泻汤。

2. 湿热带下、淋浊、遗精　本品性寒入膀胱经，善清下焦湿热。治疗湿热带下、小便淋浊，或湿热下注，扰动精室，常与木通、车前子、龙胆等同用，如龙胆泻肝汤；本品盐炙入肾可泻肾火，治疗阴虚火旺之遗精、小便频数，常与熟地黄、山茱萸、牡丹皮等同用，如六味地黄丸。

此外，本品尚能降脂，现代多用于治疗高脂血症。

【用法用量】煎服，6～10g。

香加皮 Xiangjiapi
《中药志》

【来源】为萝摩科植物杠柳 *Periploca sepium* Bge. 的干燥根皮。主产于山西、河南、河北、山东等地。春、秋二季采挖根部，剥取根皮，晒干。除去杂质洗净，润透，切片晒干。生用。

【性味归经】辛、苦，温；有毒。归肝、肾、心经。

【功效】利水消肿，祛风湿，强筋骨。

【临床应用】

1. 水肿、小便不利　本品具有利水消肿的作用，治疗水肿，小便不利，常与陈皮、大腹皮、茯苓皮等同用，如五皮饮。

2. 风湿痹证　本品辛散苦燥，具有祛风湿、强筋骨的作用，为治疗风湿痹证常用药。治疗风湿闭阻，关节拘挛疼痛，常与穿山龙、白鲜皮等同用；若筋骨痿软行迟，常与怀牛膝、木瓜、巴戟天等同用。

【用法用量】煎服，3～6g。浸酒或入丸散，酌量。

【使用注意】本品有毒，不宜过量服用。

第二节　利尿通淋药

本类药物性多寒凉，味苦或甘淡，主入膀胱、肾经，苦能降泄，寒能清热，具有利尿通淋、清利湿热等作用，主要用于治疗下焦湿热导致的小便短赤、热淋、血淋、石淋及膏淋等证。本节药物治疗上述病症各有所长，临床上应酌情选用，适当配伍。

车前子 Cheqianzi
《神农本草经》

【来源】为车前科植物车前 *Plantago asiatica* L. 或平车前 *Plantago depressa* Willd. 的干燥成熟种子。前者分布于全国各地；后者分布于北方各省。夏、秋二季种子成熟时采收果穗，晒干，搓出种子，除去杂质。生用或盐炙用。

【性味归经】甘，寒。归肝、肾、肺、小肠经。

【功效】清热利尿通淋，渗湿止泻，明目，祛痰。

【临床应用】

1. 热淋、水肿、小便不利　本品能清热通淋、利尿，为治淋之要药，古方常单用。治疗湿热下注膀胱之淋证，常与木通、萹蓄、山栀子等同用，如八正散；治疗石淋，常与滑石、海金沙、广金钱草同用；治疗水湿停滞水肿，小便不利，常与泽泻、茯苓、猪苓等同用。盐炙能增强利水通淋的作用。

2. 暑湿泄泻　本品能利水渗湿，分清泌浊而止泻，利小便而实大便，尤善治疗湿盛于大肠而小便不利之水泻，可单用本品研末，米饮送服，或与白术、茯苓等同用。治疗暑湿泄泻，常与香薷、藿香、猪苓、茯苓等同用；治疗阴虚肾燥、小便不利、大便滑泻，常用与山药同用。

3. 目赤肿痛、目暗昏花、涩痛等 本品善清肝热而明目，治疗肝热目赤涩痛，常与决明子、菊花等同用，如车前子散；治疗肝肾阴虚之目暗昏花、迎风流泪，常与菟丝子、熟地同用，如驻景丸。

4. 痰热咳嗽 本品入肺经，性寒，能清肺热，止咳化痰，可单用。治疗肺热咳嗽，痰多黄稠，常与瓜蒌、黄芩、浙贝母等同用。

【用法用量】煎服，9~15g。入煎剂宜包煎。

【使用注意】肾虚遗滑者慎用。

滑石 Huashi
《神农本草经》

【来源】为硅酸盐类矿物滑石族滑石，主含含水硅酸镁[$Mg_3(Si_4O_{10})(OH)_2$]。主要产于山西、江西、辽宁等地区。采挖后，除去泥沙和杂石，砸成碎块，或研粉，或水飞晾干用。

【性味归经】甘、淡，寒。归膀胱、肺、胃经。

【功效】利尿通淋，清热解暑；外用：祛湿敛疮。

【临床应用】

1. 热淋、石淋、小便不利 本品性滑利窍，寒能清热，故能清膀胱湿热而通利水道，是治湿热淋证的常用药。治疗湿热下注之淋证，小便不利，常与木通、车前子、萹蓄等同用，如八正散；治疗石淋涩痛，常与海金沙、木通、金钱草等同用，如海金沙散。

2. 暑湿、湿温证 本品甘淡而寒，甘淡利水湿，寒能清热，是治疗夏季暑湿热证的常用药。治疗暑湿烦渴、小便短赤，常与甘草同用，如六一散；治疗湿热胀满、小便不利、大便滑泻，常与茯苓、泽泻、猪苓等同用；治疗湿温初起及暑温夹湿，常与薏苡仁、豆蔻、杏仁等配用，如三仁汤。

3. 湿疹湿疮、痱子 本品外用具有清热祛湿敛疮的功效。治疗湿疹湿疮，本品可单用，或与炉甘石、枯矾、黄柏等研末，撒布患处；治疗小儿体热痱子，常与薄荷脑、冰片等同用制成痱子粉。

【用法用量】煎服，10~20g。入煎剂宜包煎、先煎。外用适量。

【使用注意】孕妇忌用，热病伤津者忌用，脾虚患者忌用。

木通 Mutong
《神农本草经》

【来源】为木通科植物木通 *Akebia quinata*（Thunb.）Decne.、三叶木通 *Akebia trifoliata*（Thunb.）Koidz. 或白木通 *Akebia trifoliata*（Thunb.）Koidz. var. *australis*（Diels）Rehd. 的干燥藤茎。木通主产于陕西、山东、江苏等地；三叶木通主产于河北、山西、山东等地；白木通主产于西南地区、陕西等地。秋季采收，截取茎部，除去细枝，阴干。切片，生用。

【性味归经】苦，寒。归心、小肠、膀胱经。

【功效】利尿通淋，清心除烦，通经下乳。

【临床应用】

1. 淋证、水肿 本品苦寒，善泻火祛湿，能利尿通淋，导湿热之邪从小便出。治疗湿热下注之淋证，常与滑石、车前子、山栀子等同用，如八正散。

2. 心烦尿赤、口舌生疮 本品能上清心经之火，下泄小肠之热。治疗心火上炎所致的口舌生疮，心火下移小肠所致的心烦尿赤，常与生地黄、竹叶、甘草同用，如导赤散。

3. 经闭乳少 本品入血分，能通经下乳。治疗血瘀经闭，产后乳少或乳汁不通，可与猪蹄煎汤服用。治疗气血两虚所致乳汁不下，常与人参、黄芪、当归、麦冬等同用，如通乳丹。

4. 痹痛　本品能利关节，通血脉。治疗行痹、痛痹、着痹，可单用，如木通汤；治疗湿热痹痛，常与桑枝、薏苡仁等同用。

【用法用量】煎服，3~6g。

【使用注意】本品用量过大可引起急性肾功能衰竭，故不宜多服久服；肾功能不全、气弱津伤、精滑遗尿、小便过多者忌用；孕妇忌服；儿童、年老体弱者慎用。

【附药】

川木通　为毛茛科植物小木通 *Clematis armandii* Franch. 或绣球藤 *Clematis montana* Buch. – Ham. 的干燥藤茎。药性苦，寒，归心、小肠、膀胱经。具有清热利尿，通经下乳的功效，用于治疗水肿、淋证、小便不利、湿热痹痛、经闭、乳少，且用量过大也有一定的毒副作用。为近代收载品种，民间常与木通混用。

通草 Tongcao
《本草拾遗》

【来源】为五加科植物通脱木 *Tetrapanax papyriferus*（Hook.）K. Koch 的干燥茎髓。主产于贵州、云南、四川、台湾、广西等地。多为栽培。秋季割取茎，截成段，趁鲜取出茎髓，理直，晒干。切片，生用。

【性味归经】甘、淡，微寒。归肺、胃经。

【功效】清热利尿，通气下乳。

【临床应用】

1. 淋证，水肿　本品色白而气寒，味淡而体轻，入肺经，清降通利，药力较缓，既能清热利小便，又能消肿，尤宜于治疗热淋之小便不利，淋沥涩痛，常与冬葵子、滑石、石韦同用，如通草饮子；治疗石淋，常与金钱草、海金沙等同用；治疗血淋，常与石韦、白茅根、蒲黄等同用；治疗水湿停蓄之水肿，小便不利，常与猪苓、地龙、麝香同用，共研为末，米汤送服，如通草散。

2. 产后乳汁不畅或不下　本品入胃经，通胃气上达而下乳汁，多用于治疗产后乳少，无乳，乳汁不通，常与黄芪、当归等同用，如通乳颗粒。

此外，通草现代还可用于治疗月经不调，白带增多和急性肾炎等。

【用法用量】煎服，3~5g。

【使用注意】孕妇慎用。

瞿麦 Qumai
《日华子本草》

【来源】为石竹科植物瞿麦 *Dianthus superbus* L. 或石竹 *Dianthus chinensis* L. 的干燥地上部分。全国大部分地区均产，主产于河北、河南、辽宁、江苏等地。夏、秋二季花果期采收，除去杂质，晒干。切段，生用。

【性味归经】苦，寒。归心、小肠经。

【功效】利尿通淋，活血通经。

【临床应用】

1. 湿热淋证　本品苦寒降泄，主入心与小肠经，能清心与小肠之火，使其下行，长于利尿通淋，为通淋要药，尤善于热淋。治疗热淋，常配伍萹蓄、木通、车前子，如八正散；治疗石淋，常配伍通草、滑石、冬葵子等药，如石韦散。

2. 闭经，月经不调　本品苦泄下行，能破血通经，对于血热瘀阻之经闭或月经不调尤宜，常配伍桃仁、红花、丹参、赤芍等药。

此外，瞿麦现代还可治疗泌尿系统疾病，妇女外阴糜烂、皮肤湿疮、湿疹和尿路结石等。

【用法用量】煎服，9~15g。

【使用注意】孕妇忌用。

萹蓄 Bianxu
《神农本草经》

【来源】为蓼科植物萹蓄 *Polygonum aviculare* L. 的干燥地上部分。全国大部分地区均有分布，主产于河南、四川、浙江、河北等地。夏季叶茂盛时采收。除去根及杂质，切段，晒干。生用。

【性味归经】苦，微寒。归膀胱经。

【功效】利尿通淋，杀虫止痒。

【临床应用】

1. 湿热淋证　本品味苦性微寒，主入膀胱经，长于"清利膀胱，渗泻湿热"，而有利尿通淋之功。多用于治疗热淋、石淋，常配伍瞿麦、车前子等药用；治疗血淋，与大蓟、小蓟、白茅根等药同用。

2. 虫积腹痛，皮肤湿疹，阴痒带下　本品苦寒降泄，又善"杀三虫"，能止痒。多用于治疗蛔虫病，蛲虫病，钩虫病。用时宜煎汤空腹服，以提高疗效。治疗蛔虫腹痛，面青，可单味浓煎服用；治疗小儿蛲虫，下部瘙痒，可单味煎汤，空腹服用，或用本品煎汤，熏洗肛门；用于治疗湿疹湿疮、阴痒等，可单味煎汤外洗，亦可配伍地肤子、蛇床子、荆芥等煎汤外洗。

【用法用量】煎服，9~15g。鲜者加倍。外用适量。

【使用注意】脾胃虚弱及阴虚者慎服。

地肤子 Difuzi
《神农本草经》

【来源】为藜科植物地肤 *Kochia scoparia* (L.) Schrad. 的成熟干燥果实。全国大部分地区有产。秋季果实成熟时采收、晒干，除去杂质。生用。

【性味归经】辛、苦，寒。归肾、膀胱经。

【功效】清热利湿，利尿通淋，祛风止痒。

【临床应用】

1. 小便不利、淋沥涩痛　本品苦寒降泄，能清利湿热而通淋，故用于膀胱湿热，小便不利，淋沥涩痛之证，常配伍木通、瞿麦、冬葵子等药，如地肤子汤。

2. 风疹湿疹瘙痒，阴痒带下　本品苦寒能清热祛湿，味辛能清除皮肤之风邪，具有较好的止痒的作用。治疗湿热蕴结肌肤所致的风疹，湿疹，常配伍白鲜皮、蝉蜕、黄柏等药；治疗湿热下注之外阴湿痒者，可与苦参、蛇床子等药煎汤外洗患处。

【用法用量】煎服，9~15g。外用适量。

石韦 Shiwei
《神农本草经》

【来源】为水龙骨科植物庐山石韦 *Pyrrosia sheareri* (Bak.) Ching、石韦 *Pyrrosia lingua* (Thunb.) Farwell 或有柄石韦 *Pyrrosia petiolosa* (Christ) Ching 的干燥叶。主产于湖北、浙江、河北等地。全年均可采收，除去根和根茎，晒干或阴干。生用。

【性味归经】甘、苦，微寒。归肺、膀胱经。

【功效】利尿通淋，清肺止咳，凉血止血。

【临床应用】

1. 淋证，小便不利　本品甘寒滑利，具有利尿通淋的作用，尤宜于治疗血淋。治疗血淋，常与蒲黄、当归、芍药同用；治疗石淋、劳淋、热淋之小便不利、淋沥频数，常与通草、滑石等同用，如石韦散；治疗五淋涩痛，常与海金沙、泽泻、猪苓等同用，如海金沙散。

2. 肺热咳喘　本品性寒，归肺经，能清肺止咳。治疗肺热咳喘气急，常与芦根、黄芩、鱼腥草等同用。此外。现代临床上用其水煎液治疗痰多咳喘。

3. 血热出血　本品既能凉血又能止血，尤宜于治疗血热妄行之吐血、尿血、崩漏等多种出血，可单用为末。治疗崩漏、便血，常与龙骨、海螵蛸等同用。

【用法用量】煎服，6～12g。

海金沙 Haijinsha

《嘉祐本草》

【来源】为海金沙科植物海金沙 *Lygodium japonicum*（Thunb.）Sw. 的干燥成熟孢子。主产于广东、浙江等地。秋季孢子未脱落时采割藤叶，晒干，搓揉或打下孢子，除去藤叶。生用。

【性味归经】甘、咸，寒。归膀胱、小肠经。

【功效】清利湿热，通淋止痛。

【临床应用】

淋证　本品甘寒性降，善清小肠、膀胱湿热，尤善止尿道疼痛，为治疗诸淋涩痛之要药。可单用，也可与滑石、木通等同用，如二神散。治疗热淋，常与车前子、瞿麦等同用；治疗石淋，常与金钱草、萹蓄等同用；治疗血淋，常与石韦、白茅根等同用；治疗膏淋，常与滑石、麦冬、甘草同用，如海金沙散。

【用法用量】煎服，6～15g。宜包煎。

【使用注意】肾阴亏虚者慎用。

萆薢 Bixie

《神农本草经》

【来源】为薯蓣科植物绵萆薢 *Dioscorea spongiosa* J. Q. Xi，M. Mizuno et W. L. Zhao 或福州薯蓣 *Dioscorea futschauensis* Uline ex R. Kunth 或粉背薯蓣 *Dioscorea hypoglauca* Palibin 的干燥根茎。前两者称为"绵萆薢"，主产于浙江、福建等地；后者称为"粉萆薢"，主产于浙江、安徽、江西等地。秋、冬二季采挖，除去须根，洗净，切片，晒干。生用。

【性味归经】苦，平。归肾、胃经。

【功效】利湿去浊，祛风除痹。

【临床应用】

1. 膏淋、白浊、带下　本品能利湿，分清泌浊，为治膏淋要药。治疗膏淋，常配伍石韦、车前子、黄柏等药，如萆薢饮；治疗白浊，常与益智仁、石菖蒲、乌药同用，如萆薢分清饮；治疗湿盛所致的白带过多，常配伍泽泻、白术等药。

2. 风湿痹痛　本品能祛风除湿，通络止痛，尤宜治疗腰膝痹痛、筋脉屈伸不利。治疗腰膝酸痛、筋脉拘急，常配伍牛膝、杜仲、防风、附子等，如萆薢丸。

【用法用量】煎服，9～15g。

【使用注意】肾阴亏虚、遗精滑精者慎用。

第三节 利湿退黄药

本类药物性多寒凉，味苦，主入脾、胃、肝、胆经。苦寒则能清泄湿热，故以利湿退黄为主要功效，适用于治疗湿热黄疸，症见目黄、身黄、小便黄等，亦用于淋证、湿热疮疹等。部分药物还有解毒消肿的功效，可治疗蛇虫咬伤、痈肿疮毒等。

茵陈 Yinchen

《神农本草经》

【来源】为菊科植物滨蒿 *Artemisia scoparia* Waldst. et Kit. 或茵陈蒿 *Artemisia capillaris* Thunb. 的干燥地上部分。我国大部分地区有分布，主产于陕西、山西、安徽等地。春季幼苗高 6～10cm 时采收，或秋季花蕾长成至花初开者时采割。春季采收的习称"绵茵陈"，秋季采收的称"花茵陈"或"茵陈蒿"，除去杂质和老茎，晒干。生用。

【性味归经】苦、辛，微寒。归脾、胃、肝、胆经。

【功效】利胆退黄，清利湿热。

【临床应用】

1. 黄疸 本品能清利肝胆湿热而退黄疸，为治疗黄疸的要药。治疗湿热黄疸，身目悉黄、小便短赤之阳黄证，常与栀子、大黄、黄柏等同用，如茵陈蒿汤；治疗肢体逆冷、脉沉细迟之阴黄，常与附子、干姜同用，如茵陈四逆汤。

2. 湿疮瘙痒 本品苦微寒，具有清利湿热，疗疮之功，可用于治疗湿热内蕴的风瘙隐疹，湿疮瘙痒。治疗血风瘙痒，可单味煎浓汤外洗，也可与何首乌、防风、白蒺藜等同用，如何首乌散。

【用法用量】6～15g，煎汤，或入丸散。外用适量，煎汤熏洗。

【使用注意】血虚萎黄者慎用。

金钱草 Jinqiancao

《本草纲目拾遗》

【来源】为报春花科植物过路黄 *Lysimachia christinae* Hance 的干燥全草。主产于四川与长江流域各省区。夏、秋二季采收，除去杂质，晒干。切段，生用。

【性味归经】甘、咸，微寒。归肝、胆、膀胱、肾经。

【功效】利湿退黄，利尿通淋，解毒消肿。

【临床应用】

1. 湿热黄疸 本品甘淡渗湿，微寒清热，善能除湿热、退黄疸，为治湿热黄疸之常用药。治疗湿热蕴结肝胆、失于疏泄之黄疸，常与茵陈、栀子、虎杖等同用，以增强清利肝胆湿热的作用。

2. 石淋、热淋 本品其性通利，能利尿通淋，善消结石，尤宜治疗石淋。治石淋、热淋，可单用金钱草煎汤代茶饮，或与海金沙、鸡内金、石韦、滑石等同用，以增强清下焦湿热、通淋排石之效；治疗石淋兼肾虚，可与桑寄生、胡桃仁等同用。

3. 痈肿疔疮、蛇虫咬伤 本品能解毒散瘀，消肿止痛，内服外敷皆效。治疗恶疮肿毒、毒蛇咬伤及跌打损伤，可单用鲜品捣汁饮。或捣渣外敷患处，也可与野菊花、蒲公英、苦参等同用，以加强清热解毒之功。

【用法用量】煎服，15~60g。鲜品加倍。外用适量。

【使用注意】脾胃虚寒者慎用。

【附药】

广金钱草　为豆科植物广金钱草 *Desmodium styracifolium* (Osb.) Merr. 的干燥地上部分。夏、秋二季采收。为华南地区习用品，临床常作为金钱草使用。味甘、淡，性凉。归肝、肾、膀胱经。具有利湿退黄，利尿通淋的功效，用于治疗黄疸、尿赤、热淋、石淋、小便涩痛、水肿尿少等。煎服，15~30g。

虎杖 Huzhang
《名医别录》

【来源】为蓼科植物虎杖 *Polygonum cuspidatum* Sieb. et Zucc 的干燥根茎和根。我国大部分地区均产，主产于江苏、江西、四川等地。春、秋二季采挖，除去须根，洗净，趁鲜切短段或厚片，晒干。鲜用或生用。

【性味归经】微苦，微寒。归肝、胆、肺经。

【功效】利湿退黄，清热解毒，散瘀止痛，止咳化痰。

【临床应用】

1. 湿热黄疸、淋浊、带下　本品苦寒，善于清泄中下焦湿热。治疗湿热黄疸，可单用本品煎服，也可与茵陈、栀子、黄柏等同用；治疗淋证、小便赤涩不利，常与石韦、瞿麦、海金沙等同用，如石韦汤；治疗带下，常与黄柏、薏苡仁等同用。

2. 痈肿疮毒、水火烫伤、毒蛇咬伤　本品入血分，能清热凉血解毒。治疗小儿疮疹，常与牛蒡子、荆芥穗、紫草等同用，如倍金散；治疗热疮疼痛，常与滑石、甘草等同用，煎汤外洗，如白金散；治疗水火烫伤，可单用，或与大黄、紫草等份为末，麻油调敷；治疗毒蛇咬伤，可用鲜品捣烂外敷，也可煎浓汤内服。

3. 风湿痹痛、血瘀经闭、跌打损伤　本品入血分，能活血散瘀止痛，历代医家多称其"主通利月水，破留血癥结"。治疗风湿痹痛，常与桂心、川芎、防风等同用，如虎杖散；治疗经闭、痛经，常与红花、益母草、三棱、莪术等同用；治疗跌打损伤疼痛，常与三七、红花、乳香、没药等同用。

4. 肺热咳嗽　本品苦降泄热，既能清肝肺热，又能化痰止咳。治疗肺热咳嗽、咳痰，可单味煎汤服用，也可与枇杷叶、杏仁、贝母等同用；治疗肝肺热毒积滞、大肠干涸，常与黄芩、贝母、柴胡等同用。

【用法用量】煎服，9~15g；或入丸散。外用适量，制成煎液或油膏涂敷。

【使用注意】孕妇慎用。

垂盆草 Chuipencao
《本草纲目拾遗》

【来源】为景天科植物垂盆草 *Sedum sarmentosum* Bunge 的全草。我国大部分地区均有分布。主产于浙江、江苏。均为野生。夏、秋二季采收。除去杂质，晒干。生用，或鲜用。

【性味归经】甘、淡、凉。归肝、胆、小肠经。

【功效】利湿退黄，清热解毒。

【临床应用】

1. 湿热黄疸，淋证　本品甘淡利湿，微寒清热，具有利湿退黄之功，多用于治疗湿热黄疸，常与伍虎杖、茵陈等药同用；治疗湿热淋证，可单味煎汤服用，或配伍通草、石韦等药用。

2. 痈肿疮毒，喉痛，毒蛇咬伤，水火烫伤　本品甘凉，具有清热解毒，消痈散肿之功。治疗上述病症，内服外用均可，尤以鲜品最佳。

此外，本品及其制剂现代还可治疗肝炎，结膜溃疡，蜂窝织炎，乳腺炎等。

【用法用量】煎服，15～30g。鲜品加倍。外用适量。

目标检测

答案解析

一、单项选择题

1. 宜包煎的药物是（　　）
　　A. 车前子　　　　　　　B. 茯苓　　　　　　　C. 猪苓
　　D. 泽泻　　　　　　　　E. 薏苡仁

2. 既利水渗湿，又泄热的药物是（　　）
　　A. 薏苡仁　　　　　　　B. 泽泻　　　　　　　C. 滑石
　　D. 木通　　　　　　　　E. 茵陈

3. 茯苓与猪苓均有的功效是（　　）
　　A. 利湿退黄　　　　　　B. 利尿通淋　　　　　C. 利水渗湿
　　D. 健脾　　　　　　　　E. 安神

4. 既能利尿通淋又能清热解暑的药物是（　　）
　　A. 薏苡仁　　　　　　　B. 泽泻　　　　　　　C. 滑石
　　D. 通草　　　　　　　　E. 茵陈

5. 具有利尿通淋、渗湿止泻、明目、祛痰功效的药物是（　　）
　　A. 车前子　　　　　　　B. 茯苓　　　　　　　C. 猪苓
　　D. 滑石　　　　　　　　E. 木通

二、配伍选择题

　　A. 薏苡仁　　　　　　　B. 泽泻　　　　　　　C. 茯苓
　　D. 木通　　　　　　　　E. 石韦

6. 能清泻肾火的药物是（　　）

7. 能通经下乳的药物是（　　）

三、多项选择题

8. 利水渗湿药的主要功效有（　　）
　　A. 利水消肿　　　　　　B. 利尿通淋　　　　　C. 养心安神
　　D. 利湿退黄　　　　　　E. 止咳化痰

9. 金钱草的功效有（　　）
　　A. 利湿退黄　　　　　　B. 利尿通淋　　　　　C. 解毒消肿
　　D. 祛风除痹　　　　　　E. 清心除烦

10. 利水渗湿药根据作用特点的不同，分为（　　）三类。

A. 利水退肿药　　　　　B. 清热解毒药　　　　　C. 利尿通淋药

D. 清热泻火药　　　　　E. 利湿退黄药

（蔺建军）

书网融合……

重点小结　　　　　习题

第十二章 温里药

PPT

学习目标

知识目标：通过本章的学习，应能掌握温里药的含义、功效、适应范围和使用注意，附子、干姜、肉桂、吴茱萸的性味归经、功效、临床应用、用法用量及使用注意；熟悉小茴香、丁香的功效及临床应用；了解胡椒、高良姜、花椒的功效和应用。

能力目标：具备辨识附子、干姜、肉桂、吴茱萸功效和主治异同的能力。

素质目标：通过本章的学习，形成爱岗敬业、认真负责、规范操作、安全用药的工作态度。

情境导入

情境：患者，男性，58岁。素食生冷后自觉腹部不适，且天气稍冷感觉四肢不温。自今年冬天，有时感觉脘腹绵绵作痛，喜温喜按，大便溏稀，脘痞食少，畏寒肢冷，舌淡苔白润，脉沉细。

思考：该患者为何种病证，选择哪些药物进行治疗？

凡以温里祛寒为主要功效，治疗里寒证为主的药物，称温里药，又名祛寒药。

本类药物均味辛而性温热，辛能散、能行，热能制寒，具有温中祛寒，温肾回阳的功效，故可用于治疗里寒证，尤以里实寒证为主。个别药物回阳救逆，可用于治疗亡阳证。

本类药物因归经的不同而有多种功效。主入脾、胃经者，能温中散寒，可用于治外寒直中脾胃或脾胃虚寒证，症见脘腹冷痛、呕吐泄泻、舌淡苔白等；主入肺经者，能温肺化饮，用于治肺寒痰饮证，症见痰鸣咳喘、痰白清稀、舌淡苔白滑等；主入肝经者，能暖肝散寒止痛，用于治寒侵肝经的少腹痛、寒疝腹痛或厥阴头痛等；主入肾经者，能温肾助阳，用于治肾阳亏虚证，症见腰膝冷痛、夜尿频多、阳痿宫冷、滑精遗尿等；主入心、肾两经者，能温阳通脉，用于治心肾阳虚证，症见心悸怔忡、畏寒肢冷、小便不利、肢体浮肿等；功能回阳救逆者，用于救治亡阳厥逆证，症见畏寒倦卧、四肢厥逆、脉微欲绝等。

使用温里药应根据不同的病因，选择适当的药物。外寒入里，表寒仍未解者，当与发散风寒药同用以表里双解；寒凝经脉、气滞血瘀者，当配行气活血药疏通气血；寒湿内蕴，宜配健脾化湿药以温阳除湿；亡阳厥逆者，宜与大补元气药同用以回阳固脱。

本类药物多辛热燥烈，使用不当，易伤阴耗液，凡实热、阴虚火旺、津血亏虚、真热假寒证禁用；孕妇慎用，中病即止。

附子 Fuzi
《神农本草经》

【来源】 为毛茛科植物乌头 *Aconitum carmichaelii* Debx. 的子根的加工品。主产于四川等地。6月下旬至8月上旬采挖，除去母根、须根及泥沙，习称"泥附子"。加工炮制为盐附子、黑附片（黑顺片）、白附片、淡附片、炮附片。盐附子以个大、体重、色灰黑、表面起盐霜者为佳；黑顺片以身干片大、均匀、皮黑褐、切面油润有光泽者为佳；白附片以身干片大、均匀，色黄白、油润半透明者为佳。

【性味归经】 辛、甘，大热；有毒。归心、肾、脾经。

【功效】回阳救逆，补火助阳，散寒止痛。

【临床应用】

1. 亡阳证 本品大热大辛，纯阳燥热，其性善走，能温心阳、脾阳、肾阳，为"回阳救逆第一品药"。治疗大汗、大吐、大泻所致亡阳证，常配与干姜、炙甘草，如四逆汤；若治疗亡阳兼气脱者，与人参同用，如参附汤。

2. 阳虚证 本品具有峻补元阳、益火消阴之效。治疗肾阳不足，命门火衰所致腰膝冷痛、阳痿滑精、宫寒不孕、夜尿频多者，常配泽泻、山茱萸、熟地等药，如肾气丸；治疗脾肾阳虚所致脘腹冷痛、大便溏泻等，配党参、白术等药，如附子理中丸；治疗脾肾阳虚，水气内停所致小便不利、肢体浮肿者，配茯苓、白术等药，如真武汤；治疗阳虚兼外感风寒者，常配伍麻黄、细辛等药，如麻黄附子细辛汤。

3. 寒痹证 本品能温经通络，驱散寒邪，故有较强的散寒止痛之效。凡风寒湿痹周身骨节疼痛者均可用之，尤善治疗寒痹痛剧者，常配伍桂枝、白术、甘草等药，如甘草附子汤。

【用法用量】煎服，3~15g；本品有毒，宜先煎久煎，至口尝无麻感为度。

【使用注意】与半夏、瓜蒌、天花粉、贝母、白蔹、白及相反，不宜同用；孕妇及阴虚阳盛者忌用；生品外用，内服须炮制。若内服过量，或炮制、煎煮方法、配伍及使用不当，或生用等，可引起中毒。

▣ 知识链接

比较附子、川乌、草乌的功用异同

相同点：三者均为毛茛科植物乌头的根，均为辛热有毒之品，均能散寒止痛，治寒湿痹痛、心腹冷痛等。

不同点：附子又善于回阳救逆、补火助阳。乌头又分川乌和草乌，川乌多为栽培，草乌多系野生，又均善祛风除湿和麻醉止痛。草乌毒性、功效均较川乌为胜。

附子、川乌、草乌均含有乌头碱，乌头碱有毒，中毒时首先感到唇舌辛辣灼热，继而发痒麻木，从指尖逐渐蔓延至四肢及全身、痛觉减弱或消失、头晕眼花、恶心呕吐、腹痛腹泻、耳鸣、瞳孔先缩小后放大、呼吸急促困难、心律失常，因呼吸肌痉挛而窒息，继而致死。

干姜 Ganjiang
《神农本草经》

【来源】为姜科植物姜 *Zingiber offcinale* Rose. 的干燥根茎。主产于四川、广东、广西等地。冬季采挖，除去须根和泥沙，切片晒干或低温干燥。生用。

【性味归经】辛，热。归脾、胃、肾、心、肺经。

【功效】温中散寒，回阳通脉，温肺化饮。

【临床应用】

1. 脾胃寒证 本品主入脾、胃经，长于温中散寒、健运脾阳，无论实寒、虚寒均可为温暖中焦之主药。治疗脘腹冷痛、脉迟，可单用研粉冲服，或与高良姜同用，如二姜丸；治疗心下痞满、呕吐不食、四肢不温，配伍人参、炙甘草、白术等药，如理中丸；治疗干呕吐逆、吐涎沫，常与半夏同用，如半夏干姜散。

2. 亡阳证 本品辛热无毒，入心、肾经，具有温阳守中、回阳通脉之效。治疗亡阳厥逆、脉微欲绝，常与附子相须为用，既能增强回阳救逆之功，又可降低附子的毒烈之性，如四逆汤、干姜附子汤等，故有"附子无姜不热"之说。

3. 寒饮喘咳 本品辛热，入肺经，能温肺散寒，温脾化饮。治疗恶寒发热、无汗咳喘、痰多而稀，常与麻黄、细辛、桂枝等药同用，如小青龙汤。

【用法用量】煎服，3～10g。

【使用注意】本品辛热燥烈，阴虚内热及血热妄行者忌用。

肉桂 Rougui
《神农本草经》

【来源】为樟科植物肉桂 *Cinnamomum cassia* Presl 的干燥树皮。主产于广西、广东、云南等地。多于秋季剥取，阴干，刮去栓皮的称为"桂心"，采自粗枝或幼树皮成卷筒状的称为"官桂"。切片，生用。

【性味归经】辛、甘，大热。归肾、脾、心、肝经。

【功效】补火助阳，引火归原，散寒止痛，温经通脉。

【临床应用】

1. 肾阳虚证 本品辛甘大热，能补火助阳、引火归原，为治疗命门火衰之要药。治肾阳不足所致的阳痿滑精、宫冷不孕、腰膝冷痛、形寒肢冷、大便溏薄、尿频清长等，常与肉桂、杜仲、山茱萸等药同用，如右归丸；治疗真阳不足，虚阳上浮所致的眩晕目赤、肾虚作喘、右尺浮大、沉按无力，常与附子、熟地、茯苓等同用，如八味肾气丸。

2. 寒凝诸痛、吐泻 本品能散寒止痛，善祛痼冷沉寒。治疗寒邪内侵或脾胃虚寒的脘腹冷痛，可单味研末，酒煎服，或与干姜、高良姜、荜茇等同用，如大已寒丸；治疗寒疝积聚、心腹疼痛，常与附子、高良姜、川芎、枳实等同用，如桂心汤。

3. 寒凝血瘀，闭经痛经 本品辛散温通，能行气血、运经脉。治疗胸痹气短、心痛彻背，常与细辛、干姜、瓜蒌等药同用，如细辛散；治疗冲任虚寒、寒凝血滞的经闭、痛经等证，与当归、川芎、小茴香等药同用，如少腹逐瘀汤。

此外，久病体虚、气血不足者，在补益气血时少量加入本品，能起到鼓舞气血生长之效，如十全大补汤、人参养荣汤。

【用法用量】煎服，1～5g，宜后下或开水泡服；研末冲服，每次1～2g。

【使用注意】阴虚阳亢、里有实热、血热出血者忌用；孕妇忌用。畏赤石脂。

吴茱萸 Wuzhuyu
《神农本草经》

【来源】为芸香科植物吴茱萸 *Euodia rutaecarpa*（Juss.）Benth.、石虎 *Euodia. rutaecarpa*（Juss.）Benth. var. *officinalis*（Dode）Huang 或疏毛吴茱萸 *Euodia rutaecarpe*（Juss.）Benth. var. *bodinieri*（Dode）Huang 的干燥近成熟果实。主产于贵州、广西、湖南、云南、陕西、浙江、四川等地。8～11月果实尚未开裂时，剪下果枝，除去枝、叶、果梗等杂质，晒干或低温干燥。生用或制用。

【性味归经】辛、苦，热；有小毒。归肝、脾、胃、肾经。

【功效】散寒止痛，降逆止呕，助阳止泻。

【临床应用】

1. 肝寒气滞诸痛 本品辛散苦泄，主入肝经，能散寒止痛，为治疗寒凝肝脉诸痛之要药。治寒凝肝脉，疝气疼痛，常配茴香、木香、川楝子等药用，如导气汤；治疗厥阴头痛、干呕、吐涎沫，苔白脉迟等，常与生姜、人参、大枣同用，如吴茱萸汤；若治疗寒凝肝经、瘀血阻滞之痛经、经产腹痛，常与当归、川芎、桂枝等同用，如温经汤。

2. 呕吐吞酸　本品既能温中止痛，又能疏肝下气。故治疗肝寒犯胃，呕吐、呃逆之证，常与半夏、生姜等药同用；治疗肝火犯胃、肝胃不和之脘腹胀痛、呕吐吞酸，常与黄连同用，如左金丸。

3. 五更泄泻　本品能温脾益肾、助阳止泻，为治疗脾肾阳虚、五更泄泻之要药。治疗脾肾虚寒之久泻或五更泄泻，可单用为末，醋调敷脐或与肉豆蔻、补骨脂、五味子等药同用，如四神丸。

此外，治疗脾肾阳虚所致口舌生疮，可用本品研末，醋调敷涌泉穴。

【用法用量】煎服，2~5g，或入丸散。外用适量。

【使用注意】本品辛热燥烈，易耗气动火，故不宜多用、久服。阴虚有热者忌服。

小茴香 Xiaohuixiang
《新修本草》

【来源】为伞形科植物茴香 *Foeniculum vulgare* Mill. 的干燥成熟果实。全国各地均有栽培，主产于山西、内蒙古、甘肃等地。秋季果实初熟时采割植株，晒干，打下果实，除去杂质。生用或盐炙用。

【性味归经】辛，温。归肝、肾、脾、胃经。

【功效】散寒止痛，理气和胃。

【临床应用】

1. 寒疝腹痛，睾丸偏坠胀痛、痛经、少腹冷痛　本品辛温，具有温煦肝肾，散寒止痛之功，为治疗疝气之要药。治疗肝肾不足、寒凝肝脉之小腹疼痛、疝气等，常配伍当归、肉桂、乌药等药，如暖肝煎；治疗寒疝腹痛，可盐炙单味煎服，或与乌药、高良姜、木香等同用，如天台乌药散；治疗肝经受寒之少腹冷痛，或冲任虚寒之痛经，可与当归、肉桂、川芎等药同用，如少腹逐瘀汤。

2. 中焦寒凝气滞证，呕吐，食少　本品辛温，能温中散寒，理气和胃止呕。治疗胃寒气滞证，可配伍高良姜、香附等药；治疗脾胃虚寒之脘腹胀痛，呕吐，食少，可配伍白术、陈皮、生姜等药；治疗妊娠恶阻所致的腹痛，常配伍陈皮、藿香、砂仁等药。

【用法用量】煎服，3~6g。外用适量。

【使用注意】阴虚火旺者慎用。

丁香 Dingxiang
《日华子本草》

【来源】为桃金娘科植物丁香 *Eugenia caryophyllata* Thunb. 的干燥花蕾。习称公丁香。主产于坦桑尼亚、马来西亚、印度尼西亚等地，我国广东、海南也有栽培。当花蕾由绿转红时采收，晒干。生用。

【性味归经】辛，温。归脾、胃、肺、肾经。

【功效】温中降逆，补肾助阳。

【临床应用】

1. 脾胃虚寒，呃逆，呕吐　本品辛温芳香，能温中焦降呕逆，为治疗胃寒呕逆之要药。治疗胃寒呕吐，常与半夏、生姜等同用；治疗虚寒呕逆，常配伍党参、柿蒂、生姜等药，如丁香柿蒂汤；治疗小儿胃虚气逆、呕吐不定，多与人参、广藿香同用，如丁香散。

2. 脘腹冷痛，腹泻　本品温中散寒止痛，多治疗胃寒脘腹冷痛，常与五灵脂、延胡索等药同用。

3. 肾虚阳痿，宫冷　本品辛温，入肾经，能补肾助阳，宜盐水炙，常与肉桂、淫羊藿等药同用。治疗阳痿不举，可配伍黑附片、蛇床子等，如九品扶阳散。

【用法用量】1~3g，煎服或入丸散，内服或研末外敷。

【使用注意】热证及阴虚内热者忌用。畏郁金。

高良姜 Gaoliangjiang
《名医别录》

【来源】为姜科植物高良姜 *Alpinia officinarum* Hance 的干燥根茎。主产于广东、广西、海南等地。夏末秋初采挖，除去须根和残留的鳞片，洗净，切段，晒干。生用。

【性味归经】辛，热。归脾、胃经。

【功效】散寒止痛，温胃止呕。

【临床应用】

1. 脘腹冷痛　本品主入脾、胃经，能温散脾胃寒邪止痛，为治疗胃寒冷痛之常用药。治疗胃寒脘腹冷痛，可单用酒炙为末，或与炮姜同用，如二姜丸；治疗寒凝心脉所致的心腹绞痛如刺者，常与厚朴、肉桂等药同用，如高良姜汤。

2. 胃寒呕吐，嗳气吞酸　本品能祛寒温胃止呕。治疗胃寒呕吐，多配伍半夏、生姜等药；治疗虚寒呕吐，多与党参、白术等药同用；治疗伤寒呕吐不止、饮食不下，常配伍广藿香、陈皮等药，如藿香汤。

【用法用量】煎服，3~6g；研末服，每次3g。外用适量。

花椒 Huajiao
《本草纲目》

【来源】为芸香科植物青椒 *Zanthoxylum schinifolium* Sieb. et Zucc. 或花椒 *Zanthoxylum bungeanum* Maxim. 的干燥成熟果皮。产地以四川产者为佳，习称川椒、蜀椒。秋季采收成熟果实，晒干，除去种子、杂质。生用或炒用。

【性味归经】辛，温。归脾、胃、肾经。

【功效】温中止痛，杀虫止痒。

【临床应用】

1. 脘腹冷痛，呕吐，泄泻　本品辛温，入脾、胃经，具有温中止痛，暖脾止泻之功。治疗脾胃虚寒所致的脘腹冷痛，呕吐，常配伍干姜、白豆蔻等药；治疗寒湿中阻所致的腹痛吐泻，常与苍术、厚朴等药同用；治疗夏伤湿冷，泄泻不止，常与肉豆蔻同用。

2. 虫积腹痛　本品能驱蛔杀虫，宜生用。治疗虫积腹痛，手足厥逆，甚则吐蛔，常与乌梅、黄连等同用，如乌梅丸。

3. 湿疹瘙痒，妇人阴痒　本品能杀虫止痒，可单用，宜生用。治疗妇人阴痒不可忍，常与吴茱萸、蛇床子等药煎汤熏洗，如椒茱汤；治疗湿疹瘙痒，可单味煎汤外洗，或与苦参、蛇床子、地肤子等药同用，煎汤外洗。

【用法用量】煎服，3~6g。外用适量，煎汤熏洗。

【使用注意】本品辛热，易伤阴动火，阴虚内热者慎用。

胡椒 Hujiao
《新修本草》

【来源】为胡椒科植物胡椒 *Piper nigrum* L. 的干燥果实。主产于海南、广东、广西、云南等地。秋末至次春果实呈暗绿色时采摘，晒干，为黑胡椒；果实变红时采摘，水浸，擦去果肉，晒干，表面呈灰白色，为白胡椒。生用，用时打碎。

【性味归经】辛，热。归胃、大肠经。

【功效】温中散寒，下气消痰。

【临床应用】

1. 脾胃虚寒，脘腹冷痛，呕吐泄泻 本品辛热，主入中焦，善除胃肠冷气，下气行滞，有温中散寒之效。治疗反胃，饮食不下，可与半夏、姜汁为丸服；治疗胃寒脘腹冷痛，呕吐，常配伍高良姜、荜茇等药；治疗脾胃虚寒所致的脘腹疼痛，泄泻，可与吴茱萸、白术等药同用。

2. 癫痫证 本品辛散温通，能下气行滞，消痰宽胸，治疗痰气郁滞，蒙蔽清窍的癫痫痰多证，常与荜茇等药同用。

此外，胡椒还可作为调味品，有开胃进食的作用。

【用法用量】煎服，2～4g；研末服，每次0.6～1.5g。外用适量。

【使用注意】本品辛热，易伤阴动火，阴虚内热者慎用。

目标检测

答案解析

一、单项选择题

1. 温里药主要适用于（ ）
   A. 里热证　　　　　　　B. 阳虚证　　　　　　　C. 里寒证
   D. 外感表证　　　　　　E. 里实热证

2. 既散寒止痛，又理气和中的药物是（ ）
   A. 高良姜　　　　　　　B. 肉桂　　　　　　　　C. 花椒
   D. 小茴香　　　　　　　E. 干姜

3. 附子与干姜均有的功效是（ ）
   A. 止呕　　　　　　　　B. 降逆　　　　　　　　C. 补火
   D. 回阳　　　　　　　　E. 温肺

4. 既能温中散寒，又能温肺化饮的药物是（ ）
   A. 生姜　　　　　　　　B. 干姜　　　　　　　　C. 丁香
   D. 吴茱萸　　　　　　　E. 高良姜

5. 具有温肾阳、温脾阳、温通血脉、引火归原功效的药物是（ ）
   A. 附子　　　　　　　　B. 干姜　　　　　　　　C. 肉桂
   D. 桂枝　　　　　　　　E. 吴茱萸

二、配伍选择题

   A. 温中降逆　　　　　　B. 温通经脉　　　　　　C. 温经止血
   D. 温肺化饮　　　　　　E. 温中杀虫

6. 丁香的功效是（ ）

7. 肉桂的功效是（ ）

三、多项选择题

8. 治寒疝腹痛的药物有（ ）
   A. 高良姜　　　　　　　B. 砂仁　　　　　　　　C. 细辛
   D. 吴茱萸　　　　　　　E. 小茴香

9. 附子的性能特点有（ ）
   A. 下补肾阳　　　　　　B. 善散寒湿　　　　　　C. 辛热有毒

D. 上助心阳   E. 中温脾阳

10. 温里药的适应证包括（　　）

A. 脾肾阳虚   B. 宫寒痛经   C. 风寒表证

D. 风寒湿痹   E. 中焦虚寒

（蔺建军）

书网融合……

重点小结   习题

第十三章　理气药

PPT

学习目标

知识目标：通过本章的学习，应能掌握理气药的含义、功效、适应范围和使用注意，陈皮、枳实、木香、香附、川楝子的性味归经、功效、临床应用、用法用量及使用注意；熟悉青皮、沉香、乌药、薤白、佛手的功效及临床应用；了解大腹皮、玫瑰花、荔枝核、柿蒂的功效和应用。

能力目标：具备辨识陈皮和青皮药材来源、功效和主治异同的能力。

素质目标：通过本章的学习，具备中医药思维模式，能够思考中药学的传承与发展。

情境导入

情境：患者，女性，32岁。受凉后出现脘腹胀痛，不思饮食，食用生冷食物后腹痛加剧，喜热饮，手足冷，舌苔薄白，脉弦紧有力。

思考：该患者为何种病证，选择哪些药物进行治疗？

凡以调理气机为主要功效，治疗气滞证为主的药物，称为理气药，又名行气药。其中行气作用强者，又称为破气药。

本类药物味多辛香苦，性温，辛能行散，苦能疏泄，芳香能走窜，性温能通行，主入脾、胃、肝、肺经，具有理气健脾、疏肝解郁、理气宽胸、行气止痛、破气散结等功效，主要用于气滞证和气逆证。根据其病变部位的不同，表现出不同的证候特点。如脾胃气滞证，症见脘腹胀痛或疼痛、恶心呕吐、嗳气吞酸、便秘或腹泻等；肝气郁滞证，症见胁肋胀痛、情志抑郁、闷闷不乐、乳房胀痛、月经不调或痛经等；肺气壅滞证，症见呼吸困难、胸闷胸痛、咳喘等；气逆证，症见恶心呕吐、咳喘等。

使用理气药时，应根据气滞所在的部位、病情的轻重，引起气机运行不畅的病因，以及药物的特点，选择合适的药物进行配伍。如肝气郁滞证，应选用长于疏肝理气的药物；若兼肝血不足者，应配伍养血柔肝药；若兼寒凝肝脉者，应配伍暖肝散寒药。脾胃气滞证，应选用长于理气调中的药物；若兼食积者，应配伍消食药；若兼气虚者，应配伍补中益气药；若兼湿热者，应配伍清热燥湿药；若兼寒湿者，应配伍温里药。肺气壅滞证，应选用长于理气宽胸的药物；若兼外邪者，应配伍解表药；若兼痰饮者，应配伍化痰药。

本类药物多辛温香燥，易耗气伤阴，故气阴不足者慎用；破气药作用峻猛，耗气更强，孕妇忌用；其气味芳香，多含芳香挥发性成分，入汤剂不宜久煎，以免影响疗效。

陈皮 Chenpi
《神农本草经》

【来源】为芸香科植物橘 *Citrus reticulata* Blanco 及其栽培变种的干燥成熟果皮。主产于广东、福建、四川、浙江等地。药材分为"陈皮"和"广陈皮"。秋末冬初果实成熟时采收，剥取果皮，晒干或低温干燥。切丝，生用。

【性味归经】苦、辛，温。归肺、脾经。

【功效】理气健脾，燥湿化痰。

【临床应用】

1. 脾胃气滞证　本品气味芳香，主入中焦，能健运脾胃，为理气健脾之要药，凡脾胃气滞诸证均可应用。治疗脘腹胀痛、恶心呕吐等，常配伍香附、紫苏梗等药，如香苏散；治疗脾虚气滞、腹痛喜按、不思饮食、腹泻等，常配伍白术、党参、茯苓等药，如异功散；治疗湿阻中焦、脘腹胀痛、食少纳呆，常配伍苍术、厚朴等药，如平胃散；治疗食积气滞、脘腹胀痛，常配伍山楂、神曲等药，如保和丸；治疗外感风寒、内伤湿滞之腹痛、呕吐、泄泻，常配伍藿香、紫苏叶等药，如藿香正气散。

2. 痰湿壅滞证　本品辛行苦散温通，既能燥湿化痰，又能理肺之壅滞，为治痰之要药。治疗湿痰咳嗽气喘、痰多、胸闷，常配伍半夏、茯苓，如二陈汤；治疗寒痰咳嗽、痰多清稀，常配伍干姜、细辛、五味子等药；治疗脾虚失运而致的痰湿阻肺，常配伍党参、白术等药，如六君子汤。

3. 呕吐、呃逆　本品善理气、调畅中焦而使之升降有序，凡呕吐、呃逆，无论寒热虚实均可应用。治疗胃寒呕吐，常配伍生姜等药；治疗胃热呕吐，常配伍黄连、竹茹等药；治疗外感风寒、内伤湿滞之呕吐，常配伍藿香、紫苏等药。

此外，本品具有行气之效，常与补益药同用，可使之补而不滞。

【用法用量】煎服，3～10g。

【附药】

橘核　性味苦，平，归肝、肾经。具有行气散结，止痛之效，用于治疗疝气疼痛、睾丸肿痛、乳房结块等。

橘络　性味甘、苦，平，归肺、肝经。具有行气通络，化痰止咳之效，用于治疗痰滞经络之胸痛、咳嗽痰多等。

化橘红　性味辛、苦，温，归肺、脾经。具有理气宽中，燥湿化痰之效，用于治疗咳嗽痰多、脘腹胀满、食积不化等。

青皮 Qingpi
《本草图经》

【来源】为芸香科植物橘 *Citrus reticulata* Blanco 及其栽培变种的干燥幼果或未成熟果实的果皮。主产于广东、福建、四川等地。5～6月份收集自落的幼果，晒干，称为"个青皮"或"青皮子"；7～8月份采收未成熟的果实，在果皮上纵剖成四瓣至基部，除去果瓤，晒干，称为"四花青皮"。生用或醋炙用。

【性味归经】苦、辛，温。归肝、胆、胃经。

【功效】疏肝破气，消积化滞。

【临床应用】

1. 肝气郁滞证　本品辛散温通，苦泄下行，具有疏肝理气，散结止痛之功，用于治疗各种肝气郁结证，尤宜于治疗肝郁气滞所致的胸胁胀痛，疝气疼痛，乳房胀痛。治疗肝气郁结之胁肋胀痛，经前乳房胀痛，常配伍柴胡、香附等药；治疗乳痈初起，寒热不甚，可配伍蒲公英、金银花等药；治疗寒凝气滞之疝气小腹痛牵引睾丸，常配伍乌药、木香、小茴香等药。

2. 食积气滞证　本品辛行苦降温通，入胃经，有消积滞，除胀满之功。治疗食积气滞，胃脘胀痛，可配伍焦三仙、炒枳壳等药；治疗气滞较甚，腹痛，大便不通，可配伍木香、槟榔或枳实、大黄等药。

3. 癥瘕积聚，久疟痞块　本品气味峻烈，苦泄力大，能破气散结。可治疗痞块、肝脾肿大等，常配伍三棱、莪术等药。

【用法用量】煎服，3～10g。醋炙能增强疏肝止痛的作用，麸炒能缓和药性，破气宜生用。

【使用注意】本品性烈耗气，气虚及孕妇慎用。

枳实 Zhishi
《神农本草经》

【来源】为芸香科植物酸橙 *Citrus aurantium* L. 及其栽培变种或甜橙 *Citrus sinensis* Osbeck 的干燥幼果。主产于四川、江西、福建等地。5～6 月采收自落的果实，除去杂质，自中部横切为两半，晒干或低温干燥，较小者直接晒干或低温干燥。用时洗净、闷透，切成薄片，干燥。生用或麸炒用。

【性味归经】苦、辛、酸，微寒。归脾、胃经。

【功效】破气消积，化痰除痞。

【临床应用】

1. 胃肠气滞证 本品辛散苦降，性微寒，行气力强，善破气消积而除胀满，为治疗脾胃气滞实证之要药。治疗食积气滞，脘腹痞满胀痛，常配伍麦芽、神曲、山楂等，如曲麦枳术丸；治疗胃肠积滞，热结便秘，腹满胀痛拒按，常配伍大黄、芒硝等，如大承气汤；治疗湿热泻痢或大便不爽，里急后重，常配伍黄连、黄芩等，如枳实导滞丸。

2. 胸痹、结胸 本品能化痰以消痞，破气以散结。治疗痰浊内阻，胸阳不振之胸痹证，常配伍薤白、桂枝、瓜蒌等药，如枳实薤白桂枝汤；治疗痰热结胸、心下痞满、食少纳呆，常配伍黄连、瓜蒌、半夏等药，如小陷胸加枳实汤。

此外，本品与补气药、升阳药配伍应用，可治疗中气下陷所致的胃下垂、脱肛、子宫脱垂等脏器下垂。

【用法用量】煎服，3～10g，量大可用至30g。炒后性较平和。

【使用注意】孕妇慎用，脾胃虚弱者慎用。

木香 Muxiang
《神农本草经》

【来源】为菊科植物木香 *Aucklandia lappa* Decne. 的干燥根。产于印度、巴基斯坦、缅甸者，称为"广木香"；产于云南、广西等地者，称为"云木香"；产于四川、西藏等地者，称为"川木香"。秋、冬二季采挖，除去泥沙和须根，切段，大的再纵剖成瓣，干燥后撞去粗皮，晒干。生用或煨用。

【性味归经】辛、苦，温。归脾、胃、大肠、三焦、胆经。

【功效】行气止痛，健脾消食。

【临床应用】

1. 脾胃气滞证 本品辛散温行，气味芳香，善行脾胃气滞而止痛，且有健脾消食之功，为行气止痛之要药。治疗脾虚气滞、食少、脘腹胀满，常配伍砂仁、党参、白术等药，如香砂六君子丸；治疗脾胃气滞、脘腹胀痛，常配伍砂仁、藿香等药，如木香调气散；治疗食积气滞，常配伍枳实、白术等药，如枳术丸。

2. 大肠气滞，泻痢腹痛，里急后重 本品入大肠经，善行大肠之气滞，为治疗湿热泻痢、里急后重之要药。治疗湿热泻痢、腹痛、里急后重，常与黄连同用，如香连丸；治疗饮食积滞所致的脘腹胀痛、大便秘结或不爽，常配伍槟榔、黄连、大黄等药，如木香槟榔丸。

3. 肝郁气滞证 本品兼疏利肝胆而止痛，治疗肝气郁结、胁肋胀痛及黄疸，常配伍茵陈、栀子、柴胡等药；治疗寒疝腹痛及睾丸偏坠疼痛，常配伍川楝子、小茴香等药。

【用法用量】煎服，3～6g。生用木香行气力强，煨用木香行气力缓而偏于止泻。

【使用注意】阴虚津亏火旺者慎用。

沉香 Chenxiang
《名医别录》

【来源】 为瑞香科植物白木香 *Aquilaria sinensis*（Lour.）Gilg 含有树脂的木材。主产于海南、广东、云南、台湾等地。全年均可采收，割取含树脂的木材，除去不含树脂的部分，阴干。锉末或打碎，生用。

【性味归经】 辛、苦，微温。归脾、胃、肾经。

【功效】 行气止痛，温中止呕，纳气平喘。

【临床应用】

1. 寒凝气滞之胸腹胀痛 本品温而不燥，行而不泄，理气而不耗气，为理气之良药。治疗寒凝气滞所致的胸腹胀痛，可配伍乌药、木香等药，如沉香四磨汤；治疗脾胃虚寒所致的脘腹冷痛，常配伍肉桂、附子、干姜等药，如沉香桂附丸；治疗湿阻气滞所致的胸痞、脘腹胀痛，常配伍半夏、木香等药。

2. 胃寒呕吐 本品具有温中散寒，降逆止呕之功。治疗寒邪犯胃之呕吐，可配伍陈皮、胡椒等药；治疗脾胃虚寒之呕吐呃逆、经久不愈，常配伍丁香、柿蒂等药。

3. 虚喘 本品辛散温通，入肾经，既能温肾纳气，又能降逆平喘。治疗下元虚冷、肾不纳气之虚喘证，常与肉桂、附子、补骨脂等药同用，如黑锡丹；治疗上盛下虚之咳喘痰饮，常配伍紫苏子、半夏等药配伍，如苏子降气汤。

【用法用量】 煎服，1~5g，宜后下；或磨汁冲服；或入丸、散剂，每次 0.5~1g。

【使用注意】 本品性温，气虚下陷及阴虚火旺者慎用。

香附 Xiangfu
《名医别录》

【来源】 为莎草科植物莎草 *Cyperus rotundus* L. 的干燥根茎。主产于广东、河南、山东、四川等地。秋季采挖，燎去毛须，置沸水中略煮或蒸透后晒干，或燎后直接晒干。生用或醋炙用，用时碾碎。

【性味归经】 辛、微苦、微甘，平。归肝、脾、三焦经。

【功效】 疏肝解郁，调经止痛，理气宽中。

【临床应用】

1. 肝郁气滞证 本品归肝经，善疏肝理气、行气止痛，为治疗肝郁气滞之要药。治疗肝气郁滞之胁肋胀痛、乳房胀痛，寒热均可，常配伍柴胡、枳壳、川芎等药，如柴胡疏肝散；治疗寒凝气滞、肝气犯胃之胁肋胀痛、胃脘疼痛，常与高良姜同用，如良附丸。

2. 月经不调、经闭痛经、乳房胀痛 本品辛行苦泄，既能疏肝理气，又能调经止痛，为"气中之血药"，为妇科调经止痛之要药，被称为"气病之总司，女科之主帅"。治疗肝气郁滞之月经不调、痛经，可单用，或配伍柴胡、当归、川芎等药，如香附芎归汤；治疗乳房胀痛、乳房结块，常配伍柴胡、青皮等药。

3. 脾胃气滞证 本品味辛能行，长于止痛，还入脾经，能宽中、消食下气。治疗脾胃气滞所致的脘腹胀痛，常配伍砂仁、木香等药；治疗脾虚气滞所致的胃脘胀满疼痛、嗳气、食少，常配伍黄芪、陈皮、党参等药，如养胃颗粒。

【用法用量】 煎服，6~10g。醋炙香附能增强疏肝止痛之效。

川楝子 Chuanlianzi

《神农本草经》

【来源】 为楝科植物川楝 *Melia toosendan* Sieb. et Zucc. 的干燥成熟果实。主产于四川。冬季果实成熟时采收，除去杂质，干燥。用时捣碎，生用或麸炒用。

【性味归经】 苦、寒；有小毒。归肝、小肠、膀胱经。

【功效】 疏肝泄热，行气止痛，杀虫。

【临床应用】

1. 肝郁化火诸痛证 本品苦寒清泄，主入肝经，能疏肝行气止痛，治疗肝胃气滞兼热者尤为适宜，常配伍延胡索，以增强行气止痛之效，即金铃子散。本品可清肝火，治疗肝胆火盛之急躁易怒，可配伍龙胆、栀子、地黄等药；治疗肝胃不和，常配伍柴胡、白芍等药。

2. 虫积腹痛 本品苦寒有毒，能驱杀肠道寄生虫，味苦又能降泄气机而行气止痛。治疗蛔虫等引起的虫积腹痛，常配伍槟榔、使君子等药。

此外，本品还能清热燥湿，杀虫疗癣止痒。可用本品焙黄研末，以油调膏，外涂治疗头癣、秃疮。

【用法用量】 煎服，5~10g。外用适量，研末调涂。炒用寒性减低。

【使用注意】 本品有小毒，不宜过量或持续服用，以免中毒。因其性寒，脾胃虚寒者慎用，孕妇慎用。

乌药 Wuyao

《本草拾遗》

【来源】 为樟科植物乌药 *Lindera aggregata* (Sims) Kosterm. 的干燥块根。主产于安徽、浙江、陕西等地。全年均可采挖，除去细根，洗净，趁鲜切片，晒干。生用或麸炒用。

【性味归经】 辛、温。归肺、脾、肾、膀胱经。

【功效】 行气止痛，温肾散寒。

【临床应用】

1. 寒凝气滞诸痛证 本品辛香温散，入脾、肺经，能行散气滞，止痛。治疗寒凝气滞所致的少腹冷痛，可配伍木香、香附、陈皮等药；治疗胸闷胁肋胀痛，可配伍瓜蒌、枳壳等药；治疗脘腹胀痛，可配伍木香、陈皮等药；治疗经行腹痛，可配伍当归、香附、木香等药。

2. 下元虚冷之尿频、遗尿 本品入肾与膀胱经，具有温肾散寒，缩尿止遗之功。治疗肾阳不足、膀胱虚冷之遗尿、小便频数，常配伍山药、益智仁等药，以温肾散寒、助阳化气，如缩泉丸。

【用法用量】 煎服，6~10g。

【使用注意】 本品辛温香燥，易耗气伤阴，故气阴不足或有内热者慎服。

佛手 Foshou

《滇南本草》

【来源】 为芸香科植物佛手 *Cirus medica* L. var. *sarcodactylis* Swingle 的干燥果实。主产于广东、四川等地。秋季果实尚未变黄或刚变黄时采收，纵切成薄片，晒干或低温干燥。生用。

【性味归经】 辛、苦、酸，温。归肝、脾、胃、肺经。

【功效】 疏肝理气，和胃止痛，燥湿化痰。

【临床应用】

1. 肝郁气滞证 本品辛行苦泄，善疏肝解郁、行气止痛。用于肝郁气滞之胸胁胀痛、脘腹痞满等，可配伍柴胡、郁金、香附等药。

2. 脾胃气滞证 本品入脾、胃经，可理气和中，调和脾胃。治疗脾胃气滞之脘腹胀痛，恶心呕吐，饮食减少，可配伍枳壳、陈皮、木香等药。

3. 久咳痰多，胸闷作痛 本品芳香醒脾，既能燥湿化痰，又能行气宽中。用于久咳痰多、胸闷胁痛，可配伍陈皮、半夏、瓜蒌皮等。

【用法用量】煎服，3~10g。

薤白 Xiebai
《神农本草经》

【来源】为百合科植物小根蒜 *Allium macrostemon* Bge. 或薤 *Allium chinense* G. Don 的地下干燥鳞茎。全国各地均产，主产于江苏、浙江、吉林等地。夏、秋二季采挖，洗净，除去须根，蒸透或置沸水中烫透，晒干。生用。

【性味归经】辛、苦，温。归心、肺、胃、大肠经。

【功效】通阳散结，行气导滞。

【临床应用】

1. 胸痹证 本品上开胸痹，下泄气滞，善散阴寒之凝滞，通胸阳之闭结，为治疗胸痹之要药。治疗寒痰阻滞、胸阳不振之胸闷、胸痛、心悸、气短等，常与瓜蒌、半夏等同用，如瓜蒌薤白白酒汤、瓜蒌薤白半夏汤、枳实薤白桂枝汤等；治疗胸痹兼有血瘀者，常配伍瓜蒌、丹参、川芎等行气宽胸、活血化瘀药。

2. 胃肠气滞证 本品辛行苦降，有行气导滞、消胀止痛之功，善通大肠之气滞，为治疗胃肠气滞、里急后重之良药。治疗胃寒气滞之脘腹痞满胀痛，可单用，或与高良姜、砂仁等药同用；治疗湿热泻痢之腹痛、里急后重，可配伍木香、黄连、黄芩等药。

【用法用量】煎服，5~10g。

【使用注意】气虚无滞、胃弱纳呆及不耐蒜味者慎服。

玫瑰花 Meiguihua
《食物本草》

【来源】为蔷薇科植物玫瑰 *Rosa rugosa* Thunb. 的干燥花蕾。主产于江苏、浙江等地。春末夏初花将开放时分批采摘，除去花柄及蒂，及时低温干燥。生用。

【性味归经】甘、微苦，温。归肝、脾经。

【功效】行气解郁，和血，止痛。

【临床应用】

1. 肝胃不和，胸胁脘腹胀痛，呕恶食少 本品芳香行气，苦能疏泄，入肝、脾经，能醒脾开胃，行气止痛，且作用缓和。治疗肝胃气痛，胸胁胀满，不思饮食，可与香附，佛手，砂仁等同用，以达疏肝和胃，行气止痛之功。

2. 月经不调、经前乳房胀痛 本品善疏解肝郁，调经，治疗肝气郁滞之月经不调，经前乳房胀痛，常与当归、川芎、白芍等药同用。

3. 跌打伤痛 本品味苦疏泄，性温通行，具有活血散瘀，止痛之功。治疗跌打损伤，瘀肿疼痛，可单用浸酒服用，或与当归、川芎、赤芍等配伍。

【用法用量】煎服，3~6g。

大腹皮 Dafupi

《开宝本草》

【来源】 为棕榈科植物槟榔 *Areca catechu* L. 的干燥果皮，又名槟榔衣。主产于海南、广西、云南等地。冬季至次春采收未成熟的果实，煮后干燥，纵剖两瓣，剥取果皮，称为"大腹皮"；春末至秋初采收成熟的果实，煮后干燥，剥取果皮，打松，晒干，称为"大腹毛"。生用。

【性味归经】 辛，微温。归脾、胃、大肠、小肠经。

【功效】 行气宽中，利水消肿。

【临床应用】

1. 胃肠气滞，脘腹胀闷，大便不爽 本品辛能行散，主入脾、胃经，能行气导滞，宽中除胀而止痛，为行气宽中之常用药。治疗食积气滞之脘腹痞胀、嗳气吞酸、大便秘结或泻而不爽，可配伍山楂、麦芽、枳实等药；治疗湿阻气滞之脘腹胀满、呕吐，可与藿香、陈皮、厚朴等同用。

2. 水肿胀满，脚气浮肿，小便不利 本品味辛，能开宣肺气而行水消肿。治疗水湿外溢，皮肤水肿，小便不利，可配伍茯苓皮、桑白皮等药，如五皮饮；治疗脚气浮肿，二便不通，可与桑白皮、木通、牵牛子等同用。

【用法用量】 煎服，5~10g。

荔枝核 Lizhihe

《本草衍义》

【来源】 为无患子科植物荔枝 *Litchi chinensis* Sonn. 的干燥成熟种子。主产于福建、广东、广西等地。夏季采摘成熟果实，除去果皮和肉质假种皮，洗净，晒干。用时打碎，生用或盐水炙用。

【性味归经】 甘、微苦，温。归肝、肾经。

【功效】 行气散结，祛寒止痛。

【临床应用】

1. 疝气腹痛，睾丸肿痛 本品苦泄温通，既可疏肝理气，又可祛寒止痛，为治肝经寒凝气滞之疝气疼痛、睾丸肿痛之常用要药。用治寒疝腹痛，可配伍小茴香、吴茱萸、橘核等；治肝经湿热下注之睾丸肿痛，可配伍大黄、龙胆等。

2. 痛经，产后腹痛 本品疏肝止痛，可治疗妇女痛经、产后腹痛，常配伍川芎、柴胡等。

此外，本品尚可治疗肝胃不和之胃脘疼痛，可配伍木香研末服，如荔香散。

【用法用量】 煎服，5~10g。

柿蒂 Shidi

《本草拾遗》

【来源】 为柿树科植物柿 *Diospyros kaki* Thunb. 的干燥宿萼。主产于四川、广东、广西等地。冬季果实成熟时采摘，食用时收集，洗净，晒干。生用。

【性味归经】 苦、涩，平。归胃经。

【功效】 降逆止呕。

【临床应用】

呃逆证 本品入胃经，善降胃气而止呃逆，其性平和，故凡胃气上逆之呃逆，不论寒热虚实，均可应用。治胃寒呃逆，可与丁香、生姜配伍，如柿蒂汤；治胃热呃逆，可配伍竹茹、芦根等；治脾胃虚寒呃逆，可配伍人参、丁香等；治痰湿壅滞之呃逆，可配伍半夏、旋覆花等。

【用法用量】煎服，5～10g。

【使用注意】气虚下陷者慎用。

目标检测

答案解析

一、单项选择题

1. 理气药主要适用于（　　）
   A. 里热证　　　B. 阳虚证　　　C. 里寒证　　　D. 气滞诸证　　　E. 里实热证

2. 既理气健脾，又燥湿化痰的药物是（　　）
   A. 陈皮　　　B. 青皮　　　C. 枳实　　　D. 厚朴　　　E. 高良姜

3. 木香与香附均有的功效是（　　）
   A. 健脾　　　B. 行气止痛　　　C. 调经　　　D. 温肾散寒　　　E. 温肺

4. 既能破气消积又能化痰除痞的药物是（　　）
   A. 陈皮　　　B. 沉香　　　C. 枳实　　　D. 厚朴　　　E. 木香

5. 具有行气止痛、温中止呕、纳气平喘功效的药物是（　　）
   A. 川楝子　　　B. 青皮　　　C. 陈皮　　　D. 厚朴　　　E. 沉香

二、配伍选择题

   A. 温肾纳气　　　B. 调经止痛　　　C. 行气导滞　　　D. 杀虫疗癣　　　E. 燥湿化痰

6. 川楝子除行气止痛外，还能（　　）

7. 薤白除通阳散结外，还能（　　）

三、多项选择题

8. 理气药具有的功效有（　　）
   A. 顺气宽胸　　　B. 理气健脾　　　C. 疏肝解郁　　　D. 行气止痛　　　E. 破气散结

9. 理气药的归经（　　）
   A. 肺　　　B. 脾　　　C. 胃　　　D. 肝　　　E. 心

10. 醋炙后能增强疏肝止痛的药物（　　）
    A. 青皮　　　B. 干姜　　　C. 香附　　　D. 川楝子　　　E. 沉香

（蔺建军）

书网融合……

重点小结　　　　习题

第十四章 消食药

学习目标

知识目标：通过本章的学习，应能掌握消食药的含义、功效、适应范围、配伍原则和使用注意，山楂、鸡内金、莱菔子的性味归经、功效、应用、用法用量及使用注意；熟悉神曲、麦芽、谷芽的性能与功效，性能功效相似药物的区别。

能力目标：能结合消食药各药物的性能特点和功效应用，根据临床需要进行合理选用和应用指导。

素质目标：通过本章的学习，培养严谨细致的职业精神和科学的工作态度。

情境导入

情境：患者，男，35岁。暴饮暴食后胃脘疼痛，胀满不消，疼痛拒按，嗳腐吞酸，呕吐不消化食物，其味腐臭，吐后痛减，不思饮食，大便不爽，得矢气后稍舒，舌苔厚腻，脉滑有力。

思考：该患者可以选用哪类药物进行治疗，使用时有何注意事项？

凡以健脾开胃、消食导滞为主要作用，用于治疗食伤积滞的药物，称为消食药，又称消导药。

本类药物多甘、平，主入脾、胃经，长于消食化积、健脾开胃、和中导滞，主要用于宿食停留、饮食不消所致的不思饮食、脘腹胀满、嗳气吞酸、恶心呕吐、大便失常等脾胃虚弱、消化不良病证。部分消食药兼有化瘀、消肿、消石等作用，随证配伍可用于血瘀、乳房肿胀、结石等病证。

本类药物多属渐消缓散之品，适用于病情较缓、积滞不甚者。临床应用时应根据食积的性质及兼证，选择合适的药物，并进行适当配伍以增强疗效。一般食积轻症，单用或多药合用皆可。若脾胃气滞，食积内停，可与理气药配伍，以行气宽中；若脾胃虚弱，运化无力，可与健脾养胃药配伍，以标本兼治；若有寒象兼证，可与温里药配伍，以温中散寒；若积食郁而化热，可与苦寒轻下药配伍，以泻热导滞；若兼湿浊痰饮，可与芳香化湿药配伍，以醒脾化湿。

使用注意：①本类药物作用缓和，但部分药物也有耗气之弊，气虚无食积痰滞者应慎用；②不宜过用久服，以免耗伤正气；③病情急重者，本类药物缓不济急，当改用其他药物或其他方法。

山楂 Shanzha
《本草经集注》

【来源】为蔷薇科植物山里红 *Crataegus pinnatifida* Bge. var. *major* N. E. Br. 或山楂 *Crataegus pinnatifida* Bge. 的干燥成熟果实。主产于山东、河南、河北等地。秋季果实成熟时采收，切片，干燥。生用、炒用或炒焦用。

【性味归经】酸、甘，微温。归脾、胃、肝经。

【功效】消食健胃，行气散瘀，化浊降脂。

【临床应用】

1. 饮食积滞　本品味酸而甘，微温不热，能治各种饮食积滞，为治油腻肉食积滞之要药，可炒焦单用。治食积停滞、胃脘胀痛，常与炒神曲、炒麦芽、陈皮等同用，如消食丸；治脾虚气弱、饮食不消，常与人参、白术等同用，如健脾丸。

2. 泻痢腹痛 本品味酸，能收敛止泻，可炒焦单用。治食积痞满、嗳腐吞酸，或呕吐泄泻，常与神曲、半夏、陈皮等同用，如保和丸；治痢疾初起、里急后重，常配黄连、苦参等。

3. 血瘀证 本品入肝、脾经，能行气化浊散瘀，宜生用。治食积血瘀、疝气疼痛，与香附、吴茱萸等同用，如《类证治裁·卷六》立效散；治妇人气滞血瘀、经水不利，与当归尾、香附等同用，如通瘀煎；治产后伤食、恶露不尽，与川芎、桃仁等同用，如《傅青主女科》三消丸。

此外，本品能化浊降脂。现代临床常用其治疗冠心病、心绞痛、高脂血症等。

【用法用量】 煎服，9～12g，大剂量可至30g。生山楂消食散瘀，焦山楂止泻止痢。

【使用注意】 脾胃虚弱而无积滞者或胃酸分泌过多者慎用。

神曲 Shenqu
《药性论》

【来源】 为辣蓼、青蒿、杏仁等药物加入面粉或麸皮混合后经发酵而成的加工品。全国各地均产。生用或炒用。

【性味归经】 甘、辛，温。归脾、胃经。

【功效】 健脾和胃，消食化积。

【临床应用】

饮食积滞 本品能健脾和胃，消食化积，广泛用于各种食积证。常与麦芽、山楂共炒焦入药，习称"焦三仙"。同时，因本品辛温，略能解表，尤宜外感表证兼食滞者。用治宿食停饮之脘痛吞酸、嘈杂嗳腐，常与苍术、陈皮同用，如曲术丸；治食积生痰之咳嗽，常与陈皮、半夏等同用，如曲麦二陈汤；治脾胃虚寒、泻食不化，常与丁香、肉豆蔻同用，如丁香神曲散。

【用法用量】 煎服，10～15g。止泻宜炒焦用。

麦芽 Maiya
《药性论》

【来源】 为禾本科植物大麦 *Hordeum vulgare* L. 的成熟果实经发芽干燥的炮制加工品。全国各地均产。将麦粒用水浸泡后，保持适宜温、湿度，待幼芽长至约5mm时，晒干或低温干燥。生用、炒黄或炒焦用。

【性味归经】 甘，平。归脾、胃经。

【功效】 行气消食，健脾开胃，回乳消胀。

【临床应用】

1. 食积不消 本品甘、平，入脾、胃经，能健脾消食，尤宜治米、面、淀粉类食物所致食积证。治脾虚食积、胸膈痞闷，常与白术、木香、陈皮等同用，如白术汤；治食积停滞、胃脘胀痛，常与炒神曲、炒山楂、陈皮等同用，如消食丸；治小儿疳积，常与炒神曲、川楝子等同用，如《医方类聚·卷二五四》六神丸。

2. 乳房胀痛，妇女断乳 本品能行气回乳消胀，可单用，宜炒用，大剂量使用。治产妇乳房肿胀坚硬、疼痛难忍，与川芎、当归、白芍、熟地同用，如回乳四物汤。此外，本品生用能健脾和胃、疏肝行气，但疏肝之力较弱，用治肝气不舒、肝胃不和，常与柴胡、厚朴、白术等同用，如培脾舒肝汤。

【用法用量】 煎服，10～15g，大剂量30～120g。生用功偏消食健胃，炒用长于回乳消胀。

【使用注意】 哺乳期妇女忌用。

■ **知识链接**

焦三仙和焦四仙

"焦三仙"是由山楂、神曲、麦芽三药炒焦后合用，可明显增强消食化积功能，堪称中药中助消化的"仙药",故称为"焦三仙"。"焦三仙"中加焦槟榔为"焦四仙",可发挥消积化滞与止泻的双重作用,对食积不消、腹胀食少、泄泻者尤为适宜。

莱菔子 Laifuzi
《日华子本草》

【来源】为十字花科植物萝卜 Raphanus sativus L. 的干燥成熟种子。全国各地均产。夏季果实成熟时采割植株,晒干,搓出种子,除去杂质,再晒干。生用或炒用,用时捣碎。

【性味归经】辛、甘,平。归肺、脾、胃经。

【功效】消食除胀,降气化痰。

【临床应用】

1. 食积气滞证 本品能消食化积。下气除胀,治食积停滞、胸脘痞满、嗳腐吞酸等,常与炒山楂、炒神曲、陈皮等同用,如保和丸;脾胃虚弱者,加白术,如大安丸。

2. 痰壅喘咳 本品辛散,生用能降气化痰,尤宜治喘咳痰壅、胸闷食积。治气壅痰盛咳嗽,与苦杏仁同用,如杏仁萝卜子丸;治咳嗽多痰,气喘唾血,与桃仁、杏仁同用,如莱菔子煎;治高年寒咳,气逆痰痞,多与紫苏子、白芥子同用,如三子养亲汤。

【用法用量】煎服,5~12g。生用长于祛痰,炒用长于消食除胀。

【使用注意】气虚无食积、痰滞者慎用,不宜与人参同用。

鸡内金 Jineijin
《神农本草经》

【来源】为雉科动物家鸡 Gallus gallus domesticus Brisson 的干燥沙囊内壁。全国各地均产。杀鸡后,取出鸡肫,立即剥下内壁,洗净,干燥。生用、炒用或醋炙用。

【性味归经】甘,平。归脾、胃、小肠、膀胱经。

【功效】健胃消食,涩精止遗,通淋化石。

【临床应用】

1. 饮食积滞,小儿疳积 本品能健胃消食,有较强的消食化积作用,广泛用于各种食积证。治食积胀满、小儿疳积,常与沉香、砂仁等同用,如鸡金散。

2. 肾虚遗精,遗尿 本品能固精缩尿止遗,可焙干单用,研末温酒送服。治肾虚遗尿、小便失禁,常与菟丝子、肉苁蓉、五味子等同用,如菟丝子散。

3. 石淋,胆结石 本品能化坚消石,宜生用研末。用治石淋、肝胆结石,常与金钱草、海金沙等同用。

【用法用量】煎服,3~10g;研末服,每次1.5~3g,研末用效果优于煎剂。

谷芽 Guya
《名医别录》

【来源】为禾本科植物粟 Setaria italica (L.) Beauv. 的成熟果实经发芽干燥的炮制加工品。主产于北方地区。将粟谷用水浸泡后,保持适宜的温、湿度,待须根长至约6mm时,晒干或低温干燥。生用、炒黄或炒焦用。

【性味归经】甘,温。归脾、胃经。

【功效】消食和中,健脾开胃。

【临床应用】

食积不消 本品能消食和中,健脾开胃,作用与麦芽相似而稍缓,两者常相须为用。生用宜于和中，炒用宜于消食，炒焦用宜于化积滞，也可生熟同用。用治食积证，常配伍山楂、神曲、麦芽等；治脾胃虚弱、饮食不消，常与茯苓、山药、薏苡仁、莲子、砂仁、芡实、白扁豆同用，如八仙糕。

【用法用量】煎服，9～15g，大剂量可用30～60g。

【使用注意】华南地区处方中谷芽多以稻芽代替。

【附药】

稻芽 为禾本科植物稻 *Oryza sativa* L. 的成熟果实经发芽干燥的炮制加工品。主产于南方地区。将稻谷用水浸泡后，保持适宜的温、湿度，待须根长至约1cm时，干燥。因性味归经、功效、临床应用及用法用量同谷芽，临床常作为谷芽的替代品，尤以南方为甚。

目标检测

答案解析

一、最佳选择题

1. 山楂治血瘀证宜（ ）
   A. 生用　　　　B. 炒黄用　　　　C. 炒焦用　　　　D. 蜜炙用　　　　E. 盐炙用

2. 哺乳期妇女禁用的药物是（ ）
   A. 山楂　　　　B. 神曲　　　　C. 麦芽　　　　D. 鸡内金　　　　E. 莱菔子

3. 用于小儿疳积最合适的药物是（ ）
   A. 山楂　　　　B. 神曲　　　　C. 麦芽　　　　D. 鸡内金　　　　E. 莱菔子

4. 善于消化油腻肉食积滞的药物是（ ）
   A. 山楂　　　　B. 神曲　　　　C. 麦芽　　　　D. 鸡内金　　　　E. 莱菔子

二、配伍选择题

   A. 山楂　　　　B. 麦芽　　　　C. 鸡内金　　　　D. 莱菔子　　　　E. 神曲

5. 瘀阻腹痛、痛经可选择的药物是（ ）

6. 石淋及胆结石可选（ ）

7. 咳嗽痰多、胸闷食少可选（ ）

三、多项选择题

8. 既能行气又能消食的药物是（ ）
   A. 莱菔子　　　　B. 神曲　　　　C. 麦芽　　　　D. 青皮　　　　E. 槟榔

9. 鸡内金可治疗下列哪些病证（ ）
   A. 痰多咳嗽　　B. 小儿疳积　　C. 肾虚遗尿　　D. 膀胱结石　　E. 饮食积滞

（朱文慧）

书网融合……

重点小结　　　　习题

第十五章 驱虫药

学习目标

知识目标： 通过本章的学习，应能掌握槟榔、使君子、苦楝皮的性味归经、功效、应用、用法用量及使用注意；熟悉驱虫药的含义、功效、适应范围、配伍原则和使用注意；了解雷丸、南瓜子的主要功效。

能力目标： 能结合驱虫药各药物的性能特点和功效应用，根据临床需要进行合理选用和应用指导。

素质目标： 通过本章的学习，培养严谨细致的职业精神和科学的工作态度。

情境导入

情境： 患者，女，27岁。自去年冬天开始，脘痛及胁，现已下延腹部，病甚时呕蛔，大便亦有成虫排出，舌苔薄白，中厚而腻，脉象沉细而弦。

思考： 该患者可以选用哪类药物进行治疗，使用时有何注意事项？

凡以驱除或杀灭人体寄生虫为主要作用，用于治疗消化道寄生虫病的药物，称为驱虫药。

本类药物多具毒性，主入脾、胃、大肠经，生用长于杀灭、麻痹及驱除寄生虫，主要用于消化道蛔虫病、绦虫病、蛲虫病、姜片虫病等。部分驱虫药有消积、行气、利水、润肠等作用，随证配伍可用于食积、气滞、水肿、便秘等病证。

使用驱虫药，应注意根据寄生虫的种类及患者的证候，相应地选择配伍药物以增强疗效。一般蛔虫病可见脐周阵痛、睡眠不安、磨牙等症；绦虫病可见大便不调、便中有白色节片状虫体等症；钩虫病可见嗜食异物、面黄虚肿等症；蛲虫病可见夜间及熟睡时肛门或会阴奇痒等症。若久病虚寒，可与补中祛寒药配伍；证见热者，可与苦寒清热药配伍；病急实证者，可与泻下药配伍；病缓虚证者，可与补益扶正药配伍。

使用注意：①本类药物对正气多有损伤，需要控制用量，以免中毒或损伤正气；②一般在空腹时服药，使药物充分作用于虫体；③素体虚弱、年高体衰及孕妇慎用；④病情急重发热或腹痛剧烈者，不宜急予驱虫药，应待症状缓和后再施用。

使君子 Shijunzi
《开宝本草》

【来源】 为使君子科植物使君子 *Quisqualis indica* L. 的干燥成熟果实。主产于广东、广西、云南、四川等地。秋季果皮变紫黑色时采收，除去杂质，干燥。去壳取仁或用时捣碎，生用或炒香用。

【性味归经】 甘，温。归脾、胃经。

【功效】 杀虫消积。

【临床应用】

1. 蛔虫病、蛲虫病 本品能杀虫，为驱蛔要药，尤宜于小儿。治蛔虫轻症，炒香单用，五更空腹嚼服即可；治小儿虫作腹痛、口吐涎沫，可与槟榔、苦楝皮等同用，如安虫丸。

2. 小儿疳积 本品炒用能健脾开胃消疳，治小儿一切疳证。与黄连、木香、人参等同用，如集圣丸。

【用法用量】煎服，9~12g。捣碎入煎剂；使君子仁6~9g，多入丸散或单用，分1~2次服用。小儿每岁1~1.5粒，炒香嚼服，1日总量不超过20粒。

【使用注意】服药时忌饮浓茶。大量服用或生品内服可致呃逆、眩晕、呕吐、腹泻等不良反应。

苦楝皮 Kulianpi
《名医别录》

【来源】为楝科植物川楝 *Melia toosendan* Sieb. et Zuec. 或楝 *Melia azedarach* L. 的干燥树皮和根皮。前者主产于四川、湖北、贵州等地；后者全国大部分地区均产。春、秋二季剥取，晒干，或除去粗皮，晒干。鲜用或生用。

【性味归经】苦，寒；有毒。归肝、脾、胃经。

【功效】杀虫，疗癣。

【临床应用】

1. 蛔虫病、蛲虫病、钩虫病 本品苦寒有毒，对各种肠道寄生虫均有驱杀作用，为广谱驱虫药。单用水煎、煎膏或制成片剂、糖浆服用；亦可配伍使君子、槟榔等，如化虫丸。

2. 疥癣瘙痒 本品苦寒能清热燥湿，杀虫止痒。治疥疮、头癣、体癣、湿疮、湿疹瘙痒等，可单用研末，以猪脂调涂患处。

【用法用量】煎服，3~6g。外用适量，研末，用猪脂调敷患处。

【使用注意】本品有毒，不可过量或久服。孕妇及肝肾功能不全者慎用。

槟榔 Binglang
《名医别录》

【来源】为棕榈科植物槟榔 *Areca catechu* L. 的干燥成熟种子。主产于海南、福建、云南、台湾等地。春末至秋初采收成熟果实，用水煮后，干燥，除去果皮，取出种子，干燥。捣碎或切片，生用、炒黄或炒焦用。

【性味归经】苦、辛，温。归胃、大肠经。

【功效】杀虫消积，行气，利水，截疟。

【临床应用】

1. 多种肠道寄生虫病 本品生用能杀虫，对各种肠道寄生虫均有驱杀作用。其治绦虫病疗效最佳，可单用或与石榴皮同用，如《圣济总录·卷九十九》槟榔散；治疗姜片虫病，可配伍乌梅、甘草；治蛔厥，常与细辛、黄连、花椒等同用，如乌梅丸。

2. 食积气滞，泻痢后重 本品辛散苦泄，炒用能行气消积。可用于食积气滞、腹胀便秘及痢疾里急后重等，常配伍木香、青皮等，如木香槟榔丸；治小儿宿食不化，发热有时，与牵牛子、枳壳、大黄等同用，如《圣惠方·卷八十八》槟榔丸；治小儿食积兼虫证，可与山楂、神曲、使君子等同用，如芦荟肥儿丸。

3. 脚气水肿 本品辛温，生用能行气利水，治水肿实证，常配伍泽泻、商陆等，如疏凿饮子；治寒湿脚气肿痛，配木瓜、吴茱萸等，如鸡鸣散。

4. 疟疾 本品能截疟，治疟久不愈、结为癥瘕者，与鳖甲、川芎等同用，如鳖甲煎。

【用法用量】煎服，3~10g；驱绦虫、姜片虫用量为30~60g。

【使用注意】脾虚便溏或气虚下陷者忌用。

雷丸 Leiwan
《神农本草经》

【来源】　为白蘑科真菌雷丸 *Omphalia lapidescens* Schroet. 的干燥菌核。主产于四川、贵州、云南等地。秋季采挖，洗净，晒干。生用。

【性味归经】　微苦，寒。归胃、大肠经。

【功效】　杀虫消积。

【临床应用】

1. 绦虫病、钩虫病、蛔虫病等　本品生用能杀虫，对各种肠道寄生虫均有驱杀作用。尤宜治寸白虫病，可单用研末服；治三虫病，与川芎同用，如雷丸散；治小儿虫作腹痛，与槟榔、使君子、苦楝皮等同用，如安虫丸。

2. 小儿疳积　本品苦寒能杀虫消疳，治小儿疳积，与使君子同用，如消疳散；治食积兼虫证，与山楂、神曲、使君子等同用，如芦荟肥儿丸。

【用法用量】　入丸散，15～21g；研粉服，一次 5～7g，饭后用温开水调服，一日 3 次，连服3 天。

【使用注意】　不宜入煎剂。脾胃虚寒者慎服。

知识链接

比较槟榔、使君子、雷丸的功用异同

共同点：均能杀虫消积，主治多种肠道寄生虫病及食积。

不同点：槟榔治疗绦虫证效果最佳，还能行气、利水、截疟；使君子为治疗蛔虫要药，尤宜小儿虫证及小儿疳积；雷丸以驱杀绦虫为佳，还可用于小儿疳积。

南瓜子 Nanguazi
《现代实用中药学》

【来源】　为葫芦科植物南瓜 *Cucurbita moschata*（Duch. ex Lam.）Duch. ex Poir. 的干燥成熟种子。主产于浙江、江苏、河北、山东等地。夏、秋季食用南瓜时，收集成熟种子，去除瓤膜，洗净，晒干。连壳生用，以新鲜者为佳。

【性味归经】　甘，平。归胃、大肠经。

【功效】　杀虫。

【临床应用】

多种肠道寄生虫病　本品古书中未见记载，但现代临床研究表明，其能杀虫而不伤正气，且无毒性，尤宜治绦虫病。可单用研末，或与槟榔、使君子等驱虫药同用。

【用法用量】　研粉，60～120g，冷开水调服，不宜入煎剂。

目标检测

答案解析

一、最佳选择题

1. 驱虫药适宜服用的时间是（　　）
　　A. 饭前　　　　　　　　B. 饭后　　　　　　　　C. 空腹
　　D. 睡前　　　　　　　　E. 发热时

2. 为驱蛔要药，驱虫不伤正的药物是（　　）

    A. 槟榔　　　　　　　　　B. 使君子　　　　　　　　C. 苦楝皮

    D. 雷丸　　　　　　　　　E. 南瓜子

二、配伍选择题

    A. 1～3g　　　　　　　　B. 3～6g　　　　　　　　C. 6～15g

    D. 15～30g　　　　　　　E. 30～60g

3. 槟榔驱绦虫的成人一日用量是（　　）

4. 苦楝皮驱蛔虫的成人一日用量是（　　）

三、多项选择题

5. 炒用能消积的药物是（　　）

    A. 槟榔　　　　　　　　　B. 使君子　　　　　　　　C. 苦楝皮

    D. 雷丸　　　　　　　　　E. 南瓜子

6. 槟榔的主治功效有（　　）

    A. 杀虫　　　　　　　　　B. 消积　　　　　　　　　C. 行气

    D. 利水　　　　　　　　　E. 截疟

（朱文慧）

书网融合……

重点小结　　　　习题

第十六章 止血药

PPT

学习目标

知识目标：通过本章的学习，应能掌握止血药的含义、功效、适应范围和使用注意，凉血止血药大蓟、小蓟、地榆、槐花，化瘀止血药三七、茜草、蒲黄，收敛止血药白及，以及温经止血药艾叶的性味归经、功效、应用、用法用量及使用注意；熟悉侧柏叶、白茅根、降香、仙鹤草的性能与功效，性能功效相似药物的区别；了解藕节、炮姜、血余炭的主要功效。

能力目标：具备辨识大蓟、小蓟，地榆、槐花，三七、茜草、蒲黄，白及、仙鹤草、棕榈炭功效异同的能力。

素质目标：通过本章的学习，树立"仁心仁术，以人为本"的思想根基，具有顺应自然、珍爱生命的敬畏之心。

情境导入

情境：患者，女性，45岁。以月经持续3周为主诉入院。患者月经淋漓不尽，猝然其势若崩，夹有瘀块，出血颜色紫暗，小腹疼痛拒按，舌质暗红，舌尖边时见瘀点，脉沉涩。

思考：该患者可以选用哪类药物进行治疗，使用时有何注意事项？

凡以制止体内外出血为主要作用，常用于治疗各种出血证的药物，称为止血药。

本类药味多苦涩或甘，其性寒温有异，均入血分，以入心、肝、脾经为主。味苦既可清泄血分之热，又能散瘀血之阻滞，味涩能收敛止血，味甘可缓和药性，具有减缓血行、制止体内外出血之功，主要适用于各部位出血病证，如咯血、衄血、吐血、尿血、便血、崩漏、紫癜及创伤出血等。血液为人体重要的物质，凡出血之证，如不及时有效地制止，会致使血液耗损，进而造成机体衰弱，甚至危及生命，故止血药的应用具有重要的意义。

止血药的药性各有不同，具有寒、温、散、敛之别。如药性寒凉，功能凉血止血，适用于血热之出血；药性温热，能温经止血，适用于虚寒出血；兼有化瘀作用，功能化瘀止血，适用于出血而兼有瘀血；药性收敛，功能收敛止血，可用于出血日久不止等。因此，根据性能特点和应用范围，止血药可分为凉血止血药、化瘀止血药、收敛止血药、温经止血药四类。

应用止血药，应根据出血的病因和病情，选择相适应的药物，并进行必要的配伍，以达到标本兼治的效果。如血热之出血，应选用凉血止血药配伍清热凉血药；阴虚火旺、阴虚阳亢之出血，应配伍滋阴降火潜阳的药物；瘀血所致出血，应选化瘀止血药配伍活血行气药；虚寒性出血，应选用温经收敛止血药配伍温里药和健脾助阳之品；脾气下陷导致的便血、崩漏等应配伍升举之品；气火上逆引起的吐血、衄血，可配伍降气之品。

使用注意：①使用凉血止血药及收敛止血药，有凉遏敛邪留瘀之弊，因此，对瘀血导致的出血及邪实者慎用，不宜单独使用；②在出血的初期，不宜过早使用收敛性较强的止血药，以免瘀血阻滞；③大量出血者，可见气随血脱、亡阳、亡阴之证，应首先考虑大补元气、急救回阳以及滋阴增液以免贻误病机。

第一节　凉血止血药

本类药物性属寒凉，味多甘苦，主入肝、心、大肠经。入血分，能清泄血分之热而止血，适用于血热妄行所致的各种出血病证，症见出血量多而色鲜红，伴心烦、口渴、便秘、尿黄、舌红苔黄、脉数等。本类药物虽有凉血之功，但清热作用不强，在治疗血热出血病证时，常需与清热凉血药物同用；若治血热夹瘀之出血，宜配化瘀止血药，或配伍少量的化瘀行气之品；急性出血较甚者，可配伍收敛止血药以加强止血之效。本类药物均为寒凉之品，原则上不宜用于虚寒性出血，又因其寒凉易于凉遏留瘀，故不宜过量久服。

小蓟 Xiaoji
《名医别录》

【来源】　为菊科植物刺儿菜 Cirsium setosum（Wild.）MB. 的干燥地上部分。全国大部分地区均产。夏、秋季花期采集，除去杂质，晒干。生用或炒炭用。

【性味归经】　甘、苦，凉。归心、肝经。

【功效】　凉血止血，散瘀解毒消痈。

【临床应用】

1. 血热出血证　本品性属寒凉，善清血分之热而凉血止血，咯吐衄血、便血崩漏等为血热妄行出血者皆可选用。治疗多种出血证，常与大蓟、侧柏叶、白茅根、茜草等同用，如十灰散。本品兼能利尿通淋，尤善治尿血、血淋，可单味应用，也可配伍生地、滑石、山栀子、淡竹叶等，如小蓟饮子。

2. 热毒痈肿　本品能清热解毒、散瘀消肿，用治热毒疮疡初起肿痛之证。可单用鲜品捣烂敷患处，也可与乳香、没药同用，如神效方。

【用法用量】　煎服，5~12g，鲜品加倍。外用适量，捣敷患处。

【使用注意】　本药清泄散瘀，故孕妇及无瘀滞者慎服，脾胃虚寒者忌服。

大蓟 Daji
《名医别录》

【来源】　为菊科植物蓟 Crsium japonicum Fisch. ex DC. 的干燥地上部分。主产于安徽、山东、江苏等地。夏、秋季花开时割取地上部分，除去杂质，晒干。生用或炒炭用。

【性味归经】　甘、苦，凉。归心、肝经。

【功效】　凉血止血，散瘀解毒消痈。

【临床应用】

1. 血热出血证　本品寒凉而入血分，长于清血分热而凉血止血，为治血热出血之要药，主治血热妄行之诸出血证。尤多用于吐血、咯血及崩漏下血，常与小蓟相须为用，也可单味用鲜大蓟根或叶捣汁服，亦可与小蓟、侧柏叶等同用，如十灰散。若治外伤出血，可用本品研末外敷。

2. 热毒痈肿　本品既能凉血解毒，又能散瘀消肿，无论内外痈肿都可使用，为治疗痈肿疮毒常用之品。单味内服或外敷均可，以鲜品为佳。若外用治疮痈肿毒，多与盐共研，或鲜品捣烂外敷。

【用法用量】　煎服，9~15g，鲜品可用至 30~60g。外用适量，捣敷患处。

【使用注意】　本品清泄散瘀，故孕妇及无瘀滞者慎服，脾胃虚寒者忌服。

比较大蓟与小蓟的功用异同

共同点：二者均味甘性凉，均能凉血止血、散瘀解毒消痈，广泛用治血热出血诸证及热毒疮痈。

不同点：大蓟散瘀消痈力强，止血作用广泛，故对吐血、咯血及崩漏下血尤为适宜；小蓟药力较弱，但兼能利尿通淋，故以治血尿、血淋为佳。

地榆 Diyu
《神农本草经》

【来源】 为蔷薇科植物地榆 *Sanguisorba officinalis* L. 或长叶地榆 *Sanguisorba officinalis* L. var. *longifolia*（Bert）Yü et Li 的根。前者产于我国南北各地，后者主要产于安徽、浙江、江苏、江西等地。春季将发芽时或秋季植株枯萎后采挖，除去须根，洗净。晒干生用或炒炭用。

【性味归经】 苦、酸、涩，微寒。归肝、大肠经。

【功效】 凉血止血，解毒敛疮。

【临床应用】

1. 血热出血证 本品味苦性寒入血分，长于泄热而凉血止血，味兼酸涩，又能收敛止血，可用治多种血热妄行所致出血之证。又因其性下降，故尤宜于下焦之下血。用治热甚便血，常配伍生地黄、白芍、黄芩、槐花等，如约营煎；用治痔疮出血，血色鲜红，常与槐角、防风、黄芩、枳壳等配伍，如槐角丸；用治血热甚，崩漏量多色红，兼口燥唇焦者，可与生地黄、黄芩、牡丹皮等同用，如治崩极验方。本品苦寒兼酸涩，功能清热解毒、凉血涩肠而止痢，对于血痢不止者亦有良效，常与甘草同用，如地榆汤。

2. 水火烫伤、湿疹、疮疡痈肿 本品苦寒能泻火解毒，味酸涩能敛疮，为治水火烫伤之要药，可单味研末麻油调敷，或配大黄粉，或配黄连、冰片研末调敷。湿疹及皮肤溃烂，可以本品浓煎外洗，或用纱布浸药外敷，亦可配煅石膏、枯矾研末外掺患处；用治疮疡痈肿，无论成脓与否均可运用，若初起未成脓，可单用地榆煎汁浸洗，或湿敷患处；若已成脓，可用单味鲜地榆叶，或配伍其他清热解毒药，捣烂外敷局部。

【用法用量】 煎服，9～15g，大剂量可用至30g；或入丸、散剂。外用适量。止血多炒炭用，解毒敛疮多生用。

【使用注意】 本品性寒酸涩，凡虚寒性便血、下痢、崩漏及出血有瘀者慎用。对于大面积烧伤患者，不宜使用地榆制剂外涂，以防其所含鞣质被大量吸收而引起中毒性肝炎。

槐花 Huaihua
《日华子本草》

【来源】 为豆科植物槐 *Sophora japonica* L. 的干燥花蕾及花。全国各地区均产，以黄土高原和华北平原为多。夏季花未开放时采收其花蕾，称为"槐米"；花开放时采收，称为"槐花"。采收后除去花序的枝、梗及杂质，及时干燥。生用、炒用或炒炭用。

【性味归经】 苦，微寒。归肝、大肠经。

【功效】 凉血止血，清肝泻火。

【临床应用】

1. 血热出血证 本品性属寒凉，功能凉血止血，可用治血热妄行所致的各种出血之证。因其苦降下行，善清泄大肠之火热而止血，故对下部血热所致的痔血、便血等最为适宜。用治新久痔血，常配伍黄连、地榆等，如榆槐脏连丸；用治便血属血热甚者，常与山栀子配伍，如槐花散。

2. 肝火上炎之目赤、头痛眩晕　本品味苦性微寒，长于清泻肝火，凡肝火上炎所导致的目赤、头胀头痛、眩晕等，均可用单味煎汤代茶饮，或配伍夏枯草、菊花等。

【用法用量】煎服，5~10g。外用适量。止血多炒炭用，清热泻火宜生用。

【使用注意】脾胃虚寒及阴虚发热而无实火者慎用。

【附药】

槐角　为槐的成熟果实，原名槐实。性味、功效、主治与槐花相似，但止血作用较槐花弱，而清降泄热之力较强，兼能润肠，主要用于痔血、便血，尤多用于痔疮肿痛出血之证，常与地榆、黄芩、当归等同用，如槐角丸（《和剂局方》）。煎服，6~12g，或入丸散。孕妇慎用。

> ●●●● **知识链接**
>
> **比较地榆与槐花的功用异同**
>
> 　　共同点：地榆与槐花均性微寒，入肝、大肠二经，能凉血止血，用治血热妄行之出血诸证，因其性下行，故以治下部出血证为宜。
>
> 　　不同点：地榆凉血之中兼能收涩，凡下部之血热出血，诸如便血、痔血、崩漏、血痢等皆宜；槐花无收涩之性，其止血功在大肠，故以治便血、痔血为佳，槐花还善清肝火。

侧柏叶 Cebaiye

《名医别录》

【来源】为柏科植物侧柏 *Platycladus orientalis*（L.）Franco 的干燥枝梢及叶，全国各地均产。多在夏、秋季节采收，除去粗梗及杂质，阴干。生用或炒炭用。

【性味归经】苦、涩，寒。归肺、肝、脾经。

【功效】凉血止血，化痰止咳，生发乌发。

【临床应用】

1. 各种出血证　本品苦涩性寒，善清血热，兼能收敛止血，为治各种出血病证之要药，尤以血热者为宜。若治血热妄行之吐血、衄血，常与荷叶、地黄、艾叶同用，如四生丸；治尿血、血淋，配伍蒲黄、小蓟、白茅根等；治肠风、痔血或血痢，常配伍槐花、地榆；治崩漏下血，多与芍药同用。本品亦可用于虚寒性出血，常配伍温里祛寒之品。

2. 肺热咳嗽　本品苦能降泄，寒能清热，长于清肺热，化痰止咳。适用于肺热咳喘、痰稠难咳者，可单味运用，或配伍贝母、制半夏等。

3. 脱发、须发早白　本品寒凉入血而祛风，有生发乌发之效，适用于血热脱发、须发早白。如以本品为末，和麻油涂之，治头发不生；以生柏叶、附子研末，猪脂为丸，入汤中洗头，治脱发。

【用法用量】煎服6~12g。外用适量。止血多炒炭用，化痰止咳宜生用。

【使用注意】虚寒者不宜单用，出血有瘀血者慎服。

白茅根 Baimaogen

《神农本草经》

【来源】为禾本科植物白茅 *Imperata cylindrica* Beauv. var. *major*（Nees）C. E. Hubb. 的干燥根茎。全国各地均产，但以华北地区较多。春、秋二季采挖，除去须根及膜质叶鞘，洗净，晒干。切段生用。

【性味归经】甘，寒。归肺、胃、膀胱经。

【功效】凉血止血，清热利尿。

【临床应用】

1. 血热出血证　本品味甘性寒入血分，能清血分之热而凉血止血，可用治多种血热出血证；兼能清热利尿，故多用于膀胱湿热蕴结而致尿血、血淋之证。单用有效，或配伍其他凉血止血药，治鼻衄、吐血，可以本品煎汁或鲜品捣汁服用；治咯血，与藕节同用，如二鲜饮；用治血尿，单用本品煎服；治血尿属虚热者，常与人参、地黄等同用，如茅根饮子。

2. 水肿、小便不利、热淋、黄疸　本品能清热利尿，而达利水消肿、利尿通淋、利湿退黄之效。如治热淋、水肿、小便不利，均单用本品煎服，也可与其他清热利尿药同用；治湿热黄疸，常与茵陈、山栀子等同用。

【用法用量】煎服，9～30g，鲜品加倍，以鲜品为佳，可捣汁服。多生用，止血亦可炒炭用。

【使用注意】本品性寒，故脾胃虚寒及血分无热者忌服。

■ **知识链接**

比较白茅根、芦根的功用异同

共同点：二者均能清肺胃热而利尿，治疗肺热咳嗽、胃热呕吐和小便淋痛，且常相须为用。

不同点：白茅根偏入血分，以凉血止血见长；芦根偏入气分，以清热生津为优。

第二节　化瘀止血药

本类药物味多苦泄，主入肝经。功善止血又能化瘀，有止血不留瘀的特点。适用于瘀血内阻、血不循经之出血病证，症见出血紫暗或夹有瘀块，或疼痛，痛处固定不移，或有包块，口唇、面部、爪甲青紫，舌质紫，脉细涩或结代。部分药物尚能消肿、止痛，还可用治跌打损伤、经闭、瘀滞心腹疼痛等病证。本类药物随证配伍也可用于其他各种出血之证。

三七 Sanqi

《本草纲目》

【来源】为五加科植物三七 *Panax notoginseng*（Burk.）F. H. Chen 的干燥根和根茎。主产于云南、广西等地。秋初开花前采挖，洗净，晒干。生用或研细粉用。

【性味归经】甘、微苦，温。归肝、胃经。

【功效】化瘀止血，消肿定痛。

【临床应用】

1. 各种出血证　本品味甘微苦性温，入肝经血分，功善止血，又能化瘀生新，有止血不留瘀、化瘀不伤正的特点，对体内外各种出血，无论有无瘀滞，均可应用，尤以有瘀滞者为宜。单味内服、外用均有良效，治吐血、衄血、崩漏，可单用本品，米汤调服；治咳血、吐血、衄血及二便下血，可与花蕊石、血余炭合用，如化血丹。

2. 跌打损伤，瘀血肿痛　本品活血化瘀而消肿定痛，为治瘀血诸证之佳品，伤科之要药。凡跌打损伤，或筋骨折伤、瘀血肿痛等，本品皆为首选。用治上述病症，可以三七为末，黄酒或白开水送服；若皮肤破损，可用三七粉外敷，或配伍活血行气药，使活血定痛之功更著。本品对痈疽肿痛也有良效，常研末，米醋调涂；治痈疽破烂，常与乳香、没药、儿茶等同用。

【用法用量】煎服，3～9g；多研末吞服，每次1～3g。外用适量。

【使用注意】孕妇慎用。

茜草 Qiancao
《神农本草经》

【来源】为茜草科植物茜草 *Rubia cordifolia* L. 的干燥根及根茎。主产于安徽、江苏、山东、河南、陕西等地。春、秋二季采挖，除去茎苗、泥土及细须根，洗净，晒干。生用或炒用。

【性味归经】苦，寒。归肝经。

【功效】凉血，祛瘀，止血，通经。

【临床应用】

1. 出血证 本品味苦性寒，善走血分，既能凉血止血，又能活血行血，有止血不留瘀的特点，适用于血热夹瘀之出血证。治吐血不止，单用本品为末煎服；治衄血，可与艾叶、乌梅同用，如茜梅丸；治血热崩漏，常配伍生地、生蒲黄、侧柏叶等；治气虚不摄的崩漏下血，常与黄芪、白术、山茱萸等同用，如固冲汤；治尿血，常与小蓟、白茅根等同用。

2. 血瘀经闭，跌打损伤，风湿痹痛 本品能通经络、行瘀滞，故可用治经闭、跌打损伤、风湿痹痛等血瘀经络闭阻之证，为妇科调经要药。治血滞经闭，单用本品酒煎服，或与桃仁、红花、当归等同用；治跌打损伤，可单味泡酒服，或与三七、乳香、没药等同用；治痹证，可单用浸酒服，或配伍鸡血藤、海风藤、延胡索等。

【用法用量】煎服，6～10g。止血宜炒炭用，活血通经宜生用或酒炒用。

【使用注意】本品苦寒降泄，故脾胃虚寒及无瘀滞者慎服。

蒲黄 Puhuang
《神农本草经》

【来源】为香蒲科植物水烛香蒲 *Typha angustifolia* L.、东方香蒲 *Typha orientalis* Presl 或同属植物的干燥花粉。主产于浙江、江苏、安徽、湖北、山东等地。夏季采收蒲棒上部的黄色雄性花序，晒干后碾轧，筛取花粉。生用或炒用。

【性味归经】甘，平。归肝、心包经。

【功效】止血，化瘀，通淋。

【临床应用】

1. 各种出血证 本品甘平，长于收敛止血，兼有活血行瘀之功，为止血行瘀之良药，有止血不留瘀的特点，对出血证无论属寒属热，有无瘀滞，均可应用，但以属实夹瘀者尤宜。用治吐血、衄血、咯血、尿血、崩漏等，可单用冲服，亦可配伍其他止血药；治外伤出血，可单用外敷伤口。

2. 瘀血诸痛证 本品能行血通经，消瘀止痛，凡跌打损伤、痛经、产后疼痛、心腹疼痛等瘀血作痛者均可运用，尤为妇科所常用。治跌打损伤，单用蒲黄末，温酒服；治心腹疼痛、产后瘀痛、痛经等，常与五灵脂同用，如失笑散。

3. 血淋 本品既能止血，又能利尿通淋，故可用治血淋，常与生地、冬葵子同用，如蒲黄散。

【用法用量】煎服，5～10g，包煎。外用适量，研末调敷。止血多炒用，化瘀、利尿多生用。

【使用注意】孕妇慎用。

知识链接

比较三七、茜草、蒲黄的功用异同

共同点：三者均能化瘀止血，主治出血有瘀滞。

不同点：三七善治体内外多种出血证，又能消肿定痛，为伤科要药；茜草多用于血热夹瘀的出血证，亦能通经，用于跌打损伤、风湿痹痛等；蒲黄可用于出血证，无论寒热均可，兼有利尿的作用，用于血淋、小便不利。

降香 Jiangxiang

《证类本草》

【来源】为豆科植物降香檀 *Dalbergia odorifera* T. Chen 树干和根的干燥心材。主产于海南。全年均可采收，除去边材，阴干。本品气微香，味微苦。以质硬，有油性为佳。劈成小块，研成细粉或镑片，生用。

【性味归经】辛，温。归肝、脾经。

【功效】化瘀止血，理气止痛。

【临床应用】

1. 肝郁胁痛，胸痹刺痛，跌扑伤痛 本品辛散，温通行滞，能化瘀理气止痛，可用治血瘀气滞之胸胁脘腹疼痛及跌打伤痛。治瘀血停滞胸膈作痛者，单用本品为末煎服，或配伍五灵脂、川芎、郁金等；治跌打损伤，瘀肿疼痛，常配伍乳香、没药等。

2. 吐血，衄血，外伤出血 本品辛散温通，能化瘀止血，适用于瘀滞出血证，尤其适用于跌打损伤所致的内外出血之证，为外科常用之品。治刀伤出血，单用本品研末外敷；治金刃或跌扑伤损、血流不止，《百一选方》以本品与五倍子共研末，捣敷患处；治内伤吐血、衄血，属血瘀或气火上逆所致者，常配伍丹皮、郁金等。

3. 秽浊内阻，呕吐腹痛 本品辛温芳香，性主沉降，能降气辟秽、和中止呕，用于秽浊内阻、脾胃不和之呕吐腹痛，常配伍藿香、木香等药。

【用法用量】9～15g，后下。外用适量，研细末敷患处。

【使用注意】孕妇慎用。

第三节 收敛止血药

本类药物寒凉或平，主入肝、胃、肺经。大多味涩，或为炭类，或质黏，故能收敛止血。广泛用于各种出血病证，以虚损或外伤出血更为适宜。然其收涩，有留瘀敛邪之弊，临证每多配化瘀止血药或活血祛瘀药。对于出血有瘀或出血初期邪实者，当慎用之。

白及 Baiji

《神农本草经》

【来源】为兰科植物白及 *Bletilla striata* (Thunb.) Reichb. f. 的干燥块茎，主产于贵州、四川、湖南、湖北、安徽、河南、浙江、陕西等地。夏、秋二季采挖，除去须根，洗净，晒干。生用。

【性味归经】苦、甘、涩，微寒。归肺、肝、胃经。

【功效】收敛止血，消肿生肌。

【临床应用】

1. 各种出血证 本品为收敛止血之要药，可用治体内外各种出血证，尤多用于肺胃出血证。治诸内出血证，用单味研末，糯米汤调服；治咯血，可配伍枇杷叶、阿胶等，如白及枇杷丸；治吐血、便血，常与乌贼骨同用；治外伤或金创伤出血，可单味研末外掺或水调外敷。

2. 痈肿疮疡，手足皲裂，水火烫伤 本品有消肿生肌敛疮之功，为外疡消肿生肌的常用药。治疮疡初起，可单用本品研末外敷，或与金银花、皂角刺、乳香等同用，如内消散；治疮痈已溃，久不收口，可与黄连、贝母、轻粉等为末外敷，如生肌干脓散；治水火烫伤、手足皲裂、肛裂等，多研末外用，麻油调涂。

【用法用量】煎服，6~15g，研末吞服，每次3~6g，外用适量。

【使用注意】不宜与乌头类药同用。

知识链接

白及的配伍应用

白及配三七：三七活血散瘀止血，消肿止痛；白及补肺生肌，收敛止血。三七走而不守，白及守而不走，三七以散为主，白及以收为要。二药伍用，一走一守，一散一收，相互促进，相互制约，补肺生肌，行瘀止血之力增强。

白及配煅石膏：白及止血消肿，生肌敛疮；煅石膏清热，敛疮生肌。二药合用相须相助，产生协调作用，使生肌敛疮之力大增，又有一定的清热止血作用，常用于金刃所伤、出血不止，或手足皲裂、时有渗血，或疮疡肿毒溃破、久不收口等。

白及配海螵蛸：二者均能收敛止血，海螵蛸又可制酸止痛，二药合用，不但止血力强，且能促进溃疡愈合，多用于治疗胃、十二指肠溃疡之吐血、便血等。

仙鹤草 Xianhecao
《本草图经》

【来源】为蔷薇科植物龙牙草 *Agrimonia Pilosa* Ledeb. 的干燥地上部分。主产于浙江、江苏、湖南、湖北等地。夏、秋二季茎叶茂盛时采割，除去杂质，晒干。生用或炒炭用。

【性味归经】苦、涩，平。归心、肝经。

【功效】收敛止血，止痢，截疟，补虚，解毒。

【临床应用】

1. 出血证 本品味涩收敛，功能收敛止血，广泛用于全身各部的出血之证，因其药性平和，大凡出血病证，无论寒热虚实，皆可应用。治血热妄行之出血证，可配生地、牡丹皮等凉血止血药；若用于虚寒性出血证，可与炮姜、艾叶等温经止血药同用。

2. 腹泻、痢疾 本品性涩敛，能涩肠止泻止痢，因本品药性平和，兼能补虚，又能止血，故对于血痢及久病泻痢尤为适宜，可单用本品水煎服，也可配伍地榆等。

3. 疟疾寒热 本品有解毒截疟之功，治疗疟疾寒热，可单以本品研末，于疟发前2小时吞服，或水煎服。

4. 用于脱力劳伤 本品有补虚、强壮的作用，可治劳力过度所致的脱力劳伤，故又常被称为脱力草。治神疲乏力、面色萎黄而纳食正常，常与大枣同煮，食枣饮汁；治气血亏虚之神疲乏力、头晕目眩，可与党参、熟地、龙眼肉等同用。

5. 用于疮疖痈肿、阴痒带下 本品能解毒杀虫，可用治疮疖痈肿、阴痒带下等。

【用法用量】煎服，6~12g。止血可炒炭用。外用适量，捣敷或煎汤熏洗。

【使用注意】本品收敛，故泻痢兼表证发热者不宜服。

藕节 Oujie
《药性本草》

【来源】 为睡莲科植物莲 *Nelumbo nucifera* Gaertn. 的干燥根茎节部。主产浙江、江苏、安徽。秋、冬二季采挖根茎（藕），切取节部，洗净，晒干，除去须根。

【性味归经】 甘、涩，平。归肝、肺、胃经。

【功效】 收敛止血，化瘀。

【临床应用】

吐血，咯血，衄血，尿血，崩漏等属卒暴出血证 本品味涩、质黏而性收敛，既能收敛止血，又能化瘀，有止血不留瘀的特点，适用于各种出血证，尤善治咯血、衄血、吐血等上部出血证。如治吐血、衄血不止，以鲜藕捣汁饮。本品药力较弱，常入复方中使用，如双荷散以之与荷叶顶同用，治卒暴吐血；治血淋、尿血，常与小蓟、通草、滑石等同用，如小蓟饮子。

【用法用量】 煎服，9～15g。

【使用注意】 忌铁器。

血余炭 Xueyutan
《神农本草经》

【来源】 为人发制成的炭化物。各地均有。取头发，除去杂质，用碱水洗去油垢，清水漂净，晒干。焖煅成炭，放凉后使用。

【性味归经】 苦，平。归肝、胃经。

【功效】 收敛止血，化瘀利尿。

【临床应用】

1. 各种出血证 本品具有收涩止血作用，兼能消瘀，故有止血而不留瘀的特点，可用于各种出血证，既可内服，也可外用。治鼻衄、齿衄、肌衄等，皆以本品外用；治咯血、吐血，常与花蕊石、三七同用，如化血丹；治血淋，常配蒲黄、生地等；治便血、痔血，可与地榆、槐花等同用，如三灰散；治崩漏，可单用本品，与酒和服。

2. 小便不利 本品苦降下行，能化瘀通窍，通利水道，故可用治小便不利，常与滑石、白鱼同用，如滑石白鱼散。

【用法用量】 煎服，5～10g，或研末服，每次1.5～3g。外用适量，研末撒或调敷。

棕榈炭 Zonglütan
《本草拾遗》

【来源】 为棕榈科植物棕榈 *Trachycarpus fortunei* (HooK. f.) H. Wendl. 的干燥叶柄的炭化物。主产于长江以南各地。全年可采，一般在9～10月间采收，以陈久者为佳。采集时，割取叶柄下延部分及鞘片，除去纤维状棕毛，晒干，切成小片。煅炭用。

【性味归经】 苦、涩，平。归肝、肺、大肠经。

【功效】 收敛止血。

【临床应用】

多种出血证 本品药性平和，味苦而涩，为收敛止血之要药，广泛用于各种出血证，尤多用于妇女崩漏，以无瘀滞者为宜，可单味应用。治崩漏不止，单用即效，也常与血余炭、侧柏叶等同用；治血热妄行之吐血、咯血，可与小蓟、山栀子等同用，如十灰散；治冲任虚寒之崩漏下血，常与炮姜、乌梅同用，如如圣散；治便血，可与艾叶、附子同用，如棕艾散。

此外，本品苦涩收敛，能止泻止带，尚可用于久泻久痢、妇人带下。

【用法用量】煎服，3~9g；或研末服，每次1~1.5g。外用适量。

【使用注意】本品收涩力强，出血兼有瘀滞及湿热下痢初起者慎用。

第四节　温经止血药

本类药物性属温热，能温内脏、益脾阳、固冲脉而统摄血液，具有温经止血之效。适用于脾不统血、冲脉失固之虚寒性出血病证，症见出血淋漓不止、血色暗淡、面色萎黄、气怯懒言、缠绵不愈，兼有食欲不振、腹泻肠鸣、手足厥冷、唇淡口和、脉虚细迟缓等。若属脾不统血，应与益气健脾药同用。若肾虚冲脉失固，宜与益肾暖宫补摄之品同用，本类药性温热，热盛火旺之出血者忌用。

艾叶 Aiye
《名医别录》

【来源】为菊科植物艾 *Artemisia argyi* Lévl. et Vant. 的干燥叶。全国大部分地区均产，以湖北蕲州产者为佳，称"蕲艾"。夏季花未开时采摘，除去杂质，晒干或阴干。生用、捣绒或制炭用。

【性味归经】辛、苦，温；有小毒。归肝、脾、肾经。

【功效】温经止血，散寒止痛，外用燥湿止痒。

【临床应用】

1. 虚寒性出血证　本品辛温可散寒，能暖气血而温经脉，为温经止血之要药，适用于虚寒性出血病证，尤宜于崩漏。治虚寒性崩漏下血，常与阿胶、干地黄等同用，如胶艾汤；治脾阳亏虚，统摄无权之吐衄、便血，多配党参、干姜等。

2. 虚寒性腹痛　本品辛散温通，有温经散寒止痛之功，用治脾胃虚寒所致的脘腹冷痛。可以单味艾叶煎服，或以之炒热熨敷脐腹，或配伍温中理气之品。

3. 月经不调、痛经、胎动不安　本品能温经脉、逐寒湿、止冷痛，尤善调经，为治妇科下焦虚寒或寒客胞宫之要药。治妇女宫冷不孕、痛经、月经不调，常与香附、川芎、当归等同用，如艾附暖宫丸；治下焦虚寒，冲任不固之胎动不安、胎漏下血，常与续断、桑寄生等同用。

4. 皮肤瘙痒　本品能燥湿止痒，用治湿疹、疥癣，可单用，或配黄柏、花椒等煎水外洗，或配枯矾研末外敷。

【用法用量】煎服，3~9g。外用适量。温经止血宜炒炭用。

【使用注意】本品辛香温燥，故不可过量或持续服用，阴虚血热者忌服。

▎**知识链接**▕

艾灸

艾灸是将艾叶捣绒，制成艾条、艾炷等。熏灸体表穴位或特定部位，以温煦气血、透达经络，从而达到防病治病目的的一种治疗方法。艾灸的作用广泛，具有调和阴阳、温通经络、驱散寒邪、行气活血、消瘀散结、温阳补虚、补中益气、回阳救逆、防病保健、强身益寿等效用，广泛应用于内科、外科、妇科、儿科、五官科等，特别对风寒湿痹、脾胃虚证、气滞积聚、上盛下虚、厥逆脱证、外感表证、咳嗽痰喘等疾病有较好疗效。

炮姜 Paojiang

《珍珠囊》

【来源】为姜科植物姜 *Zingiber officinale* Rosc. 干燥根茎的炮制品，又名黑姜，主产于四川、贵州等地。以干姜砂烫至鼓起，表面呈棕褐色，或炒炭至外表色黑，内至棕褐色入药。

【性味归经】辛，热。归脾、胃、肾经。

【功效】温经止血，温中止痛。

【临床应用】

1. 虚寒性出血　本品性温，主入脾经，能温经止血，为治脾胃虚寒、脾不统血之虚寒性出血证的要药。可单味为末应用，也可随证配伍，治疗虚寒性吐血、便血，常与人参、黄芪、附子等同用；治冲任虚寒之崩漏下血，可与乌梅、棕榈同用，如如圣散。

2. 虚寒性腹痛、腹泻　本品性温，善暖脾胃，能温中止痛止泻，适用于虚寒性腹痛、腹泻。治中寒水泻，可以本品研末饮服；治脾虚冷泻不止，常配伍厚朴、附子；治寒凝腹痛，常配伍高良姜，如二姜丸；治产后血虚寒凝、小腹疼痛，可与当归、川芎等同用，如生化汤。

【用法用量】煎服，3~9g，或入丸散，每次1~2g。外用适量，研末调敷。

【使用注意】本品辛燥，故孕妇慎服，阴虚有热之出血证患者忌服。

📘知识链接

比较生姜、干姜和炮姜的功用异同

相同点：三者本为一物，均能温中散寒，适用于脾胃寒证。

不同点：生姜长于散表寒，又为呕家之圣药；干姜偏于祛里寒，为温中散寒之要药；炮姜善走血分，长于温经而止血。

···· 目标检测

答案解析

一、最佳选择题

1. 大面积烧伤患者，不宜外用的药物是（　）
   A. 槐花　　　　　　　B. 蒲黄　　　　　　　C. 地榆
   D. 茜草　　　　　　　E. 白及

2. 既能止血止痢，又能杀虫、补虚的药物是（　）
   A. 党参　　　　　　　B. 仙鹤草　　　　　　C. 侧柏叶
   D. 黄芪　　　　　　　E. 三七

3. 生用能活血化瘀、凉血止血，炒用能收敛止血的药物是（　）
   A. 槐花　　　　　　　B. 白茅根　　　　　　C. 仙鹤草
   D. 茜草　　　　　　　E. 炮姜

4. 内服能治下焦血热所致的出血证，外用又能疗烫伤、湿疹的药物是（　）
   A. 穿心莲　　　　　　B. 垂盆草　　　　　　C. 白蔹
   D. 白及　　　　　　　E. 地榆

5. 既能凉血止血，又能清泻肝火的药物是（　）
   A. 槐花　　　　　　　B. 大蓟　　　　　　　C. 地榆

D. 白茅根　　　　　　　E. 侧柏叶

二、配伍选择题

A. 血热出血　　　　　　B. 虚寒出血　　　　　　C. 血瘀出血

D. 气虚出血　　　　　　E. 外伤出血

6. 艾叶擅长治疗（　　）

7. 三七擅长治疗（　　）

三、多项选择题

8. 下列有收敛止血作用的药物是（　　）

A. 棕榈炭　　　　　　　B. 仙鹤草　　　　　　　C. 灶心土

D. 小蓟　　　　　　　　E. 三七

9. 艾叶可以治疗的病证是（　　）

A. 虚寒性的出血症　　　　　　　　B. 溃疡久不收口

C. 中焦虚寒所致的呕吐及妊娠恶阻　　D. 下焦虚寒腹中冷痛、经行腹痛

E. 皮肤湿疹瘙痒

10. 下列药物善治肠风下血的是（　　）

A. 地榆　　　　　　　　B. 侧柏叶　　　　　　　C. 槐花

D. 槐角　　　　　　　　E. 小蓟

（陈春苗）

书网融合……

重点小结　　　习题

第十七章 活血化瘀药

PPT

学习目标

知识目标：通过本章的学习，应能掌握活血化瘀药的含义、功效、适应范围、配伍原则和使用注意，活血止痛药川芎、延胡索、郁金，活血调经药丹参、益母草、红花、桃仁、牛膝，活血疗伤药马钱子，以及破血消癥药莪术、水蛭的性味归经、功效、应用、用法用量及使用注意；熟悉姜黄、乳香、没药、鸡血藤、泽兰、月季花、土鳖虫、骨碎补、苏木、血竭、三棱、穿山甲的性能与功效，以及性能功效相似药物的区别；了解五灵脂、王不留行、自然铜、儿茶的主要功效。

能力目标：具有辨识郁金、姜黄，怀牛膝、川牛膝功效异同的能力。

素质目标：了解陆海丝绸之路对中药文化传播交流的推动作用，树立保护自然生态的意识。

情境导入

情境：患者，男，43岁。因高处坠落发生"脑震荡后遗症"。现症见头晕头痛，痛如针刺，劳累多思则头痛加剧，健忘，冬季手指冰凉，夜寐欠佳，多梦，舌质紫暗，苔薄稍腻，脉沉弦细，沉取迟涩。

思考：该患者病证的主要病机，可以选择哪些药物进行治疗？

凡以消散瘀血、通利血脉、促进血行为主要作用，常用于治疗瘀血证的药物，称为活血化瘀药或活血祛瘀药，简称活血药或化瘀药。其中作用峻猛、活血作用强的药物，又称为破血药或逐瘀药。

本类药药性多温，部分偏寒，药味多辛、苦，部分药味咸，主入心、肝两经。具有活血化瘀之功，并通过活血化瘀而达到止痛、调经、疗伤、消肿、消痈、破血消癥等作用。适用于临床各科见瘀血证者，症见身痛如针刺、痛有定处，或体内癥瘕积聚，或中风之半身不遂、肢体麻木，或关节痹痛日久，或跌仆损伤、瘀肿疼痛，或月经不调、经闭、痛经、产后腹痛，或顽固性失眠，或肌肤甲错、面色黧黑等。

根据药物作用特点和应用范围，活血化瘀药分为活血止痛药、活血调经药、活血疗伤药和破血消癥药四类。

使用活血化瘀药，应注意区分病症的寒热虚实及症状轻重，相应地进行配伍应用。如兼有寒象，寒凝血脉，则配伍温里药，如高良姜、肉桂；兼有热象，瘀热互结者，常配伍清热药，如栀子、茵陈等；兼有虚象，久瘀体虚或因虚致瘀，则配伍补益药，如黄芪、当归等；兼有痰湿、气滞者，常配伍化痰除湿行气药，如石菖蒲、厚朴等。此外，根据"气行则血行"之理，活血化瘀药在临床使用时，可适当配伍理气药以提高活血化瘀之功效。

使用注意：①本类药物行散力强，易耗气动血，中病即止，不可太过以免耗伤正气；②妇女月经过多以及其他出血证无瘀血现象者忌用，孕妇慎用或忌用；③因证选药，根据不同的瘀血证选用不同类别的活血化瘀药，根据证的轻重选择活血化瘀药或破血逐瘀药。

第一节　活血止痛药

本类药物多味辛善行，既入血分，又入气分，活血行气兼顾，故有良好的止痛效果，主治血瘀气滞所致的各种痛证，如头痛、胸胁痛、心腹痛、痛经、产后腹痛、肢体痹痛、跌打损伤之瘀痛等，亦可用于其他瘀血病证。

川芎 Chuanxiong
《神农本草经》

【来源】　为伞形科植物川芎 *Ligusticum chuanxiong* Hort. 的干燥根茎。主产于四川、贵州、云南，以四川产者质优。夏季采挖，除去泥沙，晒后烘干，去须根。用时切片，生用或酒炙用。

【性味归经】　辛，温。归肝、胆、心包经。

【功效】　活血行气，祛风止痛。

【临床应用】

1. 头痛、风湿痹痛　本品辛温升散，"上行头目"，能祛风止痛，故为治头痛之要药，无论风寒、风热、风湿，或血虚、血瘀头痛，均可随证配伍使用，故前人有"头痛不离川芎"之说。治疗外感风寒头痛，常配伍白芷、细辛等，如川芎茶调散；治风热头痛，配伍菊花、石膏等，如川芎散；治风湿头痛，可配伍羌活、防风等，如羌活胜湿汤；治血瘀头痛，可配伍桃仁、麝香等，如通窍活血汤；治血虚头痛，可配伍当归、白芍等，如加味四物汤。本品辛散温通，能祛风通络止痛，且"旁达四肢"，又可用治风湿痹痛，常与独活，秦艽、防风等药同用，如独活寄生汤。

2. 血瘀气滞诸痛证　本品辛散温通，既能活血化瘀，又能行气止痛，为"血中之气药"，作用部位广泛，故治气滞血瘀之胸胁、腹部诸痛。治疗肝郁气滞之胁痛，常配伍柴胡、白芍、香附等，如柴胡疏肝散；治疗心脉瘀阻之胸痹心痛，常配伍丹参、桂枝、檀香等；治疗跌仆损伤，瘀肿疼痛，可配伍乳香、没药、三七等；治疗疮疡肿痛，常配伍当归、皂角刺等，如透脓散。川芎"下行血海，中开郁结"，为妇科活血调经之要药，用治妇科多种瘀血证。治疗月经不调，常配伍当归、桃仁、香附等；治疗血瘀经闭、痛经，配伍赤芍、桃仁等，如血府逐瘀汤；治疗产后恶露不行，瘀滞腹痛，配伍当归、桃仁等，如生化汤。

【用法用量】　煎服，3~10g；研末吞服，1~1.5g。临床多生用，酒炙能引药上行，增强活血行气止痛作用。

【使用注意】　阴虚火旺、多汗、热盛，及无瘀之出血证患者和孕妇慎用。

延胡索 Yanhusuo
《雷公炮炙论》

【来源】　为罂粟科植物延胡索 *Corydalis yanhusuo* W. T. Wang 的块根。主产于浙江、江苏、湖北、湖南等地。夏初采挖，除去须根，水煮至透心时取出晒干。用时切厚片或捣碎，生用或醋炙用。

【性味归经】　辛、苦，温。归肝、脾经。

【功效】　活血，行气，止痛。

【临床应用】

气滞血瘀诸痛证　本品辛散温通，为活血行气止痛之要药。既能入血分以活血祛瘀，又能入气分以行气散滞，尤以止痛效用卓著，无论何种痛证，均可配伍应用。《本草纲目》称其"专治一身上下诸痛，用之中的，妙不可言"。治疗胸痹心痛，可配伍瓜蒌、薤白或丹参、川芎等；治胃痛，常配伍白术、枳实等；治肝郁气滞之胁肋胀痛，配伍柴胡、香附等；治妇女痛经、月经不调、产后瘀滞腹痛，配伍当归、红花等；治寒疝腹痛，可配伍小茴香、吴茱萸等；治跌打损伤，配伍乳香、没药等；治风湿痹痛，配秦艽、桂枝等。

【用法用量】煎服，3~10g；研末吞服，一次1.5~3g。止痛多醋炙，活血多酒炙。

【使用注意】孕妇慎用。

郁金 Yujin
《药性论》

【来源】为姜科植物温郁金 *Curcuma wenyujin* Y. H. Chen et C. Ling、姜黄 *Curcuma longa* L.、广西莪术 *Curcuma kwangsiensis* S. G. Lee et C. F. Liang 或蓬莪术 *Curcuma phaeocaulis* Val. 的块根。温郁金主产于浙江，以温州地区最有名，为道地药材；黄丝郁金（姜黄）及绿丝郁金（蓬莪术）主产于四川；广西莪术主产于广西。冬季茎叶枯萎后采挖，除去泥沙和细根，蒸或煮至透心，干燥。用时切片或打碎，生用或明矾水炙用。

【性味归经】辛、苦，寒。归肝、肺、心经。

【功效】活血止痛，行气解郁，清心凉血，利胆退黄。

【临床应用】

1. 血瘀气滞之胸胁腹痛 本品辛散能行，既活血祛瘀而止痛，又行气解郁而疏肝，善治气滞血瘀诸痛，因其性寒，尤以瘀滞而有郁热者为宜。治胸胁诸痛，常与柴胡、香附、木香等配伍；治妇女经行腹痛、乳房胀痛属肝郁有热者，可配伍柴胡、栀子等；治癥瘕痞块、瘀热互结，可配鳖甲、莪术、青皮等。

2. 热病神昏、癫痫痰闭之证 本品辛散苦泄，入心经，能行气清心解郁。治湿浊蒙闭心窍，可配伍石菖蒲、栀子等，如菖蒲郁金汤；治痰火蒙心之癫狂、癫痫，常配白矾，如白金丸。

3. 血热出血证 本品苦寒清降入血分，配伍凉血止血之药，可用于气火上逆之吐血、衄血、倒经，常与生地、丹皮、山栀子、牛膝等同用；亦可用于下焦热盛之尿血、血淋，常与生地、小蓟、车前子等药同用。

4. 肝胆湿热证 本品性寒入肝经，能清热利胆退黄。治湿热黄疸，配茵陈、山栀子等；治疗湿热煎熬成石之胆石症，可配伍金钱草等。

【用法用量】煎服，3~10g；研末服，2~5g。

【使用注意】畏丁香。孕妇慎用。

姜黄 Jianghuang
《新修本草》

【来源】为姜科植物姜黄 *Curcuma longa* L. 的干燥根茎。主产于四川、福建等地。冬季茎叶枯萎时采挖，洗净，煮或蒸至透心，晒干，除去须根。切厚片，生用。

【性味归经】辛、苦，温。归肝、脾经。

【功效】破血行气，通络止痛。

【临床应用】

1. 血瘀气滞诸痛证 本品辛散温通，既入血分活血化瘀，又入气分行气止痛，故可用治心腹、胸胁诸痛证。治心脉痹阻之心胸痛，可配当归、乌药等；治肝胃气滞寒凝之胸胁脘腹痛，可配枳壳、桂心、炙甘草等；治气滞血瘀之痛经、经闭、产后腹痛，常与当归、川芎、红花同用；治跌打损伤，瘀肿疼痛，可配苏木、乳香、没药等。

2. 风湿痹痛 本品外散风寒湿邪，内行气血，通经止痛，尤善于行肢臂而除痹痛，常与羌活、防风、当归等同用。

【用法用量】煎服，3~10g。外用适量。

【使用注意】血虚无气滞血瘀者慎用，孕妇忌用。

知识链接

比较郁金、姜黄的功用异同

共同点：郁金、姜黄为同一植物的不同药用部位，均具活血化瘀、行气止痛之功，皆可用于气滞血瘀诸证。

不同点：郁金药用块根，性寒味苦，功能凉血清心、利胆退黄，用于湿热黄疸、热病神昏等证；姜黄药用根茎，性温行散，行气祛瘀力强，治疗寒凝气滞血瘀效果较佳，可通络止痛，用于风湿痹痛。《本草纲目》云："姜黄、郁金、蒁药（莪术）三物，形状功用皆相近。但郁金入心治血，而姜黄兼入脾，兼治气；蒁药则入肝，兼治气中之血，为不同耳。"

乳香 Ruxiang
《名医别录》

【来源】为橄榄科植物乳香树 *Boswellia carterii* Birdw. 及其同属植物 *Boswellia bhaw – dajiana* Birdw. 皮部渗出的树脂。主产于非洲索马里、埃塞俄比亚等地。春、夏季皆可采收。将树干的皮部按由下向上的顺序切伤，使树脂渗出，数天后凝成固体，即可采收。可打碎生用，内服多炒用。

【性味归经】辛、苦，温。归心、肝、脾经。

【功效】活血定痛，消肿生肌。

【临床应用】

1. 瘀血阻滞诸痛证 本品辛散走窜，味苦通泄，既入血分，又入气分，能行血中气滞，化瘀止痛；内能宣通脏腑气血，外能透达经络，能"定诸经之痛"，可用于一切瘀血阻滞之痛证。治胃脘疼痛，可与没药、延胡索等同用；治胸痹心痛，可配伍丹参、川芎等；治痛经、经闭、产后瘀阻腹痛，常配伍当归、没药等；治风寒湿痹之肢体麻木疼痛，常与羌活、防风、秦艽等同用。

2. 跌打损伤，疮疡痈肿 乳香辛香走窜，入心、肝经。味苦通泄入血，既能散瘀止痛，又能消肿生肌，为外伤科要药。治跌打损伤，常与没药、血竭等同用；治疮疡肿毒初起，红肿热痛，常配没药、金银花、穿山甲等；治痈疽、瘰疬、痰核，肿块坚硬不消，可配没药、麝香等。此外，本品外用可治疮疡溃破，久不收口，常与没药同用。

【用法用量】煎服或入丸散，3~5g。外用适量，研末调敷。

【使用注意】本品味苦，易致呕吐，胃弱者慎用。醋炙可矫味，减缓刺激性。孕妇及无瘀滞者忌用。

没药 Moyao
《开宝本草》

【来源】为橄榄科植物地丁树 *Commiphora myrrha* Engl. 或哈地丁树 *Commiphora molmol* Engl. 的干燥树脂。主产于索马里、埃塞俄比亚及印度等地。11月至次年2月，采集由树皮裂缝处渗出于空气中变成红棕色坚块的油胶树脂。拣去杂质，打成碎块生用，内服多制用，清炒或醋炙。

【性味归经】辛、苦，平。归心、肝、脾经。

【功效】散瘀定痛，消肿生肌。

【临床应用】

瘀血阻滞证　本品功效主治与乳香相似，两者常相须配伍，为宣通脏腑、疏通经络之要药，治疗跌打损伤、痈疽肿痛、疮疡不敛以及一切瘀滞痛证。但乳香偏于行气、伸筋，而没药活血化瘀作用稍强。

【用法用量】多入丸散用，3~5g，炮制去油。

【使用注意】孕妇及胃弱者慎用。

五灵脂 Wulingzhi
《开宝本草》

【来源】为鼯鼠科动物复齿鼯鼠 *Trogopterus xanthipes* Milne – Edwards 的粪便。主产于河北、山西、甘肃。全年均可采收，除去杂质，晒干，粪粒凝结成块状的称"灵脂块"，又称"糖灵脂"；粪粒松散呈米粒状的称"灵脂米"。生用或醋炙、酒炙用。

【性味归经】苦、甘，温。归肝、脾经。

【功效】化瘀止血，活血止痛。

【临床应用】

1. 瘀血阻滞之痛证　本品入肝经血分，善于化瘀止痛，为治瘀滞疼痛之要药，常与蒲黄相须为用，如失笑散。治胸痹心痛，常与川芎、丹参等同用；治脘腹胁痛，可配伍延胡索、香附等；治痛经、经闭、产后瘀滞腹痛，常与当归、益母草等同用；治骨折肿痛，可配乳香、没药，研末外敷。

2. 瘀血阻滞之出血证　本品炒用，既能活血化瘀，又能止血，常用于瘀血阻滞之出血。治妇女崩漏、月经量多、少腹刺痛，可单味炒研末，温酒送服，又可配伍三七、蒲黄等。

【用法用量】煎服，3~10g，宜包煎；或入丸散。外用适量。

【使用注意】血虚无瘀者及孕妇慎用。不宜与人参同用。

第二节　活血调经药

本类药物大多辛散苦泄，主入肝经血分，具有活血散瘀之功，尤善通畅血脉而调经水。主治瘀血所致的月经不调、痛经、经闭及产后恶露不行、不尽等，亦常用于瘀血痛证、癥瘕、跌打损伤、疮痈肿毒等。

丹参 Danshen
《神农本草经》

【来源】为唇形科植物丹参 *Salvia miltiorrhiza* Bge. 的根及根茎。主产于四川、安徽、江苏、河南、山西等地。春、秋二季采挖，除去泥沙，干燥。生用或酒炙用。

【性味归经】苦，微寒。归心、肝经。

【功效】活血通经，祛瘀止痛，清心除烦，凉血消痈。

【临床应用】

1. 月经不调，闭经痛经，产后瘀滞腹痛　本品善活血通经止痛，祛瘀生新而不伤正，为妇科调经常用药。其性微寒，故较适用于血热瘀滞者，常用治妇女月经不调、痛经、经闭、产后腹痛。可单味研末，酒调服，亦可与当归、川芎、益母草等同用，以加强疗效。

2. **瘀血阻滞病证**　本品为活血化瘀要药，通利血脉、祛瘀止痛，广泛应用于胸痹心痛、脘腹疼痛、癥瘕积聚、跌打损伤及风湿痹证等各种瘀血痛证。治胸痹心痛、脘腹疼痛，常与檀香、砂仁等同用；治癥瘕积聚，常配三棱、莪术以祛瘀消癥；治风湿痹痛，常与防风、秦艽等祛风湿药同用；治跌打损伤、瘀血肿痛，常与当归、红花、川芎等同用。

3. **热病神昏或心悸失眠**　本品入心经，性寒凉，既能清心凉血除烦，又能养血安神定志。用于热扰心神之烦躁不寐，甚或神昏，可配生地、黄连等；治杂病心血不足，血不养心，心火偏旺之心悸失眠，可配生地、酸枣仁、柏子仁等。

4. **疮疡痈肿**　本品性寒，又能活血，有清瘀热、消痈肿之功，可用于热毒瘀阻引起的疮痈肿毒，常与金银花、连翘等清热解毒药同用。

【用法用量】煎服，10～15g。活血化瘀宜酒炙用。

【使用注意】不宜与藜芦同用。孕妇慎用。

> **知识链接**
>
> ### 丹参的故事
>
> 丹参，别名红根、紫丹参、血参根等，民间亦称其为丹心，此间有一感人故事。相传，东海岸的渔村里有一青年从小丧父，与母相依为命。有一年，其母患崩漏下血，用药无数未愈。青年一筹莫展，后听说东海中一无名岛上生长着一种开紫蓝色花、根呈红色的药草，以根煎汤内服，可治愈其母之病，但去岛上的路暗礁林立，水流湍急，犹如过"鬼门关"。青年救母心切，毅然上岛采药。他历尽艰险登上无名岛，取回良药侍奉母亲，其母之病很快痊愈。村里人对青年冒死采药治母之事，非常敬佩，为表彰其孝心，便给这种根红的药草取名"丹心"。后来在流传过程中，取其谐音就变成"丹参"。

红花 Honghua
《新修本草》

【来源】为菊科植物红花 *Carthamus tinctorius* L. 的干燥花。主产于河南、湖北、四川、云南、浙江等地。夏季花由黄变红时采摘，阴干或晒干。生用。

【性味归经】辛，温。归心、肝经。

【功效】活血通经、散瘀止痛。

【临床应用】

1. **血滞经闭、痛经、产后瘀滞腹痛等**　红花辛散温通，量大则祛瘀止痛，量小则活血养血，为妇产科血瘀病证常用药，常与当归、川芎、桃仁等相须为用。

2. **癥瘕积聚、跌打损伤、心腹瘀滞肿痛等**　本品能活血通经、消肿止痛，治疗癥瘕积聚，常配伍三棱、莪术、香附等；治跌打损伤、瘀滞肿痛，常配苏木、乳香、没药等，亦可制为红花油、红花酊外用；治胸痹心痛，常配桂枝、丹参等；治瘀滞腹痛，常与桃仁、牛膝等同用；治胁肋刺痛，可与桃仁、柴胡等配伍。

3. **瘀滞斑疹**　本品通利血脉、活血化滞，用于斑疹色暗，常配伍紫草、当归等，如当归红花饮。

【用法用量】煎服，3～10g。外用适量。

【使用注意】孕妇慎用，有出血倾向者慎用。

【附药】

西红花　为鸢尾科植物番红花 *Crocus sativus* L. 的干燥柱头，又名藏红花、番红花。原产于欧洲及中亚地区，现我国已有栽培。性味甘、平，归心、肝经。具有活血化瘀、凉血解毒、解郁安神的功效，用于治疗经闭癥瘕、产后瘀阻、温毒发斑、忧郁痞闷、惊悸发狂等病证。

桃仁 Taoren
《神农本草经》

【来源】 为蔷薇科植物桃 *Prunus persica*（L.）Batsch 或山桃 *Prunus davidiana*（Carr.）Franch. 的干燥成熟种子。主产于山东、辽宁、河北、河南、四川、云南等地，果实成熟后采收，除去果肉和核壳，取出种子，晒干。

【性味归经】 苦、甘，平。归心、肝、大肠经。

【功效】 活血祛瘀，润肠通便，止咳平喘。

【临床应用】

1. 瘀血阻滞病证 本品味苦，入心肝血分，祛瘀力强，为治疗多种瘀血阻滞证的常用药。治瘀血经闭、痛经，常与红花相须为用；治产后瘀滞腹痛，常配伍炮姜、川芎等；治瘀血蓄积之癥瘕痞块，常配丹皮、赤芍或三棱、莪术等；治跌打损伤、瘀肿疼痛，常配当归、红花、大黄等；治肺痈，可配苇茎、冬瓜仁等药；治肠痈，配大黄、丹皮等药。

2. 肠燥便秘 本品能润燥滑肠，可用于肠燥便秘证。常配伍当归、火麻仁、瓜蒌仁等。

3. 咳嗽气喘 本品味苦，能降肺气，有止咳平喘之功，治咳嗽气喘，常与杏仁同用。

【用法用量】 煎服，5~10g，捣碎用。

【使用注意】 孕妇忌用，便溏者慎用。本品有小毒，不可过量。

益母草 Yimucao
《神农本草经》

【来源】 为唇形科植物益母草 *Leonurus japonicus* Houtt. 的新鲜或干燥地上部分。全国大部分地区均产。鲜品春季幼苗期至初夏花前期采割；干品夏季茎叶茂盛，花未开或初开时采割，除去杂质，洗净，润透，切段后干燥。生用或酒炙用。

【性味归经】 苦、辛，微寒。归肝、心包、膀胱经。

【功效】 活血调经，利水消肿，清热解毒。

【临床应用】

1. 妇女血瘀经产诸证 本品辛散苦泄，入血分，善活血调经，祛瘀止痛，为妇产科要药。治血滞经闭、痛经、月经不调，可单用熬膏服，如益母草流浸膏、益母草膏，亦可与当归、川芎等同用，以加强活血调经之功；治产后恶露不尽、瘀滞腹痛，或难产、胎死腹中，既可单味煎汤或熬膏服用，亦可配当归、川芎、乳香等药用。

2. 水肿、小便不利 本品利尿消肿、活血化瘀，对水瘀互结的水肿尤为适宜，可单用，亦可与白茅根、泽兰等同用；治血热及瘀滞之血淋、尿血，可与车前子、石韦、木通同用。

3. 跌打损伤、疮痈肿毒、皮肤瘾疹 本品既能活血散瘀止痛，又能清热解毒消肿，可用于跌打损伤、疮痈肿毒、皮肤痒疹等。用于跌打损伤瘀痛，可与川芎、当归同用；治疮痈肿毒、皮肤瘾疹，可单用外洗或外敷，亦可配黄柏、蒲公英、苦参等煎汤内服。

【用法用量】 煎服，9~30g，鲜品12~40g；或熬膏。外用适量捣敷或煎汤外洗。

【使用注意】 孕妇忌用。血虚无瘀者慎用。

泽兰 Zelan
《神农本草经》

【来源】 为唇形科植物毛叶地瓜苗 *Lycopus luscidus* Turcz. var. *hirtus* Regel 的干燥地上部分。全国大部分地区均产，主产于黑龙江、辽宁、浙江、湖北等地。夏、秋二季茎叶茂盛时采割，晒干。生用。

【性味归经】 苦，辛，微温。归肝、脾经。

【功效】 活血调经，祛瘀消痈，利水消肿。

【临床应用】

1. 血瘀经闭、痛经及产后恶露不尽，瘀滞腹痛 本品辛散苦泄温通，行而不峻，善活血调经，为妇科经产瘀血证的常用药，常配伍当归、川芎、香附等药，如泽兰汤（《医学心悟》）。若血瘀而兼血虚者，则与当归、白芍等同用以活血补血。

2. 跌打损伤，瘀肿疼痛及疮痈肿毒 本品能活血祛瘀以消肿止痛。治跌打损伤，瘀肿疼痛，可单用捣碎，亦可配伍当归、红花、桃仁等药用，如《医学心悟》泽兰汤；治胸胁损伤疼痛，常配丹参、郁金、延胡索等；治疮痈肿毒，可单用捣碎，亦可配伍银花、黄连、赤芍等用，如夺命丹（《外科全生集》）。

3. 用于水肿、腹水 本品既能活血祛瘀，又能利水消肿，对瘀血阻滞、水瘀互结之水肿尤为适宜。《随身备急方》中以本品与防己等份为末，醋汤调服，治疗产后水肿。治腹水身肿，配伍白术、茯苓、防己、车前子等。

【用法用量】 煎服，6～12g。

【使用注意】 血虚及无瘀滞者慎用。

牛膝 Niuxi
《神农本草经》

【来源】 为苋科植物牛膝（怀牛膝）*Achyranthes bidentata* Bl. 的干燥根。主产于河南、四川等地，以河南怀庆产为道地药材，质优。冬季苗枯时采挖，洗净，晒干。生用或酒炙用。

【性味归经】 苦、甘、酸，平。归肝、肾经。

【功效】 逐瘀通经，补肝肾，强筋骨，利尿通淋，引血（火）下行。

【临床应用】

1. 瘀血阻滞的经闭、痛经、月经不调、产后腹痛及跌打损伤等 本品活血祛瘀力较强，长于活血通经、散瘀止痛。治妇科经产诸疾，常配伍桃仁、红花、当归等；治跌打损伤，配续断、当归、乳香、没药等。

2. 肝肾不足、腰膝酸痛无力等 本品补肝肾、强筋骨、通经活血，故长于治疗下半身腰膝筋骨酸痛。治肝肾亏虚、腰痛膝软，常配伍杜仲、续断、熟地等；治痹痛日久、腰膝酸痛，常与独活、桑寄生等同用；治湿热下注、足膝痿软，则与苍术、黄柏同用。

3. 淋证、水肿、小便不利 本品性善下行，能利尿通淋。治热淋、血淋、石淋等，常配伍瞿麦、冬葵子、滑石等；治水肿小便不利，配地黄、泽泻、车前子等。

4. 火热上炎诸证 本品味苦降泄，能导热下泄，引血下行，以降上炎之火、降火止血。治胃火牙龈肿痛，可配伍石膏、知母等；治肝阳上亢之头晕目眩，则配赭石、牡蛎等；治气火上逆，迫血妄行之吐血、衄血，则配栀子、白茅根等。

【用法用量】 煎服，5～12g。补肝肾、强筋骨多酒炙后用。

【使用注意】 孕妇及月经过多者忌用。

知识链接

怀牛膝与川牛膝

牛膝有怀牛膝与川牛膝之分。怀牛膝为苋科植物牛膝的根，主产于河南；川牛膝为苋科植物川牛膝（甜牛膝）的根，主产于四川、云南、贵州等地。两者虽功用相似，但有所不同。怀牛膝长于补肝肾，制用能补肝肾、强筋骨，主治腰膝骨痛、四肢拘挛、痿痹等；川牛膝长于活血化瘀，主治风湿痹痛、足痿筋挛、血淋、尿血、妇女经闭、癥瘕等。

鸡血藤 Jixueteng
《本草纲目拾遗》

【来源】 为豆科植物密花豆 *Spatholobus suberectus* Dunn 的藤茎。主产于广西、云南等地。秋、冬两季采收茎藤，切片，晒干。生用或熬膏用。

【性味归经】 苦、甘，温。归肝、肾经。

【功效】 活血补血，调经止痛，舒筋活络。

【临床应用】

1. 血瘀或血虚之月经不调、痛经、闭经及血虚萎黄 本品苦温而不燥烈，行血散瘀，调经止痛，性质和缓，兼有补血作用，凡妇人血瘀及血虚均可应用。治血瘀之月经不调、痛经、闭经，可与当归、川芎同用；治血虚者，则配当归、熟地、白芍等；治血虚之肢体麻木及血虚萎黄，多配黄芪、当归等。

2. 风湿痹痛、手足麻木、肢体瘫痪 本品可活血养血、舒筋通络，为治血瘀经脉不畅病证及血虚筋脉失养的常用药。治风湿痹痛、肢体麻木，可配伍独活、威灵仙、桑寄生等；治中风肢体瘫痪，常配伍黄芪、丹参、地龙等。

【用法用量】 煎服，9~15g；或熬膏服。

王不留行 Wangbuliuxing
《神农本草经》

【来源】 为石竹科植物麦蓝菜 *Vaccaria segetalis*（Neck.）Garcke 的成熟种子。全国各地均产，主产于江苏、河北、山东、辽宁、黑龙江等地。夏季采收，晒干。生用或炒用。

【性味归经】 苦，平。归肝、胃经。

【功效】 活血通经，下乳消肿，利尿通淋。

【临床应用】

1. 血瘀经闭、痛经 本品善于活血通脉，走而不守，用于治疗经行不畅、痛经及经闭，常与当归、川芎、红花等药同用。

2. 产后乳汁不畅、乳痈肿痛 本品归肝、胃经，行而不留，能行血脉，通乳汁。治产后乳汁不下，常与穿山甲同用；治产后气血亏虚，乳汁稀少，可配伍黄芪、当归，与猪蹄同煮；治乳痈肿痛，可配蒲公英、夏枯草、瓜蒌等。

3. 热淋、血淋、石淋 本品性善下行，能活血利尿通淋，善治多种淋证，可配伍石韦、瞿麦、冬葵子等。

【用法用量】 煎服，5~10g。

【使用注意】 孕妇慎用。

月季花 Yuejihua
《本草纲目》

【来源】为蔷薇科植物月季 *Rosa chinensis* Jacq. 的干燥花。全国大部分地区均产。全年均可采收，花微开时采摘，阴干或低温干燥。

【性味归经】甘，温。归肝经。

【功效】活血调经，疏肝解郁。

【临床应用】

气滞血瘀，月经不调，痛经，闭经，胸胁胀痛　本品质轻升散，独入肝经，既能活血调经，又能疏肝解郁，理气止痛，常用于肝气郁结，气滞血瘀之月经不调、痛经、经闭、胸胁胀痛。可单用开水泡服，亦可与玫瑰花、当归、香附等同用。

此外，本品活血通经、消肿止痛，也可用于跌打伤痛，痈疽肿毒，瘰疬。

【用法用量】煎服，3~6g。

【使用注意】用量不宜过大，多服久服可引起腹痛及便溏腹泻。孕妇慎用。

第三节　活血疗伤药

本类药物性味多辛、苦、咸，主归肝、肾经，以活血化瘀、消肿止痛、续筋接骨、止血生肌敛疮为主要功效，主要用于跌打损伤、瘀血肿痛、骨折筋损、金创出血等伤科疾病，也可用于一般血瘀病证。

土鳖虫 Tubiechong
《神农本草经》

【来源】为鳖蠊科昆虫地鳖 *Eupolyphaga sinensis* Walker 或冀地鳖 *Steleophaga plancyi*（Boleny）雌虫的全体。主产于湖南、湖北、江苏、河南。野生者夏季捕捉，饲养者全年可捕捉，用沸水烫死，晒干或焙干。生用。

【性味归经】咸，寒；有小毒。归肝经。

【功效】破血逐瘀，续筋接骨。

【临床应用】

1. 跌打损伤，筋伤骨折，瘀肿疼痛　本品咸寒入血，性善走窜，能活血消肿止痛，续筋接骨疗伤，为骨伤科常用药，尤多用于筋伤骨折、瘀血肿痛。可单用研末外敷，或黄酒冲服，亦可与自然铜、骨碎补、乳香等同用。

2. 血瘀经闭，癥瘕积聚，产后瘀滞腹痛等　本品入肝经血分，能破血逐瘀，常用于经产瘀滞之证及癥瘕痞块。治血瘀经闭、产后瘀滞腹痛，常与大黄、桃仁等同用；治经闭腹痛、肌肤甲错，则配伍大黄、水蛭等；治癥瘕痞块，常配伍柴胡、桃仁、鳖甲等。

【用法用量】煎服，3~10g；研末服，1~1.5g，黄酒送服。外用适量。

【使用注意】孕妇忌用。

自然铜 Zirantong
《雷公炮炙论》

【来源】为硫化物类矿物黄铁矿族黄铁矿，主含二硫化铁（FeS_2）。主产于四川、湖南、云南、广东等地。全年均可采集，采后除去杂质，砸碎，以火煅透，醋淬。研末或水飞用。

【性味归经】辛，平。归肝经。

【功效】散瘀止痛，续筋接骨。

【临床应用】

跌打损伤，筋伤骨折，瘀肿疼痛 本品味辛而散，入肝经血分，功能活血祛瘀止痛，续筋疗伤接骨，为伤科要药，内服外敷均可。常与乳香、没药、当归等同用。

【用法用量】煎服，3~9g，宜先煎。多入丸散，每次0.3g。外用适量。

【使用注意】不宜久服。凡阴虚火旺，血虚无瘀者慎用。

苏木 Sumu
《新修本草》

【来源】本品为豆科植物苏木 *Caesalpinia sappan* L. 的干燥心材。多于秋季采伐，除去白色边材，干燥后入药。原产于印度、缅甸、越南、马来半岛及斯里兰卡。中国云南、贵州、四川、广西、广东、福建和台湾省有栽培；云南金沙江河谷（元谋、巧家）和红河河谷有野生分布。

【性味归经】甘、咸，平。归心、肝、脾经。

【功效】活血祛瘀，消肿止痛。

【临床应用】

1. 跌打损伤，骨折筋伤，瘀滞肿痛 本品咸入血分，能活血散瘀、消肿止痛，常伍乳香、没药、自然铜等，如八厘散。

2. 经闭痛经，产后瘀滞腹痛 本品能祛瘀通经，多用治妇科瘀滞经产诸症，常伍川芎、红花、当归。治内科心腹瘀痛，常配伍丹参、川芎、玄胡；治外伤痈肿疮毒，则配银花、连翘、白花蛇舌草。

【用法用量】3~9g。

【注意】月经过多及孕妇慎用。

骨碎补 Gusuibu
《药性论》

【来源】为水龙骨科植物槲蕨 *Drynaria fortunei*（Kunze）J. Sm. 的干燥根茎。主产于江西、浙江、福建、中南及西南等地。全年均可采挖，以冬、春二季为主，除去叶及鳞片，洗净，润透，切片，干燥。生用或砂烫用。

【性味归经】苦，温。归肝、肾经。

【功效】疗伤止痛，补肾强骨；外用消风祛斑。

【临床应用】

1. 跌打损伤或创伤、筋伤骨折、瘀肿疼痛 本品功专疗伤止痛、续筋接骨，为伤科要药。治跌仆损伤，可单用本品浸酒内服、外敷，亦可水煎服，或配伍没药、自然铜等。

2. 肾虚腰痛、筋骨痿软、耳鸣耳聋、牙痛、久泻 本品苦温入肝肾，能温补肾阳，强筋健骨，可治肾虚诸证。治肾虚腰痛、筋骨痿软，配补骨脂、牛膝；治肾虚耳鸣、耳聋、牙痛，配熟地、山茱萸等；治肾虚久泻，可配补骨脂、益智仁、吴茱萸等。

此外，本品外用可治疗斑秃、白癜风等病证。

【用法用量】煎服，3~9g。外用适量，研末调敷或鲜品捣敷，亦可浸酒搽患处。

【使用注意】阴虚内热、血虚风燥者慎用。

血竭 Xuejie
《雷公炮炙论》

【来源】　为棕榈科植物麒麟竭 *Daemonorops draco* Bl. 的果实及树干渗出的树脂。主产于印度尼西亚、马来西亚、伊朗等国，我国广东、台湾等地也有种植。秋季采收，采集果实，置蒸笼内蒸煮，使树脂渗出；或将树干砍破，或钻以若干小孔，使树脂自然渗出，凝固而成。打碎研末用。

【性味归经】　甘、咸，平。归心、肝经。

【功效】　活血定痛，化瘀止血，生肌敛疮。

【临床应用】

1. 跌打损伤、心腹瘀滞疼痛　本品活血散瘀止痛，为伤科及其他瘀滞痛证要药。治跌打损伤、筋骨疼痛，常与乳香、没药、儿茶等同用；治产后瘀滞腹痛、痛经、经闭及其他瘀血疼痛，可配伍当归、莪术、三棱等。

2. 外伤出血　本品既能化瘀，又能止血，具有止血不留瘀之特点，适用于外伤出血病证。可单用研末外敷患处，亦可配伍儿茶、乳香、没药。

3. 疮疡不敛　本品外用有生肌敛疮之功，可治恶疮疥癣久不愈合，可单用本品研末外敷，亦可配伍乳香、没药等。

【用法用量】　内服研末吞服，1~2g，或入丸剂。外用研末撒或入膏药用。

【使用注意】　不可久服多服。无瘀血者不宜用，孕妇及月经期慎用。

儿茶 Ercha
《饮膳正要》

【来源】　为豆科植物儿茶 *Acacia catechu* (L. f.) Willd. 的去皮枝、干的干燥煎膏。主产于云南。冬季采收枝、干，除去外皮，砍成大块，加水煎煮，浓缩，干燥。

【性味归经】　苦、涩，微寒。归肺、心经。

【功效】　活血止痛，止血生肌，收湿敛疮，清肺化痰。

【临床应用】

1. 跌扑损伤　本品苦泄，入心经，可活血散瘀，疗伤止痛，可配伍血竭、自然铜、乳香、没药等。

2. 外伤出血，吐血衄血　本品苦泄收敛，既能活血散瘀，又能收敛止血，可用于多种内外出血病证，因其性凉清热，故尤宜于血热出血。治外伤出血，常配伍血竭、降香、白及等；治内伤出血，如吐血、便血、崩漏等，既可单用，也可配伍大黄、虎杖等。

3. 疮疡不敛，湿疹湿疮等　本品苦涩收敛，善收湿敛疮，祛腐生肌，故常用于疮疡不敛、湿疹流水及妇女白带过多等。

4. 肺热咳嗽　本品味苦性凉，具有清肺热、化痰涩等功效，故常用于痰热咳嗽、喉痹等。肺热喘咳的患者，可与细辛、猪胆汁一起使用，或与黄芩、桑白皮、瓜蒌同用，以清肺化痰止咳。

【用法用量】　1~3g，包煎；多入丸散服。外用适量。

【使用注意】　孕妇、脾胃虚弱者慎用。

马钱子 Maqianzi
《本草纲目》

【来源】　为马钱科植物马钱 *Strychnos nux - vomica* L. 的干燥成熟种子。主产于印度、越南、缅甸、泰国等地。冬季果实成熟时采收，除去果肉，取出种子，晒干。炮制后入药，研末用。

【性味归经】苦，温；有大毒。归肝、脾经。

【功效】通络止痛，散结消肿。

【临床应用】

1. 跌打损伤，骨折肿痛　本品善止痛散结消肿，为伤科疗伤止痛之佳品。治跌打损伤、骨折肿痛，可配麻黄、乳香、没药等。

2. 风湿顽痹，麻木瘫痪　本品善通经络、止痹痛，是治疗风湿顽痹、拘挛疼痛、麻木瘫痪之常用药，单用有效，亦可配麻黄、乳香、全蝎等。

3. 疮疡肿毒，咽喉肿痛　本品散结消肿，攻毒止痛。治痈疽疮毒，多作外用，香油调敷；治咽喉肿痛，可配青木香、山豆根等份为末吹喉。

【用法用量】炮制后入丸散，0.3～0.6g。外用适量，研末调敷。

【使用注意】孕妇禁用，体虚者忌用，运动员慎用。内服不宜生用及多服久服。本品所含有毒成分能被皮肤吸收，故外用不宜大面积涂敷。

第四节　破血消癥药

本类药物以虫类药居多，味多辛、苦，兼有咸味，主归肝经血分。药性峻烈，能破血逐瘀、消癥散积，主治瘀血重症或癥瘕积聚，亦可用于血瘀经闭、瘀肿疼痛、偏瘫等证。

莪术 Ezhu
《药性论》

【来源】为姜科植物蓬莪术 *Curcuma phaeocaulis* Val. 、广西莪术 *Curcuma kwangsiensis* S. G. Lee et C. F. Liang 或温郁金 *Curcuma wenyujin* Y. H. Chen et C. Ling 的干燥根茎。后者习称"温莪术"。冬季采挖，蒸煮至透心，晒干或低温干燥。生用或醋炙用。

【性味归经】辛、苦，温。归肝、脾经。

【功效】破血行气，消积止痛。

【临床应用】

1. 癥瘕痞块，瘀血经闭，心腹瘀滞痛证　本品辛散苦泄温通，为血中气药，能破血散瘀、消癥化积。治癥瘕痞块，常与三棱、当归等同用；治血瘀经闭、痛经，常配伍当归、红花等；治胸痹心痛，可配伍丹参、川芎。

2. 食积气滞，脘腹胀痛　本品能消食化积，行气止痛，用于食积不化之脘腹胀痛，可配伍青皮、槟榔。

此外，本品与其他祛瘀疗伤药同用，可用于跌打损伤，瘀肿疼痛。

【用法用量】煎服，6～9g。散瘀止痛多醋炙用。

【使用注意】本品破血力强，孕妇及月经过多者禁用。

三棱 Sanleng
《本草拾遗》

【来源】为黑三棱科植物黑三棱 *Sparganium stoloniferum* Buch. - Ham. 的干燥块茎。主产于江苏、河南、山东、江西等地。冬季至次年春采挖，洗净，削去外皮，晒干。切片生用或醋炙后用。

【性味归经】辛、苦，平。归肝、脾经。

【功效】破血行气，消积止痛。

【临床应用】

所治病证与莪术基本相同，常相须为用。然三棱偏于破血，多用于瘀血证；莪术偏于破气，多用于饮食积滞、气滞引起的脘腹胀满疼痛。

【用法用量】煎服，5～10g。散瘀止痛多醋炙用。

【使用注意】孕妇及月经过多者禁用。不宜与芒硝、玄明粉同用。

水蛭 Shuizhi
《神农本草经》

【来源】为水蛭科动物蚂蟥 *Whitm. ania Pigra* Whitman、水蛭 *Hirudo nipponica* Whitman 或柳叶蚂蟥 *Whitmania acranutata* Whitman 的干燥全体。夏、秋二季捕捉，用沸水烫死，晒干或低温干燥。生用，或用滑石粉烫后用。

【性味归经】咸、苦，平；有小毒。归肝经。

【功效】破血通经，逐瘀消癥。

【临床应用】

1. 血瘀经闭，癥瘕积聚　本品破血逐瘀力强。治疗血滞经闭、癥瘕积聚等证，常与虻虫相须为用，或配伍三棱、莪术、桃仁、红花等。

2. 跌打损伤，心腹疼痛　治跌打损伤，可配苏木、自然铜等；治瘀血内阻、心腹疼痛，则配伍大黄、牵牛子等。

【用法用量】煎服，1～3g；研末服，每次 0.3～0.5g。

【使用注意】孕妇及月经过多者禁用。

知识链接

巧用水蛭

《医学衷中参西录》云："凡破血之药，多伤气分，唯水蛭味咸专入血分，于气分丝毫无损。且服后腹不觉疼，并不觉开破，而瘀血默消于无形，真良药也。""水蛭：味咸，色黑，气腐，性平……其味咸为水味，色黑为水色，气腐为水气，纯系水之精华生成，故最宜生用，甚忌火炙。"因水蛭破血而不伤正，临床上多用水蛭治疗各类癥瘕积聚。然水蛭味道腥臭，患者多闻之欲呕、难以下咽，又不宜火炙以矫味。解此弊，可将水蛭研粉后装胶囊吞服，存性而去味，可谓巧用。

穿山甲 Chuanshanjia
《名医别录》

【来源】为鲮鲤科动物穿山甲 *Manis pentadactyia* Linnaeus 的鳞甲。主产于广西、广东、云南、贵州，亦产于浙江、福建、湖南、安徽等地。全年均可捕捉，杀死置沸水中略烫，取下鳞片，洗净，晒干生用；或砂烫至鼓起，洗净，干燥；或炒后再以醋淬后用，用时捣碎。

【性味归经】咸，微寒。归肝、胃经。

【功效】活血消癥，通经下乳，消肿排脓，搜风通络。

【临床应用】

1. 瘀血阻滞之经闭癥瘕　本品善于走窜，性专行散，治疗癥瘕，可配伍鳖甲、大黄、赤芍等；治疗血瘀经闭，可配伍当归、红花、桃仁等。

2. 乳汁不通　本品擅长通经下乳，为治疗产后乳汁不下之要药。可单用研末，以酒冲服，亦可与王不留行、木通、黄芪等同用。治气血虚弱乳汁稀少，可配黄芪、当归、白芍等；治气郁乳汁不下，可配伍当归、柴胡、川芎等。

3. 痈肿疮毒，瘰疬 本品能活血消肿排脓，脓未成者可使之消散，已成者可促排脓，为治疗疮疡肿痛之要药。治疮痈初起，常配金银花、天花粉、皂角刺等以清热解毒、活血消痈；治疮痈脓成未溃，则配黄芪、当归、皂角刺以托毒排脓；治瘰疬，可配夏枯草、贝母等。

4. 风湿痹痛，中风瘫痪 本品性善搜风通络，活血祛瘀力强，能通利经络，透达关节。治风湿痹痛、关节不利、麻木拘挛，常配川芎、羌活、白花蛇等；治中风瘫痪、手足不举，可配川乌等研末调敷。

【用法用量】煎服，5～10g。研末吞服，每次1～1.5g。

【使用注意】孕妇慎用，痈肿脓成已溃者忌用。

目标检测

答案解析

一、最佳选择题

1. 能"上行头目"，配伍用于治疗各种头痛的是（　）
A. 羌活　　B. 川芎　　C. 细辛
D. 白芷　　E. 吴茱萸

2. 既能凉血活血、又能祛瘀生新的药物是（　）
A. 丹参　　B. 大黄　　C. 鸡血藤
D. 郁金　　E. 生地黄

3. 具有补肾强骨功效的是（　）
A. 骨碎补　　B. 血竭　　C. 益母草
D. 土鳖虫　　E. 自然铜

4. 具活血行气、通经止痛作用，善于行肢臂而除痹痛的药物是（　）
A. 郁金　　B. 姜黄　　C. 乳香
D. 红花　　E. 丹参

5. 具有活血止痛、行气解郁功效的是（　）
A. 川芎　　B. 郁金　　C. 丹参
D. 乳香　　E. 延胡索

二、配伍选择题

A. 活血止痛，消肿生肌　　B. 活血止痛，利尿通淋
C. 活血止痛，利水消肿　　D. 活血止痛，补益肝肾
E. 活血止痛，清心安神

6. 益母草的功效是（　）
7. 丹参的功效是（　）
8. 乳香、没药的功效是（　）

三、多项选择题

9. 能补肝肾、强筋骨的药物是
A. 五加皮　　B. 桑寄生　　C. 牛膝
D. 狗脊　　E. 桑枝

10. 既能化瘀又能止血的药物是（　　）

    A. 降香　　　　　　　B. 元胡　　　　　　　C. 五灵脂

    D. 三七　　　　　　　E. 蒲黄

（陈春苗）

书网融合……

重点小结　　　　　习题

第十八章 化痰止咳平喘药

PPT

学习目标

知识目标：通过本章的学习，应能掌握化痰止咳平喘药的含义、功效、适应范围和使用注意，半夏、桔梗、川贝母、浙贝母、瓜蒌、苦杏仁、紫苏子、百部、桑白皮、葶苈子的性味归经、功效、临床应用、用法用量及使用注意；熟悉天南星、旋覆花、白前、竹茹、紫菀、款冬花、马兜铃、枇杷叶、白果、罗汉果的功效及临床应用；了解海蛤壳、瓦楞子、前胡、海藻、昆布、胖大海的功效和应用。

能力目标：具备辨别半夏、桔梗、川贝母、浙贝母、瓜蒌、苦杏仁、紫苏子、百部、桑白皮、葶苈子功效和主治异同的能力，能指导患者安全、有效地使用化痰止咳平喘药。

素质目标：通过本章的学习，能理解杏林精神的内涵，树立救死扶伤、治病救人的医者担当及为中医药事业奋斗终身的远大理想。

情境导入

情境：患者，男性，66岁。喘咳十年余，遇寒即发，痰多清稀，甚则喘急不能平卧。近因感寒，入夜尤甚，舌白苔腻，脉象沉弦。

思考：该患者为何种病证，选择哪类药物进行治疗，使用时有何注意事项？

凡以祛痰或消痰为主要功效，用于治疗痰证的药物，称为化痰药；能减轻或制止咳嗽和喘息，用于治疗咳喘证的药物，称为止咳平喘药。化痰药常兼止咳平喘作用，止咳平喘药又多兼化痰功效，治疗时常配伍使用，故合并一章介绍。

本类药物或辛或苦，或温或寒，主入肺经，辛开宣散，苦燥降泄，温化寒清，多数药物能宣降肺气、化痰止咳、降气平喘，部分药物还兼有散寒清热、散结、润肺等作用。主要用于外感或内伤所致的咳嗽、气喘、痰多，或痰饮喘息，或因痰所生的瘰疬瘿瘤、阴疽流注、癫痫惊厥等。

痰有寒痰、湿痰、热痰、燥痰之分，化痰药的药性又有温燥与凉润之别，故本章药物分为温化寒痰药、清化热痰药及止咳平喘药三类。

使用化痰止咳平喘药，应注意区分病症的不同，针对性地选择化痰药或止咳平喘药。还应根据临床上咳、痰、喘并见及相互为病的特点，将化痰药与止咳平喘药配合使用，此外，还要根据病因及兼证的不同，进行适当配伍。如兼有表证，配解表药；兼里热者，配清热药；兼里寒者，配温里药；属虚劳咳喘者，配补虚药；再如癫痫惊厥，配镇惊安神、平肝息风药；瘰疬瘿瘤，配软坚散结药；阴疽流注，配温阳通滞散结之品。除此以外，本章药物又常与健脾燥湿药及理气药配伍。

使用注意：①凡痰中带血及有出血倾向者，不宜使用温燥之性强烈的刺激性化痰药；②麻疹初起有表邪之咳嗽者，不宜单用止咳药，对于温燥及具有收敛性的止咳药尤当忌用，以免影响麻疹透发；③有毒性的药物，应注意其炮制、用法、用量，以及不良反应的防治。

第一节　温化寒痰药

本类药物性味多辛、苦、温，主入肺、脾、肝经，有温肺散寒、燥湿化痰之功，主治寒痰、湿痰证，症见咳嗽气喘、痰多色白、苔腻等，还可用于寒痰、湿痰所致的眩晕、肢体麻木、阴疽流注等。

半夏 Banxia
《神农本草经》

【来源】　为天南星科植物半夏 *Pinellia ternata*（Thunb.）Breit. 的干燥块茎。主产于四川、湖北、河南、安徽、贵州。夏、秋二季采挖，洗净，除去外皮和须根，晒干。捣碎生用或用生石灰、甘草制成法半夏，用生姜、白矾制成姜半夏，用白矾制成清半夏。

【性味归经】　辛、温；有毒。归脾、胃、肺经。

【功效】　燥湿化痰，降逆止呕，消痞散结。

【临床应用】

1. 湿痰、寒痰证　本品善于温化寒痰，并有止咳作用，为治湿痰、寒痰之要药，尤善治脏腑湿痰。治痰湿阻肺之咳嗽气逆、咳痰量多色白，常与陈皮、茯苓同用，如二陈汤；治寒痰咳嗽、痰多清稀，常配干姜、细辛等药，如小青龙汤；治湿痰上扰、头痛眩晕，常配天麻、白术等，如半夏白术天麻汤。

2. 呕吐　本品既能燥湿以化痰，又能降逆和胃，为止呕要药。经配伍可用于多种病因的呕吐，尤宜于寒饮或胃寒呕吐，常与生姜同用，如小半夏汤；治胃热呕吐，常配黄连、竹茹等，如黄连橘皮竹茹半夏汤；治胃气虚呕吐，常配人参、白蜜等，如大半夏汤；治胃阴虚呕吐，常配麦冬等养阴之品，如麦门冬汤；治妊娠呕吐，可与紫苏梗、砂仁等配伍。

3. 胸痹、结胸、心下痞、梅核气　本品有辛散消痞、化痰散结作用。治痰浊阻滞、胸阳不振之胸痹心痛，常配瓜蒌、薤白等，如瓜蒌薤白半夏汤；治痰热结胸，常配瓜蒌、黄连等，如小陷胸汤；治湿热阻滞心下痞满，常配干姜、黄连等，如半夏泻心汤；治痰气郁结之梅核气，常配紫苏、厚朴等，如半夏厚朴汤。

【用法用量】　煎服，3～9g。内服一般炮制后使用，不同炮制品功效有别：法半夏长于燥湿化痰，温性较弱，多用于湿痰咳嗽痰多；姜半夏长于降逆止呕，常用于呕吐反胃；清半夏除长于燥湿化痰外，又善于消痞和胃，常用于胸脘痞满；半夏曲长于消食化痰，常用于痰食互结；竹沥半夏长于清热化痰，常用于热痰。生半夏有毒，长于消肿散结，只宜外用，磨汁涂或研末以酒调敷患处。

【使用注意】　反乌头。本品辛温燥烈，故阴虚燥咳、血证、津伤口渴者忌服，热痰、燥痰者，及妊娠期妇女慎用。

知识链接

半夏的毒性

生半夏液毒性最大，漂、姜浸及煎蒸制者毒性次之，矾浸及煎剂毒性最小。使用半夏剂量过大、生品内服或误服均可引起中毒，出现失音、呕吐、水泻等，严重者出现呼吸困难，甚至死亡。半夏中毒救治时，一般应迅速洗胃，饮服蛋清、面糊等以阻止吸收，痉挛者给予解痉剂，呼吸麻痹者给予吸氧及中枢兴奋剂。中医救治时可选用姜汁5ml，醋30～60ml，顿服，或绿豆衣、生姜各15g，金银花、连翘各30g，甘草9g，水煎服。皮肤沾染者可用甘草水泡洗或稀醋洗涤。

天南星 Tiannanxing
《神农本草经》

【来源】 为天南星科植物天南星 *Arisaema erubescens*（Wall.）Schott、异叶天南星 *Arisaema hetero-phyllum* Bl. 或东北天南星 *Arisaema amurense* Maxim. 的干燥块茎。天南星主产于河南、河北、四川等地；异叶天南星主产于江苏、浙江等地；东北天南星主产于辽宁、吉林等地。秋、冬二季茎叶枯萎时采挖，除去须根及外皮，干燥。生用或用生姜、白矾制后用。

【性味归经】 苦、辛，温；有毒。归肺、肝、脾经。

【功效】 燥湿化痰，祛风止痉，散结消肿。

【临床应用】

1. 湿痰、寒痰证 本品有较强的燥湿祛痰作用。治顽痰阻肺，咳喘痰多、胸闷，常配半夏、枳实等，如导痰汤；治寒痰咳嗽，常与干姜、细辛等配伍。

2. 风痰所致眩晕、中风、癫痫及破伤风 本品有走经络、祛风痰而止痉之作用，为治风痰证之要药。治风痰眩晕，常配半夏、天麻等；治风痰中风之半身不遂，常配半夏、川乌等，如青州白丸子；治破伤风之角弓反张、牙关紧闭，常配白附子、防风等，如玉真散。

3. 痈疽肿痛、瘰疬痰核、毒蛇咬伤 本品外用有散结消肿止痛之功。治痈疽肿痛、痰核，可研末以醋调敷；治毒蛇咬伤，可配雄黄为末外敷。

【用法用量】 煎服，3~9g，多制用。外用生品适量，研末以醋或酒调敷患处。

【使用注意】 阴虚燥咳及孕妇忌用，生品内服宜慎。

知识链接

胆南星

本品为制天南星的细粉与牛、羊或猪胆汁经加工而成，或为生天南星细粉与牛、羊或猪胆汁经发酵加工而成。味苦、微辛，性凉，归肺、肝、脾经，可清热化痰，息风定惊，用于痰热咳嗽，咯痰黄稠，中风痰迷，癫狂惊痫。煎服，3~6g。

芥子 Jiezi
《新修本草》

【来源】 为十字花科植物白芥 *Sinapis alba* L. 或芥 *Brassica juncea*（L.）Czern. et Coss. 的干燥成熟种子。前者习称"白芥子"，后者习称"黄芥子"。主产于安徽等地。夏末秋初，果实成熟时割取全株，晒干后打下种子。生用或炒用。

【性味归经】 辛，温。归肺经。

【功效】 温肺豁痰，利气，散结通络，止痛。

【临床应用】

1. 寒痰喘咳，悬饮 本品能温肺化痰、利气逐水。治寒痰壅肺，胸胁胀满，咳嗽喘息，常配苏子、莱菔子，如三子养亲汤；若痰饮停滞胸膈之咳喘，胸满胁痛者，可配甘遂、大戟等以豁痰逐饮，如控涎丹。

2. 阴疽流注 本品能温通经络，又能消肿散结止痛。治痰湿流注所致的阴疽肿毒，常配鹿角胶、肉桂、熟地等药，以温阳化滞，消痰散结，如阳和汤。

【用法用量】 煎服，3~9g。外用适量，研末调敷，或作发泡剂用。

【使用注意】 久咳肺虚及阴虚火旺者忌用，皮肤过敏者忌用。用量不宜过大。

旋覆花 Xuanfuhua
《神农本草经》

【来源】　为菊科植物旋覆花 *Inula japonica* Thunb. 或欧亚旋覆花 *Inula britannica* L. 的干燥头状花序。主产于河南、河北、江苏、浙江、安徽等地。夏、秋二季花开时采收，阴干或晒干。生用或蜜炙用。

【性味归经】　苦、辛、咸，微温。归肺、脾、胃、大肠经。

【功效】　降气，消痰，行水，止呕。

【临床应用】

1. 痰饮壅肺或痰饮蓄结证　本品善降气消痰化饮而平喘，下气化痰行水而除痞。治痰饮壅肺、肺气上逆之咳喘痰多，常配紫苏子、半夏等；治痰饮蓄结、胸膈痞满，常配海浮石、海蛤壳等。

2. 噫气、呕吐　本品善消痰饮、降胃气而止呕、噫。治痰浊中阻、胃气上逆之噫气、呕吐，常与赭石、半夏等同用，如旋覆代赭汤。

【用法用量】　煎服，3~9g，宜布包煎。蜜旋覆花长于润肺止咳。

【使用注意】　阴虚劳咳、津伤燥咳者忌服。

白前 Baiqian
《名医别录》

【来源】　为萝藦科植物柳叶白前 *Cynanchum stauntonii*（Decne.）Schltr. ex Lévl. 或芫花叶白前 *Cynanchum glaucescens*（Decne.）Hand. – Mazz. 的干燥根茎及根。主产于浙江、江苏、安徽等地。秋季采挖，洗净，晒干，切段。生用或蜜炙用。

【性味归经】　苦、辛，微温。归肺经。

【功效】　降气，祛痰，止咳。

【临床应用】

肺气壅实，咳嗽痰多，胸满喘急　本品辛开苦降、温而不燥，专入肺经，具有降气消痰而止咳平喘的作用，无论寒、热、外感、内伤咳喘均可随证配伍使用，为肺家咳嗽要药。治外邪犯肺咳喘，常配桔梗、陈皮等，如止嗽散；治痰热壅肺，常配桑白皮、石膏等，以清肺化痰。

【用法用量】　煎服，3~10g。蜜炙白前长于润肺止咳。

【使用注意】　用量不宜过大，患胃病或有出血倾向者忌服。

白附子 Baifuzi
《中药志》

【来源】　为天南星科植物独角莲 *Typhonium giganteum* Engl. 的干燥块茎。主产于河南、甘肃、湖北。秋季采挖，除去须根和外皮，晒干。生用，或用生姜、白矾制后用。

【性味归经】　辛、温；有毒。归胃、肝经。

【功效】　祛风痰，定惊搐，解毒散结，止痛。

【临床应用】

1. 中风、口眼㖞斜　白附子善于祛风痰、燥湿痰，故可用于中风痰壅之症，常与天南星、半夏等同用；治口眼斜，常与全蝎、白僵蚕等息风止痉药同用，如牵正散。

2. 寒湿疼痛，偏正头痛等　白附子不仅善于祛风痰，又能逐寒湿，故适用于寒湿头痛、偏正头痛、四肢酸痛麻痹等症，而以治疗头面部疼痛的效果较好，常配伍白芷、天麻、南星、川乌等药应用。

此外，取鲜品捣烂外敷可治瘰疬痰核，磨汁内服并外敷可用治毒蛇咬伤。

【用法用量】3~6g。一般炮制后用，外用生品适量捣烂，熬膏或研末以酒调敷患处。

【使用注意】孕妇慎用；生品内服宜慎。

第二节 清化热痰药

本类药多属苦寒，或甘寒质润之品，善入肺、肝、胃、心经。有清化热痰、润燥化痰的功效。主要用于热痰、燥痰证，症见咳嗽气喘、痰多黄稠或咳嗽气喘、痰少稠黏、咳痰不爽等。部分性味咸寒的药物，兼有软坚散结作用，还可用治痰火郁结的瘿瘤、瘰疬等。

川贝母 Chuanbeimu

《神农本草经》

【来源】为百合科植物川贝母 *Fritillaria cirrhosa* D. Don、暗紫贝母 *Fritillaria unibracteata* Hsiao et K. C. Hsia、甘肃贝母 *Fritillaria przewalskii* Maxim. 、梭砂贝母 *Fritillaria delavayi* Franch. 、太白贝母 *Fritillaria taipaiensis* P. Y. Li 或瓦布贝母 *Fritillaria unibracteata* Hsiao et K. C. Hsia var. *Wabuensis* (S. Y. Tang et S. C. Yue) Z. D. Liu, S. Wang et S. C. Chen 的干燥鳞茎。前三者按性状不同分别习称"松贝"和"青贝"；后者习称"炉贝"。主产于四川、青海、云南、甘肃等地。夏、秋二季或积雪融化后采挖，除去须根、粗皮及泥沙，晒干或低温干燥。生用。

【性味归经】苦、甘，微寒。归肺、心经。

【功效】清热润肺，化痰止咳，散结消痈。

【临床应用】

1. 肺热、肺燥及阴虚咳嗽　本品善清肺泄热、润肺化痰止咳，用于治疗多种原因之咳嗽，尤宜于肺虚久咳、肺热燥咳。治肺热、肺燥咳嗽，常与知母相须为用，如二母丸；治肺肾阴虚久咳少痰，常配百合、麦冬等，如百合固金汤。

2. 瘰疬及乳痈、肺痈、疮痈等　本品能清热化痰、解郁散结。治痰火郁结之瘰疬，常配玄参、牡蛎等，如消瘰丸；治热毒壅结之乳痈、肺痈、疮痈，常与蒲公英、鱼腥草等同用。

【用法用量】煎服，3~10g；研末服，一次1~2g。

【使用注意】寒痰、湿痰不宜用。反乌头。

浙贝母 Zhebeimu

《轩岐救正论》

【来源】为百合科植物浙贝母 *Fritillaria thunbergii* Miq. 的干燥鳞茎。主产于浙江鄞县。初夏植株枯萎时采挖，大者除去芯芽，习称"大贝"；小者不去芯芽，习称"珠贝"。擦去外皮，拌以煅过的贝壳粉，吸去浆汁，干燥；或取鳞茎，大小分开，洗净，除去芯芽，趁鲜切成厚片，洗净，干燥，习称"浙贝片"。生用。

【性味归经】苦，寒。归肺、心经。

【功效】清热化痰止咳，解毒散结消痈。

【临床应用】

1. 风热、痰热咳嗽　本品善清化热痰止咳。治外感风热咳嗽，常与桑叶、前胡等同用；治痰热郁肺之咳嗽痰黄稠，常与瓜蒌、知母等同用。

2. 瘰疬、瘿瘤、疮痈、肺痈　本品苦寒开泄，清火散结力大。治痰火郁结之瘰疬痰核，常配玄参、牡蛎等，如消瘰丸；治瘿瘤，常配海藻、昆布等；治热毒疮痈、乳痈，常配连翘、蒲公英等；治肺痈，常与鱼腥草、芦根等同用。

【用法用量】煎服，5～10g。

【使用注意】寒痰、湿痰不宜用。反乌头。

知识链接

比较川贝母与浙贝母的功用异同

相同点：川贝母、浙贝母在《本草纲目》及以前的历代著作中均称为贝母，到清代才逐渐分开。两者功效基本相同，均能化痰散结，用于痰热咳嗽、瘰疬、瘿瘤等。

不同点：川贝母以甘味为主，长于润肺止咳，可用于肺热燥咳、虚劳咳嗽；浙贝母以苦味为主，性偏于泄，长于清化热痰、降泄肺气，可用于风热犯肺或痰热郁肺之咳嗽。

瓜蒌 Gualou
《神农本草经》

【来源】为葫芦科植物栝楼 *Trichosanthes kirilowii* Maxim. 或双边栝楼 *Trichosanthes rosthornii* Harms 的干燥成熟果实。主产于河北、河南、安徽、浙江、山东、江苏等地。秋季果实成熟时采收，连果梗剪下，置通风处阴干，生用；或剖开去瓤，将壳与种子分别干燥。瓜蒌皮（壳）、瓜蒌仁（种子）生用或炒用，皮、仁合用称全瓜蒌。

【性味归经】甘、微苦，寒。归肺、胃、大肠经。

【功效】清热涤痰，宽胸散结，润燥滑肠。

【临床应用】

1. 痰热咳嗽　本品甘寒清润，善于清肺润燥，有清热化痰、润肺止咳之功。治痰热内结、咳痰黄稠、胸闷兼大便不畅，配黄芩、胆南星等，如清气化痰丸。

2. 胸痹、结胸　本品既能清肺胃之热而化痰，又能利气散结以宽胸，故可通利胸膈之闭塞。治痰浊痹阻、胸阳不通的胸痹证，常配薤白、半夏，如瓜蒌薤白白酒汤；治痰热互结所致的胸膈痞满、按之则痛的结胸证，配黄连、半夏等，如小陷胸汤。

3. 肺痈、肠痈、乳痈等　本品有散结消痈作用。治肺痈咳吐脓血，常与鱼腥草、芦根、桃仁等同用；治肠痈，常与败酱草、薏苡仁、大血藤等同用；治乳痈初起、红肿热痛，常配当归、乳香、没药，如神效瓜蒌散。

4. 肠燥便秘　瓜蒌仁质润多脂，能润肠通便。常与火麻仁、郁李仁等同用。

【用法用量】煎服，全瓜蒌9～15g，瓜蒌皮6～10g，瓜蒌仁9～15g，打碎入煎。蜜炙长于润燥，炒用寒滑性减。

【使用注意】脾虚便溏及寒痰、湿痰者忌服。反乌头。

知识链接

比较全瓜蒌、瓜蒌皮、瓜蒌仁的功用异同

相同点：三者同为一物，而入药部位不同。

不同点：瓜蒌皮偏于清热化痰、宽胸理气，用于肺热、痰热咳嗽及胸痹、结胸证；瓜蒌仁偏于润燥化痰、润肠通便，用治燥咳痰黏、肠燥便秘；全瓜蒌则兼有瓜蒌皮、瓜蒌仁之功用。

竹茹 Zhuru

《本草经集注》

【来源】 为禾本科植物青秆竹 *Bambusa tuldoides* Munro、大头典竹 *Sinocalamus beecheyanus*（Munro）McClure var. *pubescens* P. F. Li 或淡竹 *Phyllostachys nigra*（Lodd.）Munro var. *Henonis*（Mitf.）Stapf ex Rendle 的茎秆的干燥中间层。主产于长江流域和南方各省。全年均可采制，取新鲜茎，除去外皮，将稍带绿色的中间层制成丝条，或削刮成丝条，或削成薄条，捆扎成束，阴干。生用或姜汁炙用。

【性味归经】 甘，微寒。归肺、胃、心、胆经。

【功效】 清热化痰，除烦，止呕。

【临床应用】

1. 痰热咳嗽 本品能清肺化痰。治肺热咳嗽、痰黄稠，常与瓜蒌、桑白皮等同用。

2. 心烦失眠 本品善清火化痰、开郁除烦。治胆火夹痰上扰之烦躁不眠，常配枳实、半夏、茯苓等，如温胆汤。

3. 胃热呕吐 本品能清胃热而止呕，为治疗胃热呕逆之要药。治胃热呕吐，常配黄连、半夏、陈皮等，如黄连竹茹橘皮半夏汤；治胃虚有热而呕，可配橘皮、生姜、人参等，如橘皮竹茹汤；治妊娠恶阻，常配砂仁、生姜等。

此外，本品还有凉血止血作用，可用于吐血、衄血、崩漏等；也可治伤暑烦渴不止，配乌梅、甘草等煎汤饮用。

【用法用量】 煎服，5~10g。化痰宜生用，止呕宜姜汁炙。

【使用注意】 寒痰咳喘、胃寒呕吐者慎服。

桔梗 Jiegeng ⓔ微课

《神农本草经》

【来源】 为桔梗科植物桔梗 *Platycodon grandiflorum*（Jacq.）A. DC. 的干燥根。主产于东北、华北地区。春、秋二季采挖，剥去外皮或不去外皮，干燥。切片，生用。

【性味归经】 苦、辛，平。归肺经。

【功效】 宣肺，利咽，祛痰，排脓。

【临床应用】

1. 咳嗽痰多，胸闷不畅，咽痛音哑 本品具有开宣肺气、化痰宽胸、利咽开音的作用。治风寒咳嗽、痰白清稀，常配紫苏、杏仁等，如杏苏散；治风热或温病初起咳嗽痰黄而稠，配桑叶、菊花等，如桑菊饮；治风热犯肺、咽痛失声，配甘草，如桔梗汤；治热毒壅盛之咽喉肿痛，常配射干、板蓝根等。

2. 肺痈 本品善利肺气而排壅肺之浓痰。治肺痈胸痛发热、咳吐脓血、痰黄腥臭，常配鱼腥草、薏苡仁、芦根等。

此外，取其开宣肺气而通利二便之功，用治癃闭、便秘。又为舟楫之品，专入肺经，载药上行，常作上部病变的引经药。

【用法用量】 煎服，3~10g。

【使用注意】 本品升散，用量过大易致恶心，故呕吐、眩晕等气机上逆之证及阴虚久咳、咯血者忌服。

前胡 Qianhu
《雷公炮炙论》

【来源】 为伞形科植物白花前胡 *Peucedanum praeruptorum* Dunn 的干燥根。主产于浙江、江西、四川等地，浙江产者为道地药材。冬季至次春茎叶枯萎或未抽花茎时采挖，除去须根，洗净，晒干或低温干燥。生用或蜜炙用。

【性味归经】 苦、辛，微寒。归肺经。

【功效】 降气化痰，散风清热。

【临床应用】

1. 痰热咳喘，咯痰黄稠 本品辛散苦降，性寒清热，治痰热壅肺，肺失宣降之咳喘胸满，咯痰黄稠量多，常配伍苦杏仁、桑白皮等药，如前胡散；因本品寒性不著，配伍白前、半夏等温化寒痰药，亦可用于寒痰、湿痰证。

2. 风热咳嗽痰多 本品味辛性微寒，能疏散风热，宣肺化痰止咳。治外感风热，身热头痛，咳嗽痰多，常与桑叶、牛蒡子、桔梗等同用；若与辛温发散，宣肺之品如荆芥、紫苏等同用，也可治风寒咳嗽，如杏苏散。

【用法用量】 煎服，3~10g。

【使用注意】 本品不宜用于阴虚咳嗽、寒饮咳嗽。

胖大海 Pangdahai
《本草纲目拾遗》

【来源】 为梧桐科植物胖大海 *Sterculia lychnophora* Hance 的干燥成熟种子。主产于泰国、柬埔寨、马来西亚等国。果实成熟开裂时采收种子，晒干。生用。

【性味归经】 甘、寒。归肺、大肠经。

【功效】 清热润肺，利咽开音，润肠通便。

【临床应用】

1. 咽痛音哑、咳嗽 本品有清肺化痰、利咽开音之效，但药力较弱，宜于肺热所致轻症。单味开水泡服，或与桔梗、蝉蜕等同用。

2. 热结便秘 本品既可润肠通便，又清大肠之热。用于热结肠道，便秘轻症，单味泡服，或配清热通便之品。

【用法用量】 沸水泡服或煎服，2~3 枚。

海藻 Haizao
《神农本草经》

【来源】 为马尾藻科植物海蒿子 *Sargassum pallidum*（Turn.）C. Ag. 或羊栖菜 *Sargassum fusiforme*（Harv.）Setch. 的干燥藻体。前者习称"大叶海藻"，主产于山东、辽宁等沿海地区；后者习称"小叶海藻"，主产于浙江、福建、广西等沿海地区。夏、秋二季采捞，晒干。生用。

【性味归经】 苦、咸，寒。归肝、胃、肾经。

【功效】 消痰软坚散结，利水消肿。

【临床应用】

1. 瘰疬、瘿瘤、睾丸肿痛 本品能清热化痰、软坚散结，为治瘿瘤、瘰疬之要药。治瘿瘤，常与昆布、浙贝母等同用，如海藻玉壶汤；治瘰疬，常与夏枯草、连翘等同用，如内消瘰疬丸；治睾丸肿痛，多与橘核、川楝子等同用，如橘核丸。

2. 脚气浮肿及水肿　本品能利水消肿，但单用力薄，可与泽泻、茯苓等同用。

【用法用量】煎服，6～12g。

【使用注意】反甘草。

昆布 Kunbu
《名医别录》

【来源】为海带科植物海带 *Laminaria japonica* Aresch. 或翅藻科植物昆布 *Ecklonia kurome* Okam. 的干燥叶状体。主产于山东、辽宁、浙江等地。夏、秋二季采捞，晒干。生用。

【性味归经】咸，寒。归肝、胃、肾经。

【功效】消痰软坚散结，利水消肿。

【临床应用】

瘿瘤、瘰疬、睾丸肿痛、脚气水肿　本品功用似海藻，常与之相须为用，但药力较之为强，尤善治痰滞经络、郁结成肿块诸证，亦为治瘿瘤、瘰疬之要药。

【用法用量】煎服，6～12g。

【使用注意】脾胃虚寒者慎用。

蛤壳 Geqiao
《神农本草经》

【来源】为帘蛤科动物文蛤 *Meretrix meretrix* Linnaeus 或青蛤 *Cyclina sinensis* Gmelin 的贝壳。主产于江苏、浙江、广东。夏、秋二季捕捞，去肉，洗净，晒干。生用或煅用，碾碎或水飞用。

【性味归经】苦、咸，寒。归肺、肾、胃经。

【功效】清热化痰，软坚散结，制酸止痛，外用收湿敛疮。

【临床应用】

1. 痰火咳嗽，胸胁疼痛，痰中带血　本品苦寒，入肺经，能清肺热而化痰浊，治痰热壅肺，咳喘痰稠色黄，常与瓜蒌、胆南星、贝母等同用；治痰火内郁，灼伤肺络之胸胁疼痛，咯吐痰血，常与青黛同用，如黛蛤散。

2. 瘰疬，瘿瘤，痰核　本品咸寒，能清热化痰，软坚散结。治痰火或痰浊瘿瘤、痰核。治疗瘿瘤，常与海藻、昆布、瓦楞子等同用，以加强化痰软坚作用；治痰核肿块或瘰疬，常与玄参、牡蛎、夏枯草等同用。

3. 胃痛吞酸　本品能制酸止痛，治胃痛吞酸，常与牡蛎、海螵蛸、延胡索等药配伍。

4. 湿疹，烧烫伤　本品煅后研末外用，可收湿敛疮，治湿疹、烧烫伤。

此外，本品有利尿之功，可用于水气浮肿，小便不利。

【用法用量】6～15g。先煎，蛤粉宜包煎，或入丸、散剂。外用适量，研极细粉撒布或油调后敷患处。

【使用注意】脾胃虚寒者慎用。

瓦楞子 Walengzi
《本草备要》

【来源】为蚶科动物毛蚶 *Arca subcrenata* Lischke、泥蚶 *Arca granosa* Linnaeus 或魁蚶 *Arca inflata* Reeve 的贝壳。主产于山东、浙江、福建、广东。秋、冬至次年春捕捞，洗净，置沸水中略煮，去肉，干燥。碾碎，生用或煅用。

【性味归经】咸，平。归肺、胃、肝经。

【功效】消痰化瘀，软坚散结，制酸止痛。

【临床应用】

1. 顽痰胶结，黏稠难咯　本品味咸，能消顽痰，可用治顽痰胶结，咳嗽痰稠，质黏难咯，宜与竹沥、瓜蒌、黄芩等清肺化痰药同用。

2. 瘿瘤，瘰疬　本品味咸软坚，消顽痰，散郁结。治瘿瘤，常与海藻、昆布等同用。治痰火凝结之瘰疬，常配浙贝母、夏枯草、连翘等，以清热化痰散结。

3. 癥瘕痞块　本品味咸，既入肺胃气分，又入肝经血分，消痰之外，又能活血，有化瘀散结之功，适用于气滞血瘀痰积所致癥瘕痞块，单用本品，醋淬为丸服；也常与三棱、莪术、鳖甲等行气破血、消癥软坚之品配伍。

4. 胃痛泛酸　本品煅后可制酸止痛，用于肝胃不和，胃痛吐酸者，可单用，也可配伍甘草、海螵蛸、延胡索等药。

【用法用量】9～15g，先煎。

青礞石 Qingmengshi
《嘉祐本草》

【来源】为变质岩类黑云母片岩或绿泥石化云母碳酸盐片岩。主产于江苏、湖南、湖北、四川等地。全年可采，采挖后，除去杂石和泥沙。砸成小块，生用或煅用。

【性味归经】甘、咸，平。归肺、心、肝经。

【功效】坠痰下气，平肝镇惊。

【临床应用】

1. 气逆喘咳　本品质重性烈，功专坠降，味咸软坚，善消痰化气，以治顽痰、老痰、胶结之证，症见咳逆喘急，大便秘结，常与沉香、黄芩、大黄同用，如礞石滚痰丸。

2. 癫狂，惊痫　本品既能攻消痰积，又能平肝镇惊，为治惊痫之良药，如夺命散。治痰热壅塞引起的惊风抽搐，研末用薄荷汁和白蜜调服；治痰热惊痫，大便秘结者，可用礞石滚痰丸逐痰降火定惊。

【用法用量】多入丸散服，3～6g；煎汤10～15g，布包先煎。

第三节　止咳平喘药

本类药物味或辛或苦或甘，其性或温或寒，主入肺经，作用或偏于止咳，或偏于平喘，或兼有之，主治外感或内伤所致的咳嗽、喘息之证。临床应用时须根据咳喘之不同证型，选择适宜的药物，并进行相应的配伍。

苦杏仁 Kuxingren
《神农本草经》

【来源】为蔷薇科植物山杏 *Prunus armeniaca* L. var. *ansu* Maxim.、西伯利亚杏 *Prunus sibirica* L.、东北杏 *Prunus mandshurica*（Maxim.）Koehne 或杏 *Prunus armeniaca* L. 的干燥成熟种子。主产于东北、华北、西北等地区。夏季采收。晒干，生用或炒用，用时捣碎。

【性味归经】苦，微温；有小毒。归肺、大肠经。

【功效】降气止咳平喘，润肠通便。

【临床应用】

1. 咳嗽气喘　本品善降肺气，略兼宣肺止咳平喘之效，为治咳喘要药。凡咳嗽喘满，无论新久、寒热，均可随证配伍使用。治风寒咳喘，常配麻黄、甘草，如三拗汤；治风热咳嗽，常配桑叶、菊花等，如桑菊饮；治肺热咳喘，常配石膏，如麻杏石甘汤；治寒痰咳喘，常与干姜、半夏等同用。

2. 肠燥便秘　本品降气润肠、通利大便。治津液不足之肠燥便秘，常与柏子仁、郁李仁等同用，如五仁丸。

【用法用量】　煎服，5~10g，宜打碎入煎。生品入煎剂宜后下。

【使用注意】　本品有小毒，故用量不宜过大。婴儿慎用，阴虚咳嗽、大便溏泄者忌用。

知识链接

"杏林"的由来

"杏林"来源于《神仙传·董奉传》，记载了的东汉名医董奉悬壶济世、救死扶伤的感人故事。董奉为"建安三神医"之一，医术高超，为人治病却分文不取，重病愈者，使栽杏五林，轻者一株，如此数年，郁然成林，是为"杏林"。

杏林精神的内涵丰富，既有千古传颂的高尚医德，也有意境高深的岐黄造诣，还包含高度凝练的人文精神。历代中医多以董奉为镜，信守大医大德的精神理念，自称"杏林中人"，将医术高者赞为"杏林圣手"。"杏林"已成为中医的代名词，诠释着医者"大医精诚、仁心仁术、淡泊名利"的高尚情操。作为医学生应自觉弘扬以"杏林文化"为代表的价值理念，不断提升自身道德修养，德技并修，为新时代中医药的振兴发展添砖加瓦。

苦杏仁的毒性

苦杏仁有小毒，其毒性来源于其所含的苦杏仁苷被共存的苦杏仁苷酶水解后产生的氰氢酸。氰氢酸是一种毒性大、作用快的细胞原浆毒，被人体吸收后与组织细胞的含铁呼吸酶结合，抑制细胞色素氧化酶的活性而引起组织窒息，使延髓各生命中枢先抑制后麻痹。苦杏仁中毒轻者可见头痛、头晕、乏力、恶心，重者出现腹痛、腹泻、呕吐、神志不清，甚至出现昏迷、惊厥，最后因呼吸中枢麻痹而死亡。苦杏仁口服后在胃肠道分解出氰氢酸，故口服毒性大。苦杏仁中毒后，早期需洗胃后大量饮糖水或静脉注射葡萄糖溶液，轻症者民间用杏树皮煎服。

百部 Baibu
《名医别录》

【来源】　为百部科植物直立百部 *Stemona sessilifolia*（Miq.）Miq.、蔓生百部 *Stemona japonica*（Bl.）Miq. 或对叶百部 *Stemona tuberosa* Lour. 的干燥块根。主产于华东、中南、华南等地区。春、秋二季采挖，置沸水中略烫或蒸至无白心，晒干，切片。生用或蜜炙用。

【性味归经】　甘、苦，微温。归肺经。

【功效】　润肺下气止咳，杀虫灭虱。

【临床应用】

1. 新久咳嗽、百日咳、肺痨咳嗽　本品功善润肺止咳，为治肺痨咳嗽、久咳虚嗽的要药。治风寒咳嗽，常配荆芥、桔梗、紫菀等，如止嗽散；治气阴两虚久咳，常配黄芪、沙参、麦冬等，如百部汤；治阴虚肺痨咳嗽，常配阿胶、川贝母等药，如月华丸。

2. 蛲虫病、头虱、体虱、阴痒　本品有杀虫灭虱作用，治蛲虫病，以本品浓煎，睡前保留灌肠；治头虱、体虱，可制成20%乙醇液，或50%水煎剂外搽；治疗阴痒，可单用或配蛇床子、苦参等药煎汤坐浴外洗。

【用法用量】3~9g，煎服或酒浸。外用适量，煎水洗或研末调敷。久咳虚喘宜蜜炙用，杀虫灭虱宜生用。

紫菀 Ziwan
《神农本草经》

【来源】为菊科植物紫菀 *Aster tataricus* L. f. 的干燥根及根茎。主产于河北、安徽、河南、黑龙江等地。春、秋二季采挖，晒干。生用或蜜炙用。

【性味归经】辛、苦，温。归肺经。

【功效】润肺下气，消痰止咳。

【临床应用】

1. 外感咳嗽、咳痰不爽 本品长于润肺下气，化痰止咳。凡咳嗽痰多，无论新久，寒热虚实，皆可应用。治外感风寒之咳嗽咽痒，常与荆芥、桔梗等药同用；治肺热咳嗽之痰黄而稠，常与桑白皮、浙贝母、黄芩等药同用。

2. 肺虚久咳、痰中带血 配阿胶、川贝母等，如紫菀汤。

【用法用量】煎服，5~10g。外感暴咳宜生用，肺虚久咳宜蜜炙用。

款冬花 Kuandonghua
《神农本草经》

【来源】为菊科植物款冬花 *Tussilago farfara* L. 的干燥花蕾。主产于河南、甘肃、山西、陕西等地。12月或地冻前当花尚未出土时采挖，阴干。生用或蜜炙用。

【性味归经】辛、微苦，温。归肺经。

【功效】润肺下气，止咳化痰。

【临床应用】

新久咳嗽，喘咳痰多，劳嗽咳血 本品性味功效似紫菀，而止咳力强，为治咳常用药。治寒邪伤肺、久咳不止，每与紫菀相须为用，如紫菀散；治外感风寒、痰饮内停、咳喘痰多，常与麻黄、细辛、半夏等同用；治肺气虚而咳，常与人参、黄芪等同用。

此外，本品尚可用治肺痈咳吐脓痰，常配桔梗、薏苡仁等，如款花汤。

【用法用量】煎服，5~10g。外感暴咳宜生用，肺虚久咳宜蜜炙用。

知识链接

比较百部、紫菀、款冬花的功用异同

相同点：百部、紫菀、款冬花均能润肺止咳，无论暴咳、久咳皆可用。

不同点：百部性平，善治肺痨咳嗽及百日咳，还能杀虫；紫菀长于祛痰，适于咳嗽痰多气逆证；款冬花止咳力强，善治咳嗽痰多兼寒。

紫苏子 Zisuzi
《本草经集注》

【来源】为唇形科植物紫苏 *Perilla frutescens* (L.) Britt. 的干燥成熟果实。主产于江苏、安徽、河南等地。秋季采收，晒干。生用或微炒，用时捣碎。

【性味归经】辛，温。归肺经。

【功效】降气化痰，止咳平喘，润肠通便。

【临床应用】

1. 痰壅气逆咳喘　本品善降气化痰，为治咳喘痰多之良药。治咳喘痰多、胸闷食少，常配白芥子、莱菔子，如三子养亲汤；治上盛下虚之久咳痰喘，常配肉桂、当归、厚朴等，如苏子降气汤；治风寒外束、痰热内蕴之咳喘，常配麻黄、桑白皮等，如定喘汤。

2. 肠燥便秘　本品有降肺气、滑肠通便作用，常配杏仁、火麻仁、瓜蒌仁等。

【用法用量】煎服，3～10g。

【使用注意】气虚久咳、阴虚喘逆及脾虚便溏者忌服。

桑白皮 Sangbaipi
《神农本草经》

【来源】为桑科植物桑 *Morus alba* L. 的干燥根皮。主产于安徽、河南、浙江、江苏、湖南等地。秋末叶落时至次春发芽前采挖根部，刮去黄棕色粗皮，纵向剖开，剥取根皮，晒干。生用或蜜炙用。

【性味归经】甘，寒。归肺经。

【功效】泻肺平喘，利水消肿。

【临床应用】

1. 肺热咳喘　本品能清泻肺热，兼泻肺中水气而止咳平喘。治肺热咳喘，配地骨皮、甘草等，如泻白散；治肺虚有热，咳喘痰多，潮热盗汗，配人参、五味子、熟地等，如补肺汤。

2. 水肿　本品能肃降肺气，通调水道而利水肿。治全身水肿，面目肌肤浮肿，小便不利，常配茯苓皮、大腹皮、生姜皮等，如五皮饮。

此外，本品尚有清肝作用，用于肝阳上亢、肝火偏旺之头晕目眩、面红目赤，常与黄芩、决明子、夏枯草等同用。现代用于高血压属肝阳上亢者。

【用法用量】煎服，6～12g。泻肺平喘宜蜜炙用，利水消肿宜生用。

【使用注意】肺寒无火及风寒咳嗽者慎用。

枇杷叶 Pipaye
《名医别录》

【来源】为蔷薇科植物枇杷 *Eriobotrya japonica* (Thunb.) Lindl. 的干燥叶。主产于广东、江苏、浙江、福建、湖北等地。全年均可采收，晒干。刷去毛，切丝生用或蜜炙用。

【性味归经】苦，微寒。归肺、胃经。

【功效】清肺止咳，降逆止呕。

【临床应用】

1. 肺热咳嗽　本品有清肃肺热、化痰止咳之功。治风热犯肺，痰热内阻，常与桑白皮、黄芩等同用；治咳嗽少痰或干咳无痰，常配桑叶、苦杏仁等，或配甘蔗、梨、白蜜炖汤代茶饮；治肺虚久咳，常与阿胶、百合等同用。

2. 胃热呕逆　本品有清胃热、降胃气、止呕作用。治胃热呕吐，常与黄连、竹茹、橘皮等同用。

【用法用量】煎服，6～10g；鲜品加倍。止咳宜蜜炙用，止呕宜生用。

葶苈子 Tinglizi
《神农本草经》

【来源】为十字花科植物独行菜 *Lepidium apetalum* Willd. 或播娘蒿 *Descurainia sophia* (L.) Webb. ex Prantl. 的干燥成熟种子。前者习称"北葶苈子"，主产于华北、东北等地；后者习称"南葶苈子"，主产于华东、中南等地。夏季采收，晒干。生用或炒用。

【性味归经】辛、苦，大寒。归肺、膀胱经。

【功效】泻肺平喘，行水消肿。

【临床应用】

1. 痰壅肺实咳喘　本品功专泻肺气之实，能清肺中痰火、痰饮而平喘。常配大枣，如葶苈大枣泻肺汤。

2. 胸腹积水实证　本品有泄肺气而通调水道、利水消肿之功。治肺气壅实之水肿胀满，小便不利，常与牵牛子、郁李仁等同用；治痰热结胸之胸胁积水，常配杏仁、大黄等，如大陷胸丸。

【用法用量】煎服，3～10g，宜包煎。

知识链接

比较葶苈子与桑白皮的功用异同

共同点：二药均能泻肺平喘、利水消肿，治痰饮咳喘及水肿，常相须为用。

不同点：葶苈子力峻，长于泻肺中壅实之热邪、痰饮、水气，用治肺中邪盛喘满之实证及鼓胀、胸腹积水等证；桑白皮甘寒力缓，长于清肺热、利表皮水，多用治肺热痰黄咳喘及皮水、风水等阳水实证。

马兜铃 Madouling
《药性论》

【来源】为马兜铃科植物北马兜铃 *Aristolochia contorta* Bge. 或马兜铃 *Aristolochia debilis* Sieb. et Zucc. 的干燥成熟果实。前者主产于东北地区及河北等地；后者主产于江苏、安徽、浙江等地。秋季果实由绿变黄时采收，晒干。生用或蜜炙用。

【性味归经】苦，微寒。归肺、大肠经。

【功效】清肺降气，止咳平喘，清肠消痔。

【临床应用】

1. 肺热咳喘，痰中带血　本品有清肃、开泄、化痰、平喘作用，尤宜于肺热咳喘痰多者。治痰热郁肺，常与桑白皮、黄芩、枇杷叶等同用；治肺热伤津咳嗽，常与麦冬、天花粉、桔梗等同用；治肺阴不足之喘咳咽干，常与知母、川贝母、天冬等同用；治痰中带血，常配阿胶等，如补肺阿胶汤。

2. 痔疮肿痛、出血　本品能清大肠积热而治痔疮肿痛、出血，常配地榆、槐花煎汤熏洗。

【用法用量】煎服，3～9g。一般生用，肺虚咳喘宜蜜炙用。

【使用注意】本品含马兜铃酸，故不宜大量或长期服用，肾病患者忌服。

白果 Baiguo
《日用本草》

【来源】为银杏科植物银杏 *Ginkgo biloba* L. 的干燥成熟种子。主产于广西、四川、河南、山东、湖北、辽宁等地。秋季种子成熟时采收，除去肉质外种皮，洗净，稍蒸或略煮后，烘干。生用或炒用。

【性味归经】甘、苦、涩，平；有毒。归肺、肾经。

【功效】敛肺定喘，止带缩尿。

【临床应用】

1. 咳喘气逆痰多　本品能敛肺定喘，兼有化痰作用。寒热虚实之哮喘痰咳，随证配伍均可用之。

治外感风寒、内蕴痰热，常配麻黄、黄芩等，如定喘汤；治风寒引发哮喘痰嗽，配麻黄、甘草等；治肺热燥咳、咳喘无痰，配天冬、麦冬、款冬花等。

2. 带下白浊，尿频遗尿　本品收涩而固下焦，能除湿泄浊、收涩止带、固精缩尿止遗，为治带下白浊常用药。治湿热带下，常配黄柏、车前子等，如易黄汤；治小便白浊，常与萆薢、益智仁等同用；治下焦虚寒之小便频数、遗尿、遗精等，常与乌药、山茱萸、覆盆子等同用。

【用法用量】煎服，5～10g，用时打碎。

【使用注意】生食有毒。不可过量服用，小儿尤当注意。

知识链接

银杏叶

　　为银杏树的叶。甘、苦、涩，平。归心、肺经。功能活血化瘀，通络止痛，敛肺平喘，化浊降脂。用于瘀血阻络，胸痹心痛，中风偏瘫，肺虚咳喘等。现代用治高脂血症、高血压、冠心病、心绞痛、脑血管痉挛等。煎服，9～12g；或制成片剂、注射剂用。

罗汉果 Luohanguo
《岭南采药录》

【来源】为葫芦科植物罗汉果 *Siraitia grosvenorii*（Swingle）C. Jeffrey ex A. M. Lu et Z. Y. Zhang 的干燥果实。主产于广东、广西等地。秋季果实由嫩绿变深绿色时采收，低温干燥。生用。

【性味归经】甘，凉。归肺、大肠经。

【功效】清热润肺，利咽开音，滑肠通便。

【临床应用】

1. 咳嗽、咽痛　本品味甘性凉，善清肺热，润肺燥，利咽开音，化痰止咳。治肺热燥咳，可单用，或与桑白皮、天冬等同用；治咽痛失音，可单用泡茶饮。

2. 肠燥便秘　本品甘润，能润肠通便。治肠燥便秘，可配蜂蜜泡服。

【用法用量】煎服，9～15g；或开水泡服。

【使用注意】脾胃虚寒者慎用。

知识链接

罗汉果中的甜味成分

　　罗汉果中强甜味的赛门苷、罗汉果苷是其主要有效成分，因甜度高、热量低、水溶性及稳定性好，可作甜味剂或代替蔗糖，作为肥胖及糖尿病患者的代用糖。罗汉果具有食用安全、低热量、高甜度、非致糖尿病性等多种特点，其甜味成分是一种健康的甜味剂。

目标检测

答案解析

一、单项选择题

1. 具有燥湿化痰，祛风解痉功效的药物是（　　）

　　A. 半夏　　　　　　　　B. 胆南星　　　　　　　　C. 天南星

D. 芥子　　　　　　　　　E. 皂荚

2. 功能燥湿化痰，善治脏腑湿痰证的药物是（　　）

A. 天南星　　　　　　　　B. 半夏　　　　　　　　C. 川贝母

D. 桔梗　　　　　　　　　E. 芥子

3. 治痰证时最常配伍下列哪类药物（　　）

A. 健脾、理气药　　　　　B. 补肺、健脾药　　　　C. 行气、活血药

D. 补气、补血药　　　　　E. 健脾、泻下药

4. 桔梗可用治癃闭、便秘，主要是因其具有（　　）

A. 利尿通便之功　　　　　B. 通淋润肠之功　　　　C. 加强肾与膀胱气化之功

D. 肃降肺气之功　　　　　E. 开宣肺气之功

5. 竹茹善治何种呕吐（　　）

A. 胃寒呕吐　　　　　　　B. 胃气虚呕吐　　　　　C. 胃热呕吐

D. 食积呕吐　　　　　　　E. 胃阴虚呕吐

二、配伍选择题

A. 瓦楞子　　　　　　　　B. 旋覆花　　　　　　　C. 百部

D. 竹沥　　　　　　　　　E. 前胡

6. 宜包煎的药物是（　　）

7. 宜先煎的药物是（　　）

三、多项选择题

8. 具有润肺止咳功效的中药有（　　）

A. 川贝母　　　　　　　　B. 苏子　　　　　　　　C. 款冬花

D. 紫菀　　　　　　　　　E. 百部

9. 半夏可用治下列哪些病证（　　）

A. 梅核气　　　　　　　　B. 心下痞　　　　　　　C. 湿痰咳嗽

D. 瘿瘤　　　　　　　　　E. 呕吐

10. 下列既能止咳化痰，又能润肠通便的中药有（　　）

A. 桔梗　　　　　　　　　B. 苦杏仁　　　　　　　C. 苏子

D. 罗汉果　　　　　　　　E. 百部

（何舒澜）

书网融合……

重点小结　　　　　　　微课　　　　　　　习题

第十九章 安神药

学习目标

知识目标：通过本章的学习，应能掌握安神药的含义、功效、适应范围和使用注意，朱砂、龙骨、琥珀、酸枣仁、柏子仁、远志的性味归经、功效、临床应用、用法用量及使用注意；熟悉磁石的功效及临床应用；了解灵芝、首乌藤、合欢皮的功效和应用。

能力目标：具备辨识朱砂、龙骨、琥珀，酸枣仁、柏子仁，灵芝、远志功效和主治异同的能力，能指导患者安全、有效地使用安神药。

素质目标：通过本章的学习，加深对中医药治疗不寐等疾病优势的认识，增强对我国传统医药的认同感及传承中医药的责任感。

情境导入

情境：患者，女性，38 岁。近半年来睡眠欠佳，夜寐梦多，健忘，平时常有心悸，神疲。面色少华，唇甲苍白，苔薄淡白，脉细。

思考：该患者为何种病证，选择哪类药物进行治疗，使用时有何注意事项？

凡以安定神志为主要功效，用于治疗神志不宁病症的药物，称为安神药。

本类药大多味甘，入心、肝经。多为金石贝壳类，或植物类种子。金石贝壳类药，因其质重而具镇心祛怯、安神定志之功；植物类药多能滋养而具养心安神之功。主要用于神志不安的病证，如心悸、失眠、多梦、癫狂、惊痫等。

根据药物性能和临床应用，安神药可分为重镇安神药和养心安神药两类。

使用安神药，应根据引起神志不安病症的原因审因施治。如心火亢盛，配清心泻火药；痰火内扰者，配清热化痰药；心脾气虚者，配健脾补气药；心肝血虚者，配补血养肝药；阴虚火旺者，配滋阴降火药。

使用注意：①矿石类安神药易伤脾胃，不宜久服，或与健脾养胃药同用；②矿石类安神药，入煎剂多打碎先煎、久煎；③部分药物具有毒性，需谨慎使用，不可过量，以防中毒。

第一节 重镇安神药

本类药物多为矿石、贝壳或化石，其质重镇潜，大多咸寒，主入心、肝二经，有镇心安神定惊作用，主要用于心火炽盛、痰火内扰、惊吓所致的心悸失眠、惊痫癫狂；部分药物还具有平肝潜阳等功效，也可用于肝阳上亢之头晕目眩等。

朱砂 Zhusha
《神农本草经》

【来源】为硫化物类矿物辰砂族辰砂，主含硫化汞（HgS）。主产于贵州、湖南、四川、云南等地。采挖后，选取纯净者，用磁铁吸净含铁的杂质，再用水淘去杂石和泥沙，研细水飞，晒干装瓶备用。

【性味归经】甘，微寒；有毒。归心经。

【功效】清心镇惊，安神，明目，解毒。

【临床应用】

1. 心神不宁、心悸、失眠　本品甘寒质重，专入心经，寒能清热，重能镇怯，既可重镇安神，又能清心安神。尤宜治心火亢盛之心神不宁、烦躁不眠，常与黄连、莲子心等同用；兼心血虚者，常与当归、生地黄等同用，如朱砂安神丸。

2. 惊风、癫痫　本品有重镇安神之功。治高热神昏、惊厥，常配牛黄、麝香等，如安宫牛黄丸；治小儿急惊风，常配牛黄、全蝎、钩藤等，如牛黄散；治癫痫卒昏抽搐，常配磁石，如磁朱丸。

3. 视物昏花　本品微寒，可清心降火，明目，治疗心肾不交之视物昏花，耳鸣耳聋，心悸失眠，常与磁石、神曲同用，如磁朱丸。

4. 疮疡肿毒、咽喉肿痛、口舌生疮　本品性寒，功善清热解毒，内服、外用均效。用于疮疡肿毒，多与雄黄、大戟、山慈菇等同用，如紫金锭；用治咽喉肿痛、口舌生疮，常与冰片、硼砂等同用，如冰硼散。

【用法用量】多入丸散，不入煎剂。每次 0.1~0.5g，外用适量。

【使用注意】本品有毒，内服不可过量或久服，并注意避免将其挂衣入煎剂，以防汞中毒；忌火煅，火煅易析出水银，有剧毒。孕妇及肝肾功能不全者禁用。

▓ 知识链接

朱砂的炮制

朱砂炮制传统上采用水飞法。各地多依照国家药典的规定，通过水飞法对朱砂进行加工，但亦有些地方采用粉碎机粉碎、湿法研磨、研细粉后水漂等不同的方法。但只有经水飞法炮制的朱砂中游离汞和可溶性汞盐的含量最大程度地减少，减毒效果最佳，故朱砂的炮制加工应选用水飞法。

磁石 Cishi
《神农本草经》

【来源】为氧化物类矿物尖晶石族磁铁矿，主含四氧化三铁（Fe_3O_4）。主产于江苏、山东、辽宁、广东、安徽、河北等地。采挖后，除去杂质，选择吸铁能力强者（称"活磁石"或"灵磁石"）入药。生用或火煅醋淬研细用。

【性味归经】咸，寒。归肝、心、肾经。

【功效】镇惊安神，平肝潜阳，聪耳明目，纳气平喘。

【临床应用】

1. 心神不宁，惊悸癫痫　本品入心经走肾经而镇心益肾，善治肾虚肝旺，扰动心神及惊恐气乱、神不守舍的心神不安证，常与朱砂相须为用，如磁朱丸。

2. 肝阳眩晕　本品能平肝阳，益肾阴，敛浮阳。常与石决明、牡蛎等同用。

3. 肝肾阴虚，目暗耳聋　本品能益肾阴，具有聪耳明目之功。治耳鸣耳聋，多配山茱萸、熟地黄等，如耳聋左慈丸；治目暗不明、视物不清，常与枸杞子、菟丝子等同用。

4. 肾虚喘促　本品能益肾纳气平喘。多与蛤蚧、五味子等同用。

【用法用量】煎服，9~30g，打碎先煎；入丸散，每次 1~3g。镇惊安神、平肝潜阳宜生用，聪耳明目、纳气平喘宜火煅醋淬后用。

【使用注意】吞服不易消化，如入丸散，不可多服久服。脾胃虚弱者慎服。

比较磁石与朱砂的功用异同

相同点：二者均为重镇安神常用药，质重性寒入心经，均能镇心安神。

不同点：朱砂镇心、清心而安神，善治心火亢盛之心神不安及惊风、癫痫；还能清热解毒，治疮疡肿毒、咽喉肿痛、口舌生疮。磁石益肾阴、潜肝阳，主治肾虚肝旺、肝火扰心之心神不宁；还能聪耳明目、纳气平喘，治耳鸣耳聋、视物昏花、肾虚气喘。

龙骨 Longgu
《神农本草经》

【来源】为古代大型哺乳动物三趾马、犀类、鹿类、牛类、象类等的骨骼化石或象类门齿的化石。主产于山西、内蒙古、河南、河北、陕西等地。全年均可采挖。生用或煅用。

【性味归经】甘、涩，平。归心、肝、肾经。

【功效】镇惊安神，平肝潜阳，收敛固涩。

【临床应用】

1. 心神不安、心悸失眠、惊痫、癫狂 本品具镇惊安神之效，为重镇安神之要药，可用治各种神志失常病症。治心神不安、心悸失眠、健忘多梦等证，与朱砂、酸枣仁、柏子仁等同用；治惊痫抽搐、癫狂发作，与牛黄、胆南星、礞石等同用。

2. 阴虚阳亢之眩晕证 本品有较强的平肝潜阳之功。常配怀牛膝、牡蛎、赭石等，如镇肝息风汤。

3. 滑脱诸证 本品煅用有较好的收敛固涩之功，通过配伍可治疗遗精、滑精、尿频、遗尿、崩漏、带下、自汗、盗汗等多种正虚滑脱之证。治肾虚精关不固、遗精早泄，常与牡蛎相须为用，如金锁固精丸；治心肾两虚、小便频数，配桑螵蛸、龟甲等，如桑螵蛸散；治气虚不摄、冲任不固之白带、崩漏，配黄芪、五味子，如固冲汤；治表虚自汗、阴虚盗汗，常配黄芪、牡蛎等。

4. 湿疮痒疹、疮疡久溃不愈 本品煅后外用，有收湿敛疮、生肌之效。常与枯矾等份，共为细末，撒敷患处。

【用法用量】煎服，15~30g，宜先煎。外用适量。镇惊安神宜生用，收敛固涩宜煅用。

【使用注意】血热积滞、内有实邪者慎服。

知识链接

龙齿

龙齿为古代哺乳动物如三趾马、犀类、鹿类、牛类、象类等的牙齿化石。采掘龙骨时即可收集龙齿，除去泥土，敲去牙床，碾碎，生用或火煅用。味涩，性凉。主归心、肝经。有镇静安神作用，可除烦热。主治惊痫癫狂，烦热不安，失眠多梦。入煎剂15~30g，宜久煎。龙齿与龙骨的主要成分相似，安神、镇静之力接近，但龙骨兼有收敛固涩之效。习惯上，龙骨常作收敛止泻、涩精、固脱用，龙齿多作安神、镇静、止惊悸用。

琥珀 Hupo
《名医别录》

【来源】为古代松科植物的树脂，埋藏地下经年久转化而成的化石样物质。主产于广西、云南、辽宁等地。全年均可采收。研末用。

【性味归经】甘，平。归心、肝、膀胱经。

【功效】镇惊安神，活血散瘀，利尿通淋。

【临床应用】

1. 心神不宁、心悸失眠、惊风癫痫　本品具有镇惊安神之功。治心神不宁、惊悸失眠、健忘多梦，常配远志、朱砂等，如琥珀定志丸；治小儿惊风、高热神昏抽搐及癫痫发作，常配天南星、朱砂等，如琥珀抱龙丸。

2. 瘀血阻滞证　本品入心肝血分，有活血通经、散瘀消癥之功，可用于内科、妇科多种瘀血证。治阴囊及妇女阴唇血肿、产后血瘀肿痛等，可单用研末冲服；治痛经、闭经，配莪术、当归等，如琥珀散；治心血瘀阻之胸痹心痛，常与三七共研末服；治癥瘕痞块，与鳖甲、三棱同用。

3. 淋证、癃闭　本品能利尿通淋。治淋证尿频、尿痛及癃闭之证，可单用琥珀为散，灯心汤送服。

【用法用量】研末冲服，每次 1.5~3g，不入煎剂。外用适量。

【使用注意】阴虚内热及无瘀滞者忌用。

◢◤ **知识链接**

琥珀的化学成分

琥珀主要含树脂、挥发油，另含琥珀氧松香酸、琥珀松香酸、琥珀银松酸、琥珀脂醇、琥珀松香醇及琥珀酸等。其中琥珀酸具有中枢神经抑制、抗惊厥、抗休克作用。

第二节　养心安神药

本类药物多为植物种子或种仁，甘润滋养，主入心、肝经，善养心安神。主要用于心肝血虚、心脾两虚等所致的虚烦不眠、心悸怔忡、健忘多梦、遗精、盗汗等。

酸枣仁 Suanzaoren
《神农本草经》

【来源】为鼠李科植物酸枣 *Ziziphus jujuba* Mill. var. *Spinosa*（Bunge）Hu ex H. F. Chou 的干燥成熟种子。主产于河北、陕西、山西、山东等地。秋末冬初果实成熟时采收，晒干。生用或炒用，用时捣碎。

【性味归经】甘、酸，平。归心、肝、胆经。

【功效】养心益肝，宁心安神，敛汗生津。

【临床应用】

1. 心悸失眠　本品能养心阴、益肝血而安神，为养心安神之要药。治心肝血虚、心失所养之心悸失眠，常与当归、龙眼肉等同用；治心脾两亏、气血不足，常配黄芪、当归等，如归脾汤。

2. 自汗、盗汗　本品具有收敛止汗作用。用治体虚自汗、盗汗，常与煅牡蛎、黄芪等同用。此外，本品有敛阴生津止渴功效，治津伤口渴，可与生地、麦冬等同用。

【用法用量】煎服，10~15g；研末吞服，每次 1.5~2g。

【使用注意】实邪郁火、湿痰、痰热等所致心神不安，须配伍清热、化痰等药物。

酸枣仁的药理作用

酸枣仁总皂苷、总黄酮、总生物碱、不饱和脂肪酸成分有催眠、镇静作用；酸枣仁煎剂有镇痛、降体温作用。此外，酸枣仁还有改善心肌缺血、提高耐缺氧能力、降血压、降血脂、增强免疫功能、抗血小板聚集、抗肿瘤等作用。

柏子仁 Baiziren
《神农本草经》

【来源】 为柏科植物侧柏 *Platycladus orientalis*（L.）Franco 的干燥成熟种仁。主产于山东、河南、河北、陕西、湖北等地。秋、冬二季采收成熟种子，晒干，去除种皮，收集种仁。生用或制霜用。

【性味归经】 甘，平。归心、肾、大肠经。

【功效】 养心安神，润肠通便，止汗。

【临床应用】

1. 心悸失眠 本品养血安神之功不及酸枣仁，但能交通心肾。治心阴不足之虚烦不眠，常与五味子、人参、牡蛎等同用，如柏子仁丸；治心肾不交之心悸少寐、梦遗健忘，常配麦冬、熟地黄、石菖蒲等，如柏子养心丸。

2. 肠燥便秘 本品能润滑大肠，有润肠通便之效。治老人、虚人肠燥便秘，常配火麻仁、郁李仁等，如五仁丸。

此外，本品质润，可滋补阴液，还可用治阴虚盗汗、小儿惊痫等。

【用法用量】 煎服，3~10g。

【使用注意】 便溏及多痰者慎用。

比较柏子仁、酸枣仁的功用异同

相同点：二者均有养心安神之功，用治阴血不足、心神失养所致的心悸怔忡、失眠、健忘等症，常相须为用。

不同点：酸枣仁安神作用较强，其味酸，收敛止汗作用强，体虚自汗、盗汗较常选用，且能生津，可用于津伤口渴；柏子仁质润多脂，能润肠通便而治肠燥便秘。

灵芝 Lingzhi e 微课
《神农本草经》

【来源】 本品为多孔菌科真菌赤芝 *Ganoderma lucidum*（Leyss. ex Fr.）Karst. 或紫芝 *Ganoderma sinense* Zhao，Xu et Zhang 的干燥子实体。全国大部分地区均产。全年采收，除去杂质，剪除附有朽木、泥沙或培养基质的下端菌柄，阴干或在 40~50℃烘干。本品气微香，味苦涩。生用。

【性味归经】 甘，平。归心、肺、肝、肾经。

【功效】 补气安神，止咳平喘。

【临床应用】

1. 心神不宁，失眠心悸 本品味甘性平，入心经，能补心血、益心气、安心神，宜于气血不足、心神失养之心神不宁，失眠，惊悸，多梦，健忘，体倦神疲，食少者，可单用，或与当归、白芍、酸枣仁等药同用。

2. 肺虚咳喘 本品味甘，入肺经，能补益肺肾之气，止咳平喘，宜于肺虚咳喘，可单用，或与黄芪、党参、五味子等药同用。

3. 虚劳短气，不思饮食 本品味甘补气，用治虚劳短气，不思饮食，常与人参、山茱萸、山药等配伍。

【用法用量】煎服，6~12g。

知识链接

灵芝的药理作用

灵芝所含的灵芝多糖具有提高机体免疫活性、保肝、提高耐缺氧能力的作用，灵芝中的蛋白多糖有抗病毒活性；灵芝子实体、灵芝孢子中分离出来的三萜类化合物均有抗肿瘤作用，灵芝三萜类化合物还能抗人类免疫缺陷病毒。此外，灵芝能降低血液黏度，增加心肌收缩力，增加冠状动脉血流量和心输出量，改善心律；能抗放射线和有毒化学物质对机体的损害；并具镇静、镇痛、延长睡眠时间、改善睡眠质量，平喘、止咳、祛痰等作用。

首乌藤 Shouwuteng
《何首乌传》

【来源】为蓼科植物何首乌 *Polygonum multiflorum* Thunb. 的干燥藤茎。又名夜交藤。主产于河南、湖北、广西、广东、四川、江苏等地。秋、冬二季采割，晒干。生用。

【性味归经】甘，平。归心、肝经。

【功效】养血安神，祛风通络。

【临床应用】

1. 虚烦失眠多梦 本品有养心安神作用。治阴血虚少之失眠多梦、心神不宁，常与合欢皮同用；治阴虚阳亢、彻夜不眠，常与龙齿、柏子仁、珍珠母等同用。

2. 血虚身痛肢麻，风湿痹痛 本品能养血祛风，通经活络止痛。常与鸡血藤、桑寄生、川芎等同用。

此外，单用本品煎汤外洗，有祛风止痒之效，可治皮肤痒疹。

【用法用量】煎服，9~15g。外用适量，煎水洗患处。

知识链接

首乌藤的药理作用

首乌藤黄酮粗提物及其不同极性的黄酮组分、首乌藤多糖均具有抗氧化作用。首乌藤还具有抗慢性炎症、抗菌、镇静、催眠作用，能增强免疫功能。

合欢皮 Hehuanpi
《神农本草经》

【来源】为豆科植物合欢 *Albizia julibrissin* Durazz. 的干燥树皮。主产于湖北、江苏、安徽、浙江等地。夏、秋二季剥取树皮，晒干。切段，生用。

【性味归经】甘，平。归心、肝、肺经。

【功效】解郁安神，活血消肿。

【临床应用】

1. 心神不宁，忧郁失眠　本品为疏肝解郁、悦心安神之佳品。适用于情志不遂、忿怒忧郁之烦躁不宁、失眠多梦等症，单用，或与首乌藤、郁金等同用。

2. 肺痈疮肿，跌仆伤痛　本品能活血祛瘀，消肿止痛。治跌打骨折，配红花、桃仁等；治内外疮痈肿毒，常配蒲公英、紫花地丁、连翘等。

【用法用量】　煎服，6～12g。外用适量，研末调敷。

【使用注意】　孕妇慎用。

【附药】

合欢花　为豆科植物合欢的干燥花或花蕾。因是花或花蕾入药，又称夜合花、合欢米、夜合米。合欢花具有与合欢皮相似的解郁安神作用，且理气解郁作用更优于合欢皮。但其活血消肿作用较弱，不及合欢皮。现本品多用于虚烦不眠、抑郁不欢、健忘多梦等证。煎服，5～10g。单用或与其他安神药同用。

远志 Yuanzhi
《神农本草经》

【来源】　为远志科植物远志 *Polygala tenuifolia* Willd. 或卵叶远志 *Polygala sibirica* L. 的干燥根。主产于山西、陕西、吉林、河南等地。春、秋二季采挖，晒干。生用或炙用。

【性味归经】　苦、辛，温。归心、肾、肺经。

【功效】　安神益智，交通心肾，祛痰，消肿。

【临床应用】

1. 心神不安、惊悸、失眠、健忘　本品苦辛性温，性善宣泄通达，上开心气而宁心安神，下通肾气而强志不忘，为交通心肾、安神定志之佳品。治心肾不交之心神不宁，常配人参、龙齿等，如安神定志丸。

2. 痰阻心窍之癫痫发狂、神志恍惚　本品味辛通利，既能祛痰，又开心窍。治痰阻心窍之癫痫抽搐，配半夏、天麻等；治痰迷癫狂，配石菖蒲、郁金等。

3. 咳痰不爽　本品苦温性燥，入肺经，能祛痰止咳，治痰多黏稠、咳吐不爽，常配苦杏仁、川贝母、桔梗等。

4. 痈疽疮毒、乳痈肿痛　本品辛行、苦泄、温通，可疏通气血之壅滞而消散痈肿，治痈疽，无论寒热、虚实均可。单研末黄酒送服，或外用调敷患处。

【用法用量】　煎服，3～10g。外用适量，研末调敷。

【使用注意】　本品对胃有刺激性，故溃疡病及胃炎患者慎用。

目标检测

答案解析

一、单项选择题

1. 琥珀具有的功效是（　　）

A. 清心镇惊，安神解毒　　　　　B. 养血安神，润肠通便

C. 镇惊安神，活血散瘀　　　　　D. 镇惊安神，平肝潜阳

E. 养血安神，祛风通络

2. 龙骨入煎剂应（　）

    A. 先煎　　　　　　　　　B. 另煎　　　　　　　　　C. 包煎

    D. 后入　　　　　　　　　E. 冲服

3. 治疗痰阻心窍所致的癫痫抽搐、惊风发狂者，宜选用（　）

    A. 远志　　　　　　　　　B. 龙骨　　　　　　　　　C. 琥珀

    D. 朱砂　　　　　　　　　E. 磁石

4. 生用镇惊安神，煅用收敛固涩的药物是（　）

    A. 龙骨　　　　　　　　　B. 石决明　　　　　　　　C. 磁石

    D. 石膏　　　　　　　　　E. 礞石

5. 用治心悸失眠，健忘多梦，体虚多汗者，宜用（　）

    A. 朱砂　　　　　　　　　B. 酸枣仁　　　　　　　　C. 柏子仁

    D. 合欢皮　　　　　　　　E. 远志

二、配伍选择题

    A. 归心、肺经　　　　　　B. 归心、肝经　　　　　　C. 归肝、肾经

    D. 归心、肾、肝经　　　　E. 归心、肝、胆经

6. 磁石的归经是（　）

7. 酸枣仁的归经是（　）

三、多项选择题

8. 下列属于重镇安神的药物是（　）

    A. 柏子仁　　　　　　　　B. 磁石　　　　　　　　　C. 龙骨

    D. 琥珀　　　　　　　　　E. 朱砂

9. 内服不入煎剂的药物是（　）

    A. 朱砂　　　　　　　　　B. 龙骨　　　　　　　　　C. 磁石

    D. 琥珀　　　　　　　　　E. 灵芝

10. 远志可治疗的病症有（　）

    A. 失眠多梦　　　　　　　B. 风湿痹痛　　　　　　　C. 头痛眩晕

    D. 咳嗽痰多　　　　　　　E. 痈疽疮毒

（何舒澜）

书网融合……

重点小结　　　　　　　微课　　　　　　　习题

第二十章　平肝息风药

PPT

学习目标

知识目标：通过本章的学习，应能掌握平肝息风药的含义、功效、适应范围和使用注意，石决明、牡蛎、赭石、珍珠、羚羊角、牛黄、钩藤、天麻的性味归经、功效、临床应用、用法用量及使用注意；熟悉珍珠母、全蝎、蜈蚣、地龙的功效及临床应用；了解蒺藜、僵蚕、罗布麻叶的功效和应用。

能力目标：具备辨识石决明、牡蛎、赭石、珍珠、羚羊角、牛黄、钩藤、天麻功效和主治异同的能力，能指导患者安全、有效地使用平肝息风药。

素质目标：通过本章的学习，理解中药品质对功效的影响，培养辨伪存真的意识及"医者仁心"的职业道德，树立全心全意为人民服务的思想。

情境导入

情境：患者，男性，68岁。头晕1个月，患者在1个月前开始出现头晕，转头时加重，视物旋转，无明显诱因。无耳鸣、恶心、呕吐症状，服天麻胶囊无明显好转。喜热饮、口干、便秘，舌暗红，少苔，脉弦。

思考：该患者为何种病证，选择哪类药物进行治疗，使用时有何注意事项？

本类药多为介类、虫类、矿物药及其他动物药。大多味咸或甘，性寒凉，皆入肝经。介类及矿物药质地沉重，以平肝潜阳为主；虫类药多以息风止痉为主；部分药物还有镇惊安神作用。

依据性能、功效和应用的特点，平肝息风药可分为平抑肝阳药和息风止痉药两类。

使用平肝息风药时，须根据病因、病机及兼证，进行相应配伍。如治肝阳上亢证，多配滋养肾阴药；治肝阳化风证，应将平抑肝阳药和息风止痉药合用；治热极生风证，当配清热泻火药；治阴血亏虚，当配养阴补血药等。

使用注意：①本类药物有性偏寒凉或偏温燥之不同，应区别使用；②药性寒凉之品，脾虚慢惊者忌用，药性温燥之品，阴虚血亏者慎用。

第一节　平抑肝阳药

本类药物多为矿石、介类药，少数为植物药。药性大多咸寒，主入肝经，以平肝潜阳或平抑肝阳为主，兼能镇惊安神、清肝明目。主要用治肝阳上亢之头晕目眩、头痛、耳鸣和肝火上攻之面红目赤、头痛头昏、烦躁易怒等症，亦用于肝风内动等病证，常与息风止痉药配伍使用。

石决明 Shijueming

《名医别录》

【来源】为鲍科动物杂色鲍 *Haliotis diversicolor* Reeve、皱纹盘鲍 *Haliotis discus* hannai Ino、羊鲍 *Haliotis ovina* Gmelin、澳洲鲍 *Haliotis ruber*（Leach）、耳鲍 *Haliotis asinina* Linnaeus 或白鲍 *Haliotis laevi-*

gata（Donovan）的贝壳。前三种主产于广东、福建、海南、辽宁、山东、江苏等沿海；后三种主产澳大利亚、新西兰。夏、秋二季捕捉，去肉，洗净，干燥。生用或煅用，用时打碎。

【性味归经】咸，寒。归肝经。

【功效】平肝潜阳，清肝明目。

【临床应用】

1. 肝阳上亢，头痛眩晕　本品咸寒质重，专入肝经，有平肝阳、清肝热之功，为凉肝、镇肝之要药。治肝肾阴虚、肝阳上亢之眩晕，常与生地黄、白芍等同用，如育阴潜阳汤；治肝阳上亢并肝火亢盛之头晕头痛、烦躁易怒，常与羚羊角、钩藤等同用，如羚羊角汤。

2. 目赤翳障，视物昏花　治肝火上炎之目赤肿痛，常与夏枯草、菊花等同用；治风热目赤、翳膜遮睛，常与蝉蜕、菊花等同用；治阴虚血少之目暗不明、雀盲目眩，多与熟地黄、枸杞子等同用。

此外，本品煅后还有收敛、制酸、止痛、止血等作用，可用于胃酸过多之胃脘痛，研末外敷可用于外伤出血。

【用法用量】煎服，6～20g，打碎先煎。平肝、清肝宜生用，外用点眼宜煅用、水飞。

【使用注意】脾胃虚寒、食少便溏者慎用。

知识链接

比较石决明与决明子的功用异同

相同点：二者均具清肝明目之功，皆可治目赤肿痛、翳障等偏肝热者。

不同点：石决明为贝壳类，质重，多生用，为重镇平肝、凉肝泄热之佳品，其平肝潜阳之力强于决明子，多用于肝阳上亢之头痛眩晕、烦躁易怒等；决明子为植物种子，既泻肝火，又益肾阴，为明目佳品，可治虚实目疾，又因其油脂丰富可润肠通便，常用于内热津伤、肠燥便秘。

珍珠母 Zhenzhumu
《本草图经》

【来源】为蚌科动物三角帆蚌 *Hyriopsis cumingii*（Lea）、褶纹冠蚌 *Cristaria plicata*（Leach）或珍珠贝科动物马氏珍珠贝 *Pteria martensii*（Dunker）的贝壳。前两种主要分布于全国各地的江河湖沼中；后者主产于海南、广东、广西沿海。全年均可采收，去肉，洗净，干燥，晒干。生用或煅用，用时打碎。

【性味归经】咸，寒。归肝、心经。

【功效】平肝潜阳，明目退翳，安神定惊。

【临床应用】

1. 肝阳上亢，头痛眩晕　功似石决明，能平肝潜阳，清泻肝火。治肝阳上亢之头晕目眩、头痛耳鸣，常与牡蛎、白芍等配伍；治肝阳上亢之烦躁易怒，常与钩藤、菊花、夏枯草等配伍。

2. 目赤肿痛，视物昏花　本品有清肝明目之效。治肝热目赤、翳障，常与石决明、菊花等同用；治肝虚目暗、视物昏花，常配枸杞子、女贞子等。

3. 惊悸失眠，心神不宁　本品有镇心安神的作用。治心悸失眠、心神不宁，常配朱砂、龙骨等；治癫痫、惊风抽搐，常配天麻、钩藤等。

此外，本品研细末外用，具有燥湿敛疮的作用，可用于湿疮瘙痒。用珍珠层粉内服可治胃、十二指肠球部溃疡；制成眼药膏外用，可治疗白内障、角膜炎及结膜炎等。

【用法用量】10～25g，打碎先煎。外用适量，研末调敷。

【使用注意】脾胃虚寒者及孕妇慎用。

比较石决明与珍珠母的功用异同

相同点：石决明与珍珠母皆为贝壳类中药，均为咸寒之品，入肝经，均能平肝潜阳，清肝明目，用治肝阳上亢、肝经有热之头痛眩晕、耳鸣及肝热目疾，目昏翳障。

不同点：石决明为凉肝、镇肝之要药，兼能益肝阴，善治肝肾阴虚，眩晕、耳鸣等阳亢之证；又长于清肝明目，故治疗目赤肿痛、翳膜遮睛、视物昏花等症，不论虚实，皆可应用，为眼科要药。珍珠母又入心经，能安神定惊，故心神不宁，惊悸失眠，烦躁等多用。

牡蛎 Muli

《神农本草经》

【来源】 为牡蛎科动物长牡蛎 *Ostrea gigas* Thunberg、大连湾牡蛎 *Ostrea talienwhanensis* Crosse 或近江牡蛎 *Ostrea rivularis* Gould 的贝壳。主产于广东、福建、浙江、江苏、山东。全年均可采收，去肉，洗净，晒干。生用或煅用，用时打碎。

【性味归经】 咸，微寒。归肝、胆、肾经。

【功效】 重镇安神，潜阳补阴，软坚散结。

【临床应用】

1. 肝阳上亢，头晕目眩 本品功似石决明，为平肝潜阳之要药。治肝肾阴虚、肝阳上亢之证，常配龟甲、龙骨等，如镇肝熄风汤；治热病日久之虚风内动之证，常配龟甲、鳖甲等，如大定风珠。

2. 烦躁不安，心悸失眠 治心神不安、惊悸怔忡、失眠多梦等症，常与龙骨相须为用，如桂枝甘草龙骨牡蛎汤。

3. 瘰疬痰核，癥瘕积聚 治痰核、瘰疬，常与浙贝母、玄参等同用，如消瘰丸；治癥瘕痞块，多与鳖甲、莪术等同用。

4. 滑脱诸证 本品味涩，煅后长于收敛固涩，常与煅龙骨相须为用。治正虚不固之滑脱诸证，常配相应的补虚药及收涩药。

此外，煅牡蛎有制酸止痛的作用，可治胃痛泛酸，常与乌贼骨、浙贝母共为细末，内服取效。

【用法用量】 9～30g，打碎先煎。除收敛固涩、制酸止痛宜煅用外，余皆生用。

比较牡蛎与龙骨的功用异同

相同点：二者均具重镇安神、平肝潜阳、收敛固涩之功，均可用治心神不安、惊悸失眠、阴虚阳亢、头晕目眩及各种滑脱证，常相须为用。

不同点：牡蛎主入肝经，平肝之力显著，又可潜阳育阴，可治虚风内动，味咸又有软坚散结之功，煅后还可制酸止痛；龙骨主入心经，长于镇惊安神，收敛固涩力优于牡蛎，外用还可收湿敛疮。

赭石 Zheshi

《神农本草经》

【来源】 为氧化物类矿物刚玉族赤铁矿，主含三氧化二铁（Fe_2O_3），又名代赭石。产于山西、河北、河南、山东等地。采挖后，除去杂石，打碎生用或火煅醋淬研粉用。

【性味归经】 苦，寒。归肝、心、肺、胃经。

【功效】平肝潜阳，重镇降逆，凉血止血。

【临床应用】

1. 肝阳上亢证　本品苦寒质重，能平肝阳、清肝火，为重镇潜阳之要药。治肝火盛，配石决明、牛膝等，如代赭石汤；治阴虚阳亢，配龟甲、牡蛎等，如镇肝熄风汤。

2. 呕吐、呃逆、噫气、气逆喘息等　本品为重镇降逆之要药。尤善降上逆之胃气而止呕、止呃、止噫，常与旋覆花相须为用，如旋覆代赭汤。

3. 血热之吐血、衄血、崩漏　本品善降气降火，尤适于气火上逆，迫血妄行之出血证。治吐血、衄血，常与白芍、竹茹等同用，如寒降汤；治崩漏下血，多与禹余粮、赤石脂等同用，如震灵丹。

【用法用量】9～30g，宜打碎先煎；入丸散，每次1～3g。平肝、降逆宜生用，止血宜煅用。

【使用注意】脾胃虚寒、食少便溏者慎用。孕妇慎用。

蒺藜 Jili
《神农本草经》

【来源】为蒺藜科植物蒺藜 *Tribulus terrestris* L. 的干燥成熟果实。主产于河南、河北、山东、山西等地。秋季果实成熟时采收，晒干。炒黄或盐炙用。

【性味归经】苦、辛，微温；有小毒。归肝经。

【功效】平肝解郁，活血祛风，明目，止痒。

【临床应用】

1. 肝阳上亢之头晕目眩　本品有平抑肝阳的作用。常与钩藤、珍珠母等同用。

2. 肝郁气滞、胸胁胀痛及乳闭胀痛　本品有疏肝解郁之效。治肝郁气滞、胸胁胀痛，与柴胡、香附、青皮等同用；治产后肝郁乳汁不通、乳房胀痛，可单用研末服，或与穿山甲、王不留行等同用。

3. 风疹瘙痒、白癜风　治疗风疹瘙痒，常与防风、荆芥等同用；治疗白癜风，可单用本品研末冲服。

4. 风热目赤翳障　本品能疏散肝经风热而明目退翳。可与菊花、决明子等同用，如白蒺藜散。

【用法用量】煎服，6～10g。炒用长于平肝潜阳，疏肝解郁。

【使用注意】孕妇慎用。

罗布麻叶 Luobumaye
《救荒本草》

【来源】为夹竹桃科植物罗布麻 *Apocynum venetum* L. 的干燥叶。主产于内蒙古、甘肃、新疆。夏季采收，除去杂质，干燥。本品气微，味淡。以色绿、叶片完整、无灰屑者为佳。切段用。

【性味归经】甘、苦，凉。归肝经。

【功效】平肝安神，清热利水。

【临床应用】

1. 肝阳眩晕，心悸失眠　本品味苦性凉，专入肝经，既有平抑肝阳之功，又有清泻肝热之效，故可治疗肝阳上亢及肝火上攻之头晕目眩、烦躁失眠等。可单用本品煎服或开水冲泡代茶饮，亦可与牡蛎、石决明、代赭石等配伍，治疗肝阳上亢之证；或配伍钩藤、夏枯草、野菊花等，治疗肝火上攻之证。若心悸失眠者，可与龙骨、磁石、远志等安神药配伍。

2. 浮肿尿少　本品能清热利尿，用治水肿、尿少而有热象者，可单用或与茯苓、泽泻、车前子等利水渗湿药同用。

【用法用量】6~12g，煎服或开水泡服。

知识链接

罗布麻叶的化学成分

罗布麻叶主要含黄酮类成分：金丝桃苷、芦丁、山奈素、槲皮素等；有机酸类成分：延胡索酸、琥珀酸、绿原酸等；另含鞣质、蒽醌、氨基酸等。

第二节　息风止痉药

本类药物以动物或虫类为主，大多寒凉，个别温燥，主入肝、心二经，以息肝风、止痉挛抽搐为主要功效。适用于温热病热极生风、肝阳化风及血虚生风等所致眩晕欲仆、项强肢颤、痉挛抽搐等症。部分药物兼能平肝潜阳、清泻肝火，亦可用治肝阳上亢之头晕目眩及肝火上攻之目赤头痛等症。某些药物尚能祛外风，可用于风中经络之口眼㖞斜、肢麻痉挛、头痛、痹症等。

羚羊角 Lingyangjiao
《神农本草经》

【来源】为牛科动物赛加羚羊 *Saiga tatarica* Linnaeus 的角。主产于新疆、青海等地。全年可捕捉锯下其角，以8~9月色泽最好。捕后锯其角，晒干。用时镑片、锉末或磨汁。

【性味归经】咸，寒。归肝、心经。

【功效】平肝息风，清肝明目，散血解毒。

【临床应用】

1. 肝风内动，惊痫抽搐　本品有良好的清肝热、息肝风作用，为治疗肝风内动、惊痫抽搐之要药。治温热病热邪炽盛、热极动风之高热神昏、痉厥抽搐，常与钩藤相须为用，如羚角钩藤汤；治癫痫、惊悸，与钩藤、天竺黄、郁金等同用。

2. 肝阳上亢之头晕目眩　本品有显著的平肝阳作用。平肝阳、止眩晕，常与石决明、牡蛎、天麻等同用。

3. 肝火炽盛之目赤头痛　本品善清泻肝火，治肝火上炎之头痛、头晕、目赤肿痛、羞明流泪等，常配龙胆草、决明子等，如羚羊角散。

4. 温病热毒炽盛证　本品性寒入心、肝二经，能气血两清。治温热病壮热、神昏谵语、抽搐等症，常与石膏、寒水石等同用，如紫雪丹。

此外，本品还能清肺热止咳，治肺热咳喘，如羚羊清肺散。

【用法用量】煎服，1~3g，宜单煎2小时以上，取汁服；磨汁或研粉服，每次0.3~0.6g。

【使用注意】脾虚慢惊者忌服，脾胃虚寒者慎服。

【附药】

山羊角　本品为牛科动物青羊 *Naemorhedus goral* Ltardwicke 的角。味咸、性寒，归肝经。功能平肝，镇惊。用治肝阳上亢、头晕目眩，肝火上炎、目赤肿痛，惊风抽搐。本品功用与羚羊角相似而药力较弱，可作为羚羊角的代用品。煎服，10~15g。

牛黄 Niuhuang

《神农本草经》

【来源】 为牛科动物牛 *Bos taurus domesticus* Gmelin 干燥的胆结石。主产于我国西北和东北地区。宰牛时，如发现牛黄，应立即滤去胆汁，将牛黄取出，除去外部薄膜，阴干。

【性味归经】 甘，凉。归肝、心经。

【功效】 凉肝息风，清心豁痰，开窍醒神，清热解毒。

【临床应用】

1. 肝风内动、惊痫抽搐等 本品能清肝、凉肝，有较强的息风止痉、定惊安神之效。常与朱砂、钩藤等同用，如牛黄散。

2. 热病神昏 本品既清心热，又化痰开窍醒神，药力强大，为解毒豁痰开窍之要药。常与麝香等同用，如安宫牛黄丸；亦可单用为末，淡竹沥化服。

3. 咽喉肿痛及痈疽疔毒等热毒郁结之证 本品为清热解毒之良药。治咽喉肿痛、口舌生疮，与黄芩、雄黄等同用，如牛黄解毒丸；治咽喉肿痛、溃烂，可与珍珠为末吹喉，如珠黄散；治痈疽疔毒等，与麝香、乳香等同用，如犀黄丸。

【用法用量】 入丸散，0.15～0.35g。外用适量，研末敷患处。

【使用注意】 孕妇慎用。非实热证不宜使用。

知识链接

体外培育牛黄与人工牛黄

体外培育牛黄是以牛科动物牛 *Bos taurus domesticus* Gmelin 的新鲜胆汁作母液，加入去氧胆酸、胆酸、复合胆红素钙等制成。其性味归经、功能主治、用法用量、使用注意与牛黄相同。偶有轻度消化道不适。

人工牛黄是由牛胆粉、胆酸、猪去氧胆酸、牛磺酸、胆红素、胆固醇、微量元素等加工制成。味苦、性凉，归心、肝经。功能清热解毒，化痰定惊。适用于痰热谵狂，神昏不语，小儿急惊风，咽喉肿痛，口舌生疮，痈肿疔疮。1 次 0.15～0.35g，多入配方用。外用适量敷患处。非实热证不宜用。孕妇慎用。

体外培育牛黄、人工牛黄与天然牛黄的性味、功用相似，但一般认为天然牛黄作用强于其他二者。

天麻 Tianma 🅔 微课

《神农本草经》

【来源】 为兰科植物天麻 *Gastrodia elata* Bl. 的干燥块茎。主产于四川、云南、贵州等地。立冬后至次年清明前采挖，冬季茎枯时采挖者名"冬麻"，质量优良；春季发芽时采挖者名"春麻"，质量较差。采挖后，立即洗净，蒸透，敞开低温干燥。切薄片生用。

【性味归经】 甘，平。归肝经。

【功效】 息风止痉，平抑肝阳，祛风通络。

【临床应用】

1. 肝风内动，惊痫抽搐 本品甘润不烈，作用平和，善息风止痉，治各种原因所致肝风内动之惊痫抽搐，不论寒热、虚实均可应用，为治风圣药。治小儿急惊风，配羚羊角、钩藤等，如钩藤饮子；治小儿脾虚慢惊，与人参、白术等同用，如醒脾丸；治破伤风痉挛抽搐、角弓反张，与天南星、白附子等同用，如玉真散。

2. 头痛眩晕　本品既息肝风，又平肝阳，为治眩晕头痛之要药。治肝阳上亢之眩晕、头痛，配钩藤、石决明等，如天麻钩藤汤；治风痰上扰之眩晕、头痛，配半夏、白术、茯苓等，如半夏白术天麻汤。

3. 风湿痹痛，肢体麻木，手足不遂　本品有祛外风、通经络止痛之效。治中风手足不遂、肢体麻木、痉挛抽搐，常与川芎等同用，如天麻丸；治风湿痹痛、关节屈伸不利，常配秦艽、羌活等，如秦艽天麻汤。

【用法用量】煎服，3~10g；研末冲服，每次 1~1.5g。

钩藤 Gouteng
《名医别录》

【来源】为茜草科植物钩藤 *Uncaria rhynchophylla*（Miq.）Miq. ex Havil.、大叶钩藤 *Uncaria macrophylla* Wall.、毛钩藤 *Uncaria hirsuta* Havil.、华钩藤 *Uncaria sinensis*（Oliv.）Havil. 或无柄果钩藤 *Uncaria sessilifructus* Roxb. 的干燥带钩茎枝。产于长江以南各地。秋、冬二季采收，去叶，切段，晒干。生用。

【性味归经】甘，凉。归肝、心包经。

【功效】息风定惊，清热平肝。

【临床应用】

1. 肝风内动，惊痫抽搐　本品息风止痉作用和缓，为治疗肝风内动、惊痫抽搐之常用药，多用于小儿。治小儿惊风，常与天麻相须为用，如钩藤饮；治热极生风，配羚羊角，如羚角钩藤汤；治诸痫啼叫、痉挛抽搐，与天竺黄、蝉蜕等同用，如钩藤饮子；治小儿夜啼，常与蝉蜕、薄荷等同用。

2. 头痛眩晕　本品既清肝热，又平肝阳。治肝火上攻，与夏枯草、栀子、黄芩等同用；治肝阳上亢，与天麻、石决明、菊花等同用。

【用法用量】煎服，3~12g，宜后下，不宜久煎。

◆ **知识链接**

钩藤的化学成分

钩藤主要含吲哚类生物碱：钩藤碱、异钩藤碱、去氢钩藤碱、异去氢钩藤碱类；三萜类成分：常春藤苷元、钩藤苷元等；黄酮类成分：槲皮素、槲皮苷等。其中异钩藤碱和钩藤碱性质不稳定，加热时间过长容易破坏，故煎煮时宜后下。

珍珠 Zhenzhu
《日华子本草》

【来源】为珍珠贝科动物马氏珍珠贝 *Pteria martensii*（Dunker）、蚌科动物三角帆蚌 *Hyriopsis cumingii*（Lea）或褶纹冠蚌 *Cristaria plicata*（Leach）等双壳类动物受刺激形成的珍珠。主产于广西、广东、海南，传统以广西合浦产者最佳。自动物体内取出，洗净，干燥。本品气微，味淡。以粒大个圆、色白光亮、破开面有层纹、无硬核者为佳。碾细，水飞制成最细粉用。

【性味归经】甘、咸，寒。归心、肝经。

【功效】安神定惊，明目消翳，解毒生肌，润肤祛斑。

【临床应用】

1. 惊悸失眠　本品甘寒质重，入心经，重可镇怯，故有安神定惊之效。主治心神不宁，惊悸失眠，且性寒清热，甘寒益阴，故尤宜于心虚有热之心烦不眠、多梦健忘等心神不宁之证，常配伍酸枣仁、柏子仁、五味子等养心安神药；亦可单用，如本品研末与蜜和服，可治疗心悸失眠。

2. 惊风癫痫　本品性寒质重，善清心、肝之热而定惊止痉。治疗小儿痰热之急惊风，高热神昏，痉挛抽搐者，可与牛黄、胆南星、天竺黄等清热化痰药配伍；用治小儿惊痫，惊惕不安，吐舌抽搐等症，可与朱砂、牛黄、黄连等配伍。

3. 目赤翳障　本品性寒清热，入肝经，善于清泻肝火、明目退翳，可治疗多种目疾，尤多用于肝经风热或肝火上攻之目赤涩痛，目生翳膜等，常与青葙子、菊花、石决明等清肝明目药配伍。

4. 口舌生疮，咽喉溃烂，疮疡不敛　本品有清热解毒，生肌敛疮之功。用治口舌生疮，牙龈肿痛，咽喉溃烂等症，多与硼砂、青黛、冰片同用，共为细末，吹入患处，如珍宝散；亦可与人工牛黄共为细末，吹入患处，如珠黄散；治疮疡溃烂，久不收口，可配伍炉甘石、黄连、血竭等，研极细末外敷，如珍珠散。

5. 皮肤色斑　本品外用有养颜祛斑，润泽肌肤之功，常用治皮肤色素沉着，黄褐斑等。现多研极细粉末后，于化妆品中使用。

【用法用量】0.1~0.3g，多入丸散用。外用适量。

知识链接

比较珍珠与珍珠母的功用异同

相同点：珍珠、珍珠母来源于同一动物体，二者均属咸寒之品，均入心、肝二经，皆有镇心安神、清肝明目、退翳、敛疮之功效，都可用治心神不宁，心悸失眠，肝火上攻之目赤翳障及湿疮溃烂等。

不同点：珍珠重在镇惊安神，多用治惊悸失眠，惊风癫痫，且解毒生肌敛疮之力较强，并能润肤祛斑；珍珠母重在平肝潜阳，多用治肝阳上亢、肝火上攻之眩晕。

地龙 Dilong
《神农本草经》

【来源】为钜蚓科动物参环毛蚓 *Pheretima aspergillum*（E. Perrier）、通俗环毛蚓 *Pheretima vulgaris* Chen、威廉环毛蚓 *Pheretima guillelmi*（Michaelsen）或栉盲环毛蚓 *Pheretima pectinifera* Michaelsen 的干燥体。前一种习称"广地龙"，主产于广东、广西等地；后三种习称"沪地龙"，主产于上海、浙江、江苏等地。广地龙春季至秋季捕捉，沪地龙夏季捕捉，及时剖开腹部，除去内脏及泥沙，洗净，晒干或低温干燥。

【性味归经】咸，寒。归肝、脾、膀胱经。

【功效】清热定惊，通络，平喘，利尿。

【临床应用】

1. 高热惊痫、癫狂　本品有清热、息风、定惊之效。治温病热极生风之神昏谵语、痉挛抽搐等症，可单用本品煎服，或与钩藤、牛黄、白僵蚕等同用；治小儿惊风之高热抽搐，常将本品研烂，配朱砂为丸服；治高热、狂躁或癫痫等，单用鲜品，同盐化水饮服。

2. 痹痛肢麻，半身不遂　本品性善走窜，通行经络。善于治疗关节红肿灼痛、屈伸不利之热痹，常与防己、秦艽等同用；治风寒湿痹，常配川乌、天南星、乳香等，如小活络丹；用于中风后经络不利之半身不遂、口眼㖞斜等症，常与黄芪、当归、川芎等同用，如补阳还五汤。

3. 肺热哮喘　本品能清肺热平喘。治邪热壅肺、肺失肃降之喘息不止、喉中哮鸣有声，单用研末内服，或与麻黄、石膏、杏仁等同用。

4. 小便不利，尿闭不通　本品有清热结、利水道之效。可用鲜品捣烂、浸水，滤取浓汁服，也可与车前子、木通、泽泻等同用。

此外，本品有降压作用，常用治肝阳上亢型高血压。

【用法用量】煎服，5～10g；鲜品10～20g；研末吞服，每次1～2g。

【使用注意】脾胃虚弱或无实证者慎用。

● **知识链接**

地龙的药理作用

地龙具有解热、镇静、抗惊厥、抗血栓、抗凝血、降血压、平喘、抗炎、镇痛、抗肝纤维化、抗心律失常、促进创伤愈合、增强免疫、抗肿瘤、利尿、抗菌、兴奋子宫及肠平滑肌作用。

僵蚕 Jiangcan
《神农本草经》

【来源】为蚕蛾科昆虫家蚕 *Bombyx mori* Linnaeus 4～5龄的幼虫感染（或人工接种）白僵菌 *Beauveria bassiana* (Bals.) Vuillant 而致死的干燥体。主产于浙江、江苏等养蚕区。多于春、秋生产，将感染白僵菌病死的蚕干燥。生用或麸炒用。

【性味归经】咸、辛，平。归肝、肺、胃经。

【功效】息风止痉，祛风止痛，化痰散结。

【临床应用】

1. 惊痫抽搐　本品能息风止痉，兼能化痰，尤适于夹有痰热者。药力较全蝎、蜈蚣缓和，无论急慢惊风、内风外风，或兼痰热者均可用之。治小儿急惊风，常与全蝎、牛黄等同用；治慢惊风，常与党参、天麻等同用；治破伤风之痉挛抽搐，多与全蝎等同用。

2. 风中经络、口眼㖞斜　本品又能祛风止痉。治风中经络之口眼㖞斜、痉挛抽搐之证，常与全蝎、白附子同用，如牵正散。

3. 风热头痛、目赤、咽肿或风疹瘙痒　治肝经风热上攻之头痛、目赤肿痛，常与桑叶、荆芥等同用；治咽喉肿痛，常与桔梗、荆芥等同用；治风疹瘙痒，单用或与蝉蜕等同用。

4. 痰核、瘰疬　本品既能软坚散结，又能化痰，常与浙贝母等同用；亦可用治乳腺炎、流行性腮腺炎、疔疮痈肿等，可与金银花、连翘等同用。

【用法用量】煎服，5～10g；研末吞服，每次1～1.5g。散风热生用，余多制用。

【附药】

僵蛹　本品为蚕蛾科昆虫家蚕蛾 *Bombyx mori* Linnaeus 的蚕蛹经白僵菌 Beauveria bassiana (Bals.) Vaillant 发酵的制成品。味咸、辛，性平，归肝、肺、胃经。功能清热镇惊，化痰止咳，消肿散结。适用于高热惊风，痉挛抽搐，癫痫，急性咽炎，流行性腮腺炎，急、慢性支气管炎，荨麻疹，高脂血症等。研末内服，1.5～6g；或制成片剂用。本品的效用与僵蚕相近而药力较缓，可作僵蚕的代用品。

全蝎 Quanxie
《蜀本草》

【来源】为钳蝎科动物东亚钳蝎 *Buthus martensii* Karsch 的干燥体。主产于河南、山东、湖北、安徽等地。春末至秋初捕捉，除去泥沙，置沸盐水中，煮至全身僵硬，捞出，置通风处，阴干。

【性味归经】辛，平；有毒。归肝经。

【功效】息风止痉，攻毒散结，通络止痛。

【临床应用】

1. 痉挛抽搐 本品既能平息肝风，又祛外风，兼具息风止痉及祛风之效。治各种原因之痉挛抽搐，常与蜈蚣相须为用，如止痉散；治小儿急惊风，常与钩藤同用；治小儿慢惊风，常与党参、天麻等同用；治癫痫抽搐，配郁金、白矾等份，研细末服；治破伤风之痉挛抽搐，常配蜈蚣、天南星等；治风中经络之口眼㖞斜，与僵蚕、白附子同用，如牵正散。

2. 疮痈肿毒，瘰疬结核 本品攻毒散结，为外科常用药。治诸疮肿毒，用全蝎、栀子各7个，麻油煎黑去渣，入黄蜡为膏外敷；治颌下肿硬，以本品10枚焙焦，分两次用黄酒服下。

3. 偏正头痛，风湿顽痹 本品善搜风通络止痛。对风寒湿痹日久不愈、筋脉拘挛，甚则关节变形之顽痹，作用颇佳，常配川乌、白花蛇等；治顽固性偏正头痛，配蜈蚣、地龙等。

【用法用量】煎服，3~6g；研末吞服，每次0.6~1g。外用适量。

【使用注意】本品有毒，用量不宜过大，孕妇忌用。

知识链接

蝎毒的活性

全蝎主要含蝎毒，是一种类似于蛇毒的神经毒和细胞毒，经研究发现蝎毒在体内、外对多种肿瘤细胞具有杀伤及生长抑制作用，包括乳腺癌、肺癌、肝癌、胃癌、恶性淋巴瘤等。

蜈蚣 Wugong
《神农本草经》

【来源】为蜈蚣科动物少棘巨蜈蚣 *Scolopendra subspinipes mutilans* L. Koch 的干燥体。产于江苏、浙江、湖北等地。春、夏两季捕捉，用竹片插入头尾，绷直，干燥。多生用或烘炙研末用。

【性味归经】辛，温；有毒。归肝经。

【功效】息风镇痉，攻毒散结，通络止痛。

【临床应用】

1. 痉挛抽搐 本品辛温有毒，性善走窜，通达内外，其息风、搜风通络作用比全蝎更强，二者常相须为用。

2. 疮疡肿毒、瘰疬 本品以毒攻毒，味辛散结。用于恶疮肿毒，常与猪胆汁、雄黄等药制膏外敷，如不二散。

3. 风湿顽痹、顽固性头痛 本品善于搜风通络止痛，治风湿顽痹，常与防风、独活等同用；用于久治不愈之顽固性头痛，常与天麻、川芎、白僵蚕等同用。

【用法用量】煎服，3~5g；研末吞服，每次0.6~1g。外用适量。

【使用注意】本品有毒，用量不宜过大。孕妇禁用。

知识链接

比较全蝎与蜈蚣的功用异同

相同点：全蝎与蜈蚣均具有息风止痉、攻毒散结、通络止痛之功，二者常相须为用，治疗肝风内动所致痉挛抽搐、顽固性头痛、瘰疬痰核等。

不同点：蜈蚣力猛性燥，善走窜通达，息风止痉之功较强，全蝎功效较蜈蚣弱。

目标检测

答案解析

一、单项选择题

1. 临床治疗温热病高热，热极生风，惊痫抽搐的要药是（　　）
   A. 全蝎　　　　　　　B. 钩藤　　　　　　　C. 羚羊角
   D. 天麻　　　　　　　E. 地龙

2. 可平肝潜阳，治疗眩晕头痛，不论虚证、实证皆可应用的药物是（　　）
   A. 钩藤　　　　　　　B. 天麻　　　　　　　C. 僵蚕
   D. 全蝎　　　　　　　E. 蜈蚣

3. 具有重镇安神，滋阴潜阳，又能软坚散结的药物是（　　）
   A. 琥珀　　　　　　　B. 玄参　　　　　　　C. 磁石
   D. 珍珠母　　　　　　E. 牡蛎

4. 长于通络，治疗中风后气虚血滞，经络不利之半身不遂，口眼㖞斜者宜选用（　　）
   A. 僵蚕　　　　　　　B. 地龙　　　　　　　C. 蜈蚣
   D. 全蝎　　　　　　　E. 天麻

5. 既能平肝潜阳，重镇降逆，又能凉血止血的药物是（　　）
   A. 磁石　　　　　　　B. 牡蛎　　　　　　　C. 石决明
   D. 珍珠母　　　　　　E. 代赭石

二、配伍选择题

   A. 代赭石　　　　　　B. 羚羊角　　　　　　C. 钩藤
   D. 全蝎　　　　　　　E. 天麻

6. 下列药物中，有毒的药物是（　　）

7. 下列药物中，入煎剂宜后下的药物是（　　）

三、多项选择题

8. 僵蚕的功效包括（　　）
   A. 息风止痉　　　　　B. 平肝抑阳　　　　　C. 祛风止痛
   D. 化痰散结　　　　　E. 祛风止痒

9. 钩藤具有的功效是（　　）
   A. 清肝热　　　　　　B. 养肝血　　　　　　C. 平肝阳
   D. 息肝风　　　　　　E. 疏肝气

10. 既能平肝潜阳，又能息风止痉的药物是（　　）
    A. 磁石　　　　　　　B. 石决明　　　　　　C. 天麻
    D. 钩藤　　　　　　　E. 羚羊角

（何舒澜）

书网融合……

重点小结　　　　　　　微课　　　　　　　习题

第二十一章 开窍药 🔋微课

PPT

知识目标：通过本章的学习，应能掌握开窍药的含义、功效、适应范围和使用注意，麝香、冰片的性味归经、功效、临床应用、用法用量及使用注意；熟悉苏合香和石菖蒲的功效及临床应用。

能力目标：具备辨识麝香与冰片、麝香与苏合香、石菖蒲与远志功效和主治异同的能力。

素质目标：通过本章的学习，树立安全、有效、合理用药意识，培养严谨创新的职业素养和全心全意为患者服务的精神。

情境导入

情境：患者，男性，75岁。今日上午11时在活动中突然昏倒，不省人事，左侧半身不遂，口眼㖞斜，牙关紧闭，肢体强痉拘急，两手握固，面红气粗，鼻鼾，喉中痰鸣，躁扰不宁，身热汗出，舌红绛，苔黄腻，脉弦滑数有力。测体温38.8℃，血压175/115mmHg。高血压病病史10年。

思考：该患者为何种病证，选择哪些药物进行治疗，使用时有何注意事项？

凡以开窍醒神为主要功效，治疗闭证神昏的药物，称开窍药，又名芳香开窍药。

本类药物主入心经，味辛气芳香，辛能行散，芳香走窜，故本类药物能开启闭塞之窍机，通关开窍，启闭回苏，醒脑复神，有开窍醒神之功。主要用于温热病热陷心包、痰浊蒙蔽清窍之神昏谵语，以及中风、惊风、癫痫、中恶、中暑等卒然昏厥、痉挛抽搐等。部分药兼辟秽化浊、化湿解毒、活血行气等功效，又可用治湿浊中阻之胸脘满痛痞闷、食少腹胀，血瘀气滞之疼痛、经闭癥瘕，目赤咽肿，痈疽疔疮等。

神志昏迷，分虚证、实证。虚证即脱证，多见冷汗淋漓、肢冷脉微之症，治宜回阳救逆，益气固脱，非本类药物所宜；实证即闭证，多见牙关紧闭，两手紧握，治当开窍醒神，可选用本类药物治疗。闭证应注意区分寒闭、热闭之不同。寒闭，症见面青、身凉、苔白、脉迟，须采用"温开"治法，选用辛温开窍药，常用药有麝香、苏合香、安息香、石菖蒲等，配伍温里祛寒之品；热闭，症见面红、身热、苔黄、脉数，须采用"凉开"治法，当选用辛凉开窍药，常用药有冰片，多与牛黄、麝香等配合应用，并与清热泻火解毒之品配伍使用。若兼惊厥抽搐，还须配伍平肝息风止痉药；兼烦躁不安者，须配伍安神定惊药；如以疼痛为主症，可配伍行气药或活血化瘀药；痰浊壅盛者，须配伍化湿、祛痰药；感受秽浊之气而出现昏迷或呕吐腹痛者，当配芳香化浊药。

使用注意：①开窍药辛香走窜，为救急、治标之品，易耗伤正气，故只宜暂服，不可久用；②使用本类药物需分虚实，脱证忌服；③本类药物作用峻猛，有辛散走窜之性、活血通经之功，孕妇忌用，妇女月经期慎用，以免堕胎或出血过多；④麝香、苏合香辛温走窜，阴虚阳亢者慎用；⑤本类药物气味芳香，易于挥发，一般不宜入煎剂，多入丸剂、散剂服用。

麝香 Shexiang
《神农本草经》

【来源】为鹿科动物林麝 *Moschus berezovskii* Flerov、马麝 *Moschus sifanicus* Przewalski 或原麝 *Moschus moschiferus* Linnaeus 成熟雄体香囊中的干燥分泌物。主产于四川、西藏、云南等地，陕西、宁夏、

甘肃、青海、内蒙古及东北等省区亦有。野麝多在冬季至次春猎取，猎获后，割取香囊，阴干，习称"毛壳麝香"；剖开香囊，除去囊壳，习称"麝香仁"。野生麝类为国家保护动物，全面禁止猎捕麝和收购麝香。家麝直接从其香囊中取出麝香仁，阴干入药，密闭，避光贮存。

【性味归经】辛，温。归心、脾经。

【功效】开窍醒神，活血通经，消肿止痛。

【临床应用】

1. 闭证神昏证 本品辛香温通，气极香，走窜之性甚烈，有开窍通闭之功，可用于各种原因导致的闭证神昏，为醒神回苏之要药，寒、热闭证均可配伍使用。治中风卒昏、中恶胸腹满痛等寒浊或痰湿闭阻气机、蒙蔽神明之寒闭神昏，常配伍苏合香、檀香、安息香等，组成温开之剂，如苏合香丸；治温病热陷心包、痰热蒙蔽心窍、小儿惊风及中风痰厥等热闭神昏，常配伍牛黄、冰片、朱砂等，组成凉开之剂，如安宫牛黄丸、至宝丹等；治热盛动风，兼抽搐痉厥者，与羚羊角、朱砂、石膏等同用，如紫雪丹；治小儿痰热内闭，急惊抽搐，常用本品配伍钩藤、胆南星、牛黄等以清热化痰，开窍定惊，如牛黄抱龙丹、小儿回春丹。

2. 血瘀诸证 本品辛香走窜，能行血中之瘀滞，开经络之壅遏，有活血通经，止痛之效。治血瘀痛经、月经不调、经闭，常与红花、桃仁、川芎等同用；治难产、死胎等，常与肉桂配伍，如香桂散；亦有将本品与猪牙皂、天花粉同用，葱汁为丸，外用取效。治癥瘕痞块等血瘀重症，可与水蛭、虻虫、三棱等配伍；治心腹暴痛，常与木香、桃仁等同用，如麝香汤；治偏正头痛，日久不愈者，常与赤芍、川芎、桃仁等合用，如通窍活血汤；治牙痛，与巴豆、细辛为丸，于痛处咬之；用治跌打损伤、骨折扭错，常与乳香、没药等同用，内服外用均有良效，如七厘散；治风寒湿顽痹疼痛，可与独活、桑寄生等同用。

3. 疮疡肿毒、瘰疬痰核、咽喉肿痛 本品辛香行散，活血散结、消肿止痛作用颇佳，内服外用均有良效。用治疮疡肿毒，常与雄黄、乳香、没药同用，如醒消丸；治疗瘰疬痰核，配伍乳香、没药，如犀黄丸；治咽喉肿痛，可与牛黄、蟾酥等配伍，如六神丸。

近代用治冠心病心绞痛，用人工麝香片口服，或用人工麝香气雾剂吸入，或用麝香心绞痛膏外贴心前区及心俞穴均取得良好效果。

【用法用量】入丸散，每次 0.03～0.1g。不宜入煎剂。外用适量。

【使用注意】孕妇禁用。

冰片 Bingpian
《新修本草》

【来源】原为龙脑香科植物龙脑香 *Dryobalanops aromatica* Gaertn. f. 树脂加工品或龙脑香树的树干、树枝切碎，经蒸馏冷却而得的结晶。后由樟科植物樟 *Cinnamomum camphora*（L.）Presl 的新鲜枝、叶经提取加工制成，称"天然冰片（右旋龙脑）"。现多用樟脑、松节油等经化学方法合成，又称"合成龙脑"。由菊科植物艾纳香 *Blumea balsamifera*（L.）DC 的新鲜叶经提取加工制成的结晶，称"艾片（左旋龙脑）"。龙脑香主产于印度尼西亚；樟主产于湖南、广东等地；艾纳香主产于广东、广西、云南、贵州等地。冰片成品须贮于阴凉处，密闭。研粉用。

【性味归经】辛、苦，凉。归心、脾，肺经。

【功效】开窍醒神，清热止痛。

【临床应用】

1. 闭证神昏 本品味辛气香，开窍醒神功似麝香但力较弱，二者常相须为用。其性凉尤宜用于热病神昏。治热闭证，常与牛黄、麝香、黄连等配伍；治寒闭证，常与苏合香、安息香、丁香等温开药配伍。

2. 目赤肿痛，喉痹口疮，耳胀耳闭，头痛牙痛等 本品苦寒，有清热止痛、泻火解毒、明目退翳之功，为五官科常用药。治疗火热上攻之目赤肿痛，可单品外用，也可与炉甘石、硼砂等配伍；治疗咽喉肿痛，口舌生疮，可与硼砂、朱砂等共研细末吹敷患处，如冰硼散；治疗风热喉痹，与灯心草、黄柏等共为末吹敷患处；治鹅口疮，可与雄黄、甘草、研砂合用为末外用，如四宝丹；治疗急、慢性化脓性中耳炎，可以本品搅溶于核桃油中滴耳；治头痛，用冰片、纸卷作拈，烧烟熏鼻，吐出痰涎即愈；治牙痛，与朱砂共为细末，每用少许揩之，疼痛即止。

3. 疮疡肿痛，疮溃不敛，水火烫伤 本品可清热解毒、防腐生肌。治疮疡溃后日久不敛，可配伍牛黄、炉甘石等，或与象皮、血竭、乳香等同用；治水火烫伤，可用本品与鸡蛋清调敷。

【用法用量】入丸散，每次 0.3 ~ 0.9g，不宜入煎剂。外用适量。

【使用注意】孕妇慎用。合成冰片、艾片性微寒，用量每次 0.15 ~ 0.3g。

> **知识链接**
>
> **比较麝香、冰片的功用异同**
>
> 共同点：麝香、冰片均为开窍醒神之品，可用治热病神昏、中风痰厥、气郁窍闭、中恶昏迷等闭证。治疗闭证神昏，二者常相须为用。
>
> 不同点：麝香为温开，为醒神回苏之要药；冰片为凉开，麝香开窍力强而冰片力弱。麝香辛温，活血散结、消肿止痛功效显著，善治血瘀经闭、癥瘕、跌打损伤、风湿痹痛、瘀血头痛及心腹暴痛；又可催产、下死胎，治难产、死胎、胞衣不下。冰片性偏寒凉，以清热止痛见长，善治口齿、咽喉、耳目等五官热毒火盛之疾，外用有清热止痛、明目退翳、防腐止痒之功。

苏合香 Suhexiang

《名医别录》

【来源】为金缕梅科植物苏合香 *Liquidambar orientalis* Mil. 的树干渗出的香树脂加工而成。主产于非洲、印度及土耳其等地，我国广西、云南有栽培。由渗有树脂之树皮榨取香树脂，即为普通苏合香，普通苏合香经乙醇过滤提纯，即为精制苏合香。成品宜阴凉处密闭保存。

【性味归经】辛，温。归心、脾经。

【功效】开窍醒神，辟秽，止痛。

【临床应用】

1. 寒闭神昏 本品开窍醒神之功似麝香而力稍逊，且长于温通辟秽，故为治面青、身凉、苔白、脉迟之寒闭神昏之要药。治疗中风痰厥、惊痫等属于寒邪、痰浊内闭者，常与麝香、安息香、檀香等同用。

2. 胸腹冷痛、满闷 本品温通走窜，化浊辟秽，可治痰浊、血瘀或寒凝气滞之胸痹心痛、胸脘痞满、冷痛等症，常与冰片等同用。近年来，在《太平惠民和剂局方》中苏合香丸的基础上精简制成的冠心苏合丸和苏冰滴丸，用治冠心病心绞痛，能较快缓解疼痛，作用良好而持久，且无副作用。

【用法用量】入丸、散剂，每次 0.3 ~ 1g，不入煎剂。外用适量。

> **知识链接**
>
> **比较麝香、苏合香的功用异同**
>
> 共同点：麝香与苏合香性味辛温，芳香走窜，均可开窍醒神，用治窍闭神昏证。治疗寒闭神昏，二者相须为用。

不同点：麝香开窍之力较强，寒闭、热闭均可配伍应用，为治疗闭证神昏之要药；苏合香开窍醒神之功与麝香颇为相似，但药力较弱，主要用于中风痰厥、惊痫证属寒闭者。此外，麝香善活血散结止痛，临床配伍活血祛瘀等药用治经闭癥瘕、跌打损伤、心腹暴痛、痈肿疮疡等病证，还可催产下胎，用治胎死腹中或胞衣不下等；苏合香辟秽化浊、开郁止痛功效显著，常用治胸腹满闷暴痛。

石菖蒲 Shichangpu
《神农本草经》

【来源】 为天南星科植物石菖蒲 *Acorus tatarinowii* Schott. 的干燥根茎，因其生于水石之间，为蒲类之昌盛者，故名。我国长江流域以南各省均有分布，主产于四川、浙江、江苏等地。秋、冬二季采挖，除去须根及泥沙，晒干。生用。

【性味归经】 辛、苦，温。归心、胃经。

【功效】 开窍豁痰，醒神益智，化湿开胃。

【临床应用】

1. 痰蒙清窍，神志昏迷 本品气香，辛开苦燥温通，既有开窍醒神之功，又能化湿辟浊，故可用治痰湿秽浊蒙蔽清窍之神昏癫痫。治中风痰迷心窍，神昏、舌强不能语，常与半夏、天南星等合用，如涤痰汤；治痰热蒙蔽心神，高热、神昏谵语，常与郁金、竹沥等配伍，如菖蒲郁金汤；治痰热癫痫抽搐，可与竹茹、黄连等配伍，如清心温胆汤；治癫狂痰热内盛，可与远志、朱砂、生铁落同用，如生铁落饮；治湿浊头晕嗜睡、健忘等症，常与茯苓、远志、龙骨等配伍。

2. 健忘失眠，耳鸣耳聋，目生云翳 本品能开心窍、益心智、安心神、聪耳目。治健忘证，常与人参、茯苓等配伍，如不忘散、开心散；治心神失养之失眠多梦、心悸怔忡，常与人参、白术、酸枣仁、茯神等配伍，如安神定志丸；治心肾两虚之耳鸣耳聋、头昏心悸，常与菟丝子、女贞子、墨旱莲、首乌藤等配伍；治病后耳聋，用生菖蒲汁滴耳即愈，点眼治诸般眼赤、攀睛云翳亦效。

3. 湿阻中焦，噤口痢 本品善化湿浊、醒脾行滞，用治湿浊中阻之脘腹胀满痞闷、噤口痢等。治中焦湿阻，脘腹胀满疼痛，胸闷不饥，常与砂仁、苍术、厚朴同用；若湿从热化、湿热蕴伏、身热吐利、胸脘痞闷、舌苔黄腻者，可与黄连、厚朴等配伍，如连朴饮；治湿浊热毒蕴结肠中之噤口痢，症见不思饮食，呕恶不纳、下利频繁者，常与黄连、茯苓、石莲子等配伍，如开噤散。

4. 痈疽疮疡、喉痹肿痛 本品辛行苦泄，促进血行、消散痈肿。治痈疽发背用生菖蒲捣贴，或捣末以水调涂；治热毒湿疮流水，用菖蒲研末外用；治喉痹肿痛、声音嘶哑，菖蒲根嚼汁，徐徐吞咽，也可与山豆根、马勃、射干等配伍。

5. 赤白带下、阴囊湿痒 本品味苦燥湿、芳香化湿，常用治湿邪下注所致的阴囊湿痒、妇女赤白带下证。治阴囊湿痒，与蛇床子等份为末，每日搽 2~3 次；治脾虚湿盛、肾虚带脉失约之带下证，与补骨脂等份为末，菖蒲浸酒调服。

6. 风湿痹痛、胸痹心痛 本品味辛行散、祛风通络，苦能燥湿，温可散寒，故可用于风寒湿痹，肢体关节疼痛，与乌头、生姜等同用，如菖蒲散。本品入心经，性味辛温，开心窍宽胸、通脉止痛，故用治气滞血瘀之胸痹心痛或寒浊凝滞之心腹冷痛，配伍吴茱萸。

此外，也用于跌打损伤之瘀滞肿痛，有消肿止痛之功。

【用法用量】 煎服，3~10g；鲜品加倍。外用适量。

知识链接

比较石菖蒲、远志的功用异同

共同点：石菖蒲与远志性味辛温，同归心经，二药均有祛痰除湿、开窍益智之功，用于痰湿秽浊蒙闭清窍之神志昏乱、癫狂痫呆及失眠健忘、惊悸怔忡等，是临床常用的祛痰开窍药对之一。

不同点：石菖蒲属于开窍药，开窍力强，还可豁痰，善治中风痰迷心窍、痰热蒙蔽心窍、癫痫抽搐等；还可化湿和胃，常用于湿阻中焦之脘腹胀满、湿浊下注之赤白带下、噤口痢；另外石菖蒲还可用治耳鸣耳聋、声音嘶哑。远志属于安神药，长于安神、交通心肾，善治心肾不交之心神不宁、失眠惊悸；还可祛痰消肿、兼能止咳，常用于咳嗽痰多、痈疽肿毒、乳房肿痛等。

.... 目标检测

答案解析

一、单项选择题

1. 长于治疗各种原因导致的闭证神昏，无论寒热闭证均可配伍使用，为醒神回苏之要药的药物是（　）
   A. 麝香　　　　　　　　　B. 冰片　　　　　　　　　C. 苏合香
   D. 石菖蒲　　　　　　　　E. 磁石

2. 麝香常用剂量是每次（　）
   A. 0.1～0.3g　　　　　　　B. 0.03～0.1g　　　　　　C. 0.3～1g
   D. 1～3g　　　　　　　　　E. 1～2g

3. 具有开窍醒神之功，又能治疗各种疮疡、咽喉肿痛、目赤肿痛、口舌生疮的药物是（　）
   A. 朱砂　　　　　　　　　B. 苏合香　　　　　　　　C. 冰片
   D. 麝香　　　　　　　　　E. 石菖蒲

4. 具有开窍豁痰，醒神益智，化湿开胃功效的药物是（　）
   A. 麝香　　　　　　　　　B. 龙骨　　　　　　　　　C. 水牛角
   D. 石菖蒲　　　　　　　　E. 远志

5. 具有开窍醒神，辟秽，止痛功效的药物是（　）
   A. 藿香　　　　　　　　　B. 附子　　　　　　　　　C. 麝香
   D. 冰片　　　　　　　　　E. 苏合香

6. 麝香的服用方法是（　）
   A. 先煎　　　　　　　　　B. 入丸散　　　　　　　　C. 另煎
   D. 包煎　　　　　　　　　E. 后下

二、配伍选择题

   A. 既能开窍醒神，又能活血通经　　　　B. 既能开窍醒神，又能化湿和胃
   C. 既能开窍醒神，又能清热止痛　　　　D. 既能开窍醒神，又能豁痰化湿
   E. 既能开窍醒神，又能解毒消肿

7. 麝香的功效是（　）
8. 冰片的功效是（　）

三、多项选择题

9. 关于开窍药使用注意说法正确的是（　）
   A. 开窍药只宜暂服，不可久用　　　　　B. 脱证忌服
   C. 孕妇忌用　　　　　　　　　　　　　D. 多不入煎剂，宜入丸、散剂服用
   E. 麝香、苏合香辛温走窜，阴虚阳亢者慎用

10. 麝香的适应证为（　　）

A. 癥瘕积聚　　　　B. 高热神昏　　　　C. 疮疡肿毒

D. 外伤瘀痛　　　　E. 风湿痹证

（张灿云）

书网融合……

重点小结　　　　　微课　　　　　习题

第二十二章 补虚药 🔲微课

PPT1　　PPT2

学习目标

知识目标： 通过本章的学习，应能掌握补虚药的含义、功效、适应范围、分类和使用注意，补气药人参、党参、黄芪、白术、山药、甘草，补阳药鹿茸、淫羊藿、补骨脂、菟丝子、杜仲，补血药熟地黄、何首乌、当归、白芍、阿胶，以及补阴药北沙参、麦冬、百合、枸杞子、龟甲、鳖甲的性味归经、功效、临床应用、用法用量及使用注意；熟悉西洋参、巴戟天、冬虫夏草、续断、肉苁蓉、蛤蚧、紫河车、南沙参、玉竹、黄精、石斛、天冬的功效及临床应用；了解太子参、白扁豆、大枣、红景天、蜂蜜、仙茅、益智、锁阳、沙苑子、韭菜子、龙眼肉、墨旱莲、女贞子的主要功效。

能力目标： 具备辨识人参、党参、西洋参与太子参，人参与黄芪，苍术与白术，巴戟天、淫羊藿与仙茅，杜仲与续断，沙苑子与菟丝子，当归与白芍，北沙参与南沙参，麦冬与天冬，龟甲与鳖甲功效和主治异同的能力。

素质目标： 通过本章的学习，树立有效、合理用药意识，培养严谨创新的职业素养和全心全意为患者服务的精神，积极传承、弘扬中医药文化，为人类健康事业作出更大的贡献。

情境导入

情境： 患者，女，38岁。自述头晕反复发作5年，近半个月来头晕加重，偶有心悸，神疲乏力，气短懒言，面色萎黄，眼睑浮肿，饮食减少，寐差，大便溏薄，小便正常，舌淡边有齿痕，苔薄白，脉细弱无力。既往史：十二指肠球部溃疡7年。

思考： 该患者为何种病证，应选择哪些药物进行治疗，使用时有何注意事项？

凡能补虚扶弱、纠正人体气血阴阳不足，增强体质，提高抗病能力，治疗各种虚证的药物，称补虚药，亦称补养药。

本类药物大多味甘，药性寒、热、温、凉、平皆有，具有补气、补阳、补血、补阴之功，适用于各种原因所致的人体气血阴阳亏虚之证。

所谓虚证，概括起来不外气虚、血虚、阳虚、阴虚四大种类型。气虚、阳虚表示机体活动能力减退，即临证中的"形不足"；血虚、阴虚表示机体精血津液的耗损，即临证中的"精不足"。《素问·阴阳应象大论》说："形不足者，温之以气；精不足者，补之以味。"补虚药既有甘温助阳之药，以温补形体之虚寒；又有甘寒滋润之物，能滋养津液之不足。根据药性、功效及适应证，补虚药分为补气药、补阳药、补血药、补阴药四类，分别针对气虚证、阳虚证、血虚证和阴虚证的治疗。

使用补虚药，首先要因证选药，必须根据不同的虚证，选择相应的药物。其次，由于人体气血阴阳，在生理上相互联系、相互依存，在病理上相互影响，单一虚证并不常见，多是两种或两种以上并见，如阳虚多兼气虚，气虚可发展为阳虚；气虚可致血虚，血虚亦可导致气虚；阴虚又常兼血虚等。故补气药与补阳药、补阴药与补血药，往往相须为用。至于气血两亏、阴阳两虚，又当根据病情，采用气血双补或阴阳兼顾法。另外，虚证常有兼证，在使用各类补虚药时，还要注意配伍。如阳虚而里寒盛者，当补阳药与温里药同用，以温阳散寒；阴虚生内热，当补阴药与清虚热药同用，以滋阴降火；阴虚阳亢，当补阴药与平肝潜阳药同用，以滋阴潜阳。气虚者容易产生气滞，当补气药配伍理气药；血虚失眠健忘或神志不安者，当补血药配伍安神药，以养血安神定志。

补虚药在临床上除用于虚证外，还常与其他药物配伍以扶正祛邪，或与容易损伤正气的药物配伍以保护正气、预防气虚，因此，补虚药在临床上应用非常广泛，配伍使用也相当复杂。

使用补虚药应注意：①防止误补滥补。补虚药是为虚证而设，若无正气虚弱，不宜误用滥用，以免阴阳失调，"误补益疾"。②使用补虚药忌当补而补之不当。如不辨脏腑，不明寒热，不分气血，不别阴阳，盲目使用补虚药，可能导致不良后果。③注意扶正与祛邪的关系。把握好正虚邪实之间的强弱进退，分清主次，使补虚不留邪，祛邪不伤正。④部分补虚药药性滋腻，不易消化，服用时应适当配伍健脾消食药，以顾护脾胃。⑤补虚药宜适当久煎，使药味尽出；若需久服，可采用蜜丸、煎膏等便于保存、服用方便的剂型；用于挽救虚脱的药，还可制成注射剂以备急需。

第一节　补气药

本类药物性味多甘温或甘平，具有补气的功效，适用于气虚证。气虚证，临床常见脾气虚、肺气虚、心气虚和元气虚。脾为后天之本，气血生化之源。脾气虚则面色萎黄，食欲不振，脘腹胀满，大便溏泄，神疲乏力，身体羸瘦或浮肿，脱肛，子宫脱垂，或血失统摄而见各种出血证，等。肺主一身之气，司呼吸，外合皮毛，开窍于鼻。肺气虚则少气懒言，语声低微，咳嗽无力，动则气喘，汗出，易感冒。心主血脉，心藏神，心气不足，不能运行血脉，则心悸怔忡，胸闷气短，活动后加剧，脉结代，等。元气藏于肾，依赖三焦通达全身，脏腑、器官、组织得到元气的激发和推动，才能发挥各自的功能。脏腑之气的产生有赖元气的资助，故元气虚之轻者，常表现为某些脏气虚；元气极欲脱，可见气息短促，脉微欲绝。此外，部分药物兼有养阴、生津、养血等不同功效，还可用治阴虚津亏证或血虚证，尤宜于气阴（津）两伤或气血俱虚之证。

临床应用时，针对不同的气虚证，应选用合适的补气药。气虚兼血虚、津亏、阳虚者，应分别配伍补血、养阴、助阳之药；脾虚食积、脾虚湿滞、中气下陷，常配伍消食、化湿燥湿渗湿和升阳药；肺虚喘咳证，常配伍化痰止咳平喘药；心气不足，心神不安证，多配伍宁心安神药；气不摄血所致各种出血证、气虚自汗、遗尿尿频、腹泻便溏等，常配伍收敛止血、敛汗、缩尿、涩肠止泻等相应的收涩药；正气虚而有实邪者，常配伍解表、清热、泻下药等。

本类中部分药物味甘壅中，碍气助湿，对湿盛中满者应慎用，必要时应辅以理气除湿之药。

人参 Renshen
《神农本草经》

【来源】为五加科植物人参 *Panax ginseng* C. A. Mey. 的干燥根和根茎。主产于吉林、辽宁、黑龙江。以吉林抚松县产量最大，质量最好，称"吉林参"；野生者名"山参"；栽培者称"园参"；鲜参洗净后干燥者称"生晒参"；蒸制后干燥者称"红参"；沸水浸后，用浓糖液加工者称"白糖参"，秋季采挖。切片或研粉用。

【性味归经】甘、微苦，微温。归肺、脾、心、肾经。

【功效】大补元气，复脉固脱，补脾益肺，生津养血，安神益智。

【临床应用】

1. 元气虚极欲脱证　本品味甘，性微温，能大补元气，救脱扶危，是补气救脱的要药，也是治疗虚劳内伤第一要药。适用于大汗、大吐、大泻、大失血或大病久病所致元气虚极欲脱、气短神疲、脉微欲绝的重危证候，可单用一味人参煎服，即独参汤；若气虚欲脱兼见汗出、四肢逆冷等亡阳证象，应与附子配伍，如参附汤；气阴两伤之虚脱，常与麦冬，五味子同用，即生脉散。

2. 脾肺气虚证 本品入脾、肺经，能补脾调中，鼓舞脾气，益肺气，为补脾益肺之要药。用治倦怠乏力、食少便溏等脾气虚弱，常与白术、茯苓、炙甘草等同用，如四君子汤；治中气下陷，脏器脱垂诸症，配伍升麻、柴胡、黄芪，如补中益气汤；治疗短气喘促、懒言声微等肺气虚弱病症，常与五味子、黄芪等同用，如补肺汤；若属肺肾两虚，肾不纳气，常与蛤蚧、胡桃肉等补益肺肾、纳气定喘之品配伍，如蛤蚧定喘丸；治肺虚久嗽不已，配伍款冬花、五味子等，如人参冬花膏。

3. 热盛津伤及消渴证 本品甘温不燥，补益脾肺，助运化，输精微，布津液，则气旺津生，故能益气生津止渴。治热病气津两伤，身热口渴，脉大无力者，常与石膏、知母、甘草、粳米同用，如白虎加人参汤；治消渴病，常与生地、麦冬、玄参等同用。

4. 气血亏虚之心悸怔忡、失眠健忘 本品既补心气以安定心神，又益智而振奋精神。治心气不足之失眠多梦、惊悸怔忡，配伍茯神、远志，如安神定志丸；治心脾两虚之失眠健忘，与黄芪、龙眼肉、当归同用，如归脾汤；治心肾不足，阴亏血少，虚烦不眠，配生地、五味子等，如天王补心丹。

此外，本品还可用于气虚感冒，配伍柴胡、羌活，如败毒散；治阳虚外感，配伍桂枝、细辛，如再造散；治气血两虚，热结便秘，配伍大黄、芒硝，如黄龙汤；治血虚萎黄，配伍黄芪、白术，如人参养荣汤；治阳痿宫冷，常与鹿茸、紫河车等同用，如参茸固本丸；治气虚血瘀之中风、胸痹，配伍当归、川芎，如人参再造丸。

【用法用量】煎服，3～9g；挽救虚脱可用 15～30g；宜文火另煎分次兑服。研末吞服，每次 1.5～2g，日服 1～2 次。一般认为生晒参药性平和，多用于气阴不足者；红参药性偏温，多用于气虚阳弱者。

【使用注意】人参反藜芦，畏五灵脂，不宜与莱菔子同用，不宜同时吃萝卜或喝茶，以免影响补力。人参甘而微温，有助火滞邪之弊，凡骨蒸劳热、血热吐衄、肝阳上亢、目赤头眩等一切实证、火郁之证均不宜使用。

知识链接

人参滥用综合征

人参滥用综合征是指不经辨证，长期或大量服用人参引起的不良反应，也叫"人参中毒综合征"，表现为中枢神经兴奋、刺激症状，即出现心情兴奋、欣快感、烦躁、焦急、不眠、神经质、高血压、浮肿、食欲减退、性欲增强、早晨腹泻、皮疹、精神错乱等症状。个别人表现为性情抑郁、食欲减退、低血压，有的还出现皮疹、水肿及清晨腹泻。若出现"人参滥用综合征"的症状，则应立即停服人参及其制品。症状重者应立即就医，症状较轻者可取炒莱菔子（打碎）30g，水煎服；或生萝卜汁适量饮服；或炒莱菔子、沙参各 15g，炒香附、柴胡、麦冬、远志、焦三仙各 10g，五味子、甘草各 6g，水煎服，每日 1 剂，连服 3 日。若服用后不能缓解，应尽快就医。

西洋参 Xiyangshen
《增订本草备要》

【来源】为五加科植物西洋参 *Panax quinguefolium* L. 的根，又名"洋参""花旗参"。原产于美国、加拿大，我国北京、吉林、辽宁等地亦有栽培。秋季采挖生长 3～6 年的根，晒干或烘干。切片，生用。

【性味归经】甘、微苦，凉。归心、肺、肾经。

【功效】补气养阴，清热生津。

【临床应用】

1. 气阴两脱证　本品补气作用弱于人参，药性偏凉，兼能清火养阴生津。适用于热病大汗、大泻、大失血，耗伤元气阴津所致神疲乏力、气短息促、自汗热黏、心烦口渴、尿短赤涩、大便干结、舌燥、脉细数无力的气阴两脱证，可单用，也可与麦冬、五味子等养阴生津、敛汗之品同用。

2. 肺肾心脾气阴两虚证　本品能补肺气，兼能养肺阴、清肺火，适用于火热耗伤肺脏气阴所致短气喘促、咳嗽痰少，或痰中带血之症，可与养阴润肺的玉竹、麦冬，清热化痰止咳的川贝母等同用；又能补益心气，兼能养心阴，治气阴两虚所致心悸心痛、失眠多梦，配麦冬、地黄、甘草；又能补肾气，兼能益肾阴，治肾气肾阴两虚所致腰膝酸软、遗精滑精，配山茱萸、枸杞子、沙苑子等药；还能补脾气，兼能益脾阴，治脾气阴两虚所致纳呆、口干，配神曲、麦芽等药。

3. 热伤气阴之烦倦、消渴　本品不仅能补气、养阴生津，还能清热，适用于热伤气津所致的身热汗多、口渴心烦、体倦少气、脉虚数，常与西瓜翠衣、竹叶、麦冬等同用，如清暑益气汤；临床常用于消渴气阴两伤之证，常与生地、石斛、麦冬等同用。

此外，本品甘寒，能清火生津以润肠，可用于肠燥津枯，便秘下血，可与龙眼肉同蒸内服。

【用法用量】另煎兑服，3～6g。

【使用注意】中阳虚衰、寒湿内阻及气郁化火等一切实证、火郁之证患者忌服。不宜与藜芦同用。

党参 Dangshen
《增订本草备要》

【来源】为桔梗科植物党参 *Codonopsis pilosula*（Franch.）Nannf.、素花党参 *Codonopsis Pilosula* Nannf. var. Modesta（Nannf.）L. T. Shen 或川党参 *Codonopsis tangshen* Oliv. 的干燥根。主产于山西、陕西、甘肃等省。以山西上党者最有名，故名。秋季9～10月采收，三年生以上者质量最好，洗净，晒干。切厚片，生用。

【性味归经】甘，平。归脾、肺经。

【功效】健脾益肺，养血生津。

【临床应用】

1. 脾肺气虚证　本品甘平，健运中气，补益肺气，有类似人参而弱于人参的补脾益肺作用，临床常用以代替治疗脾肺气虚诸证的古方中的人参，用以治疗脾肺气虚的轻证。用于中气不足所致的体虚倦怠、食少便溏等症，常与白术、茯苓等同用，如四君子汤；治中气下陷所致脱肛、子宫脱垂等脏器脱垂轻证，配伍黄芪、升麻等，如补中益气汤；治肺气亏虚之咳嗽气促、语声低弱等症，可代人参与黄芪、五味子等同用，如补肺汤；治肺肾两虚之呼多吸少，短气虚喘者，与黄芪、蛤蚧等同用。

2. 气津两伤证　本品对热伤气津之气短口渴，亦有类似人参而弱于人参的补气生津作用。适用于气津两伤之轻证，与麦冬、五味子等养阴生津之品同用，如竹叶石膏汤。

3. 气血两虚证　本品既能补气，又能补血，常用于气虚不能生血，或血虚无以化气而见面色苍白或萎黄、乏力、头晕、心悸等症，常配伍白术、当归等，如八珍汤、人参养荣汤。

此外，党参补气养血生津，药性平和，可与解表药、攻下药等配伍，有扶正祛邪之效，治体虚外感风寒或里实正虚之证，如参苏丸、黄龙汤等。

【用法用量】煎服，9～30g。生党参偏于益气生津；蜜炙党参偏于补中益气，润肺养阴；米党参偏于和胃、健脾止泻。

【使用注意】气滞、肝火旺者禁用；不宜与藜芦同用。

太子参 Taizishen

《中国药用植物志》

【来源】为石竹科植物孩儿参 *Pseudostellaria heterophylla* (Miq.) Pax ex Pax et Hoffm. 的干燥块根。主产于江苏、安徽、山东等地。夏季茎叶大部分枯萎时采挖，洗净，除去须根，置沸水中略烫后晒干或直接晒干。

【性味归经】甘、微苦，平。归脾、肺经。

【功效】健脾益气，生津润肺。

【临床应用】

1. 脾虚失运，胃阴亏虚　本品味甘、性平，归脾经，能补气生津，但力弱效缓，故常用治脾气虚弱，胃阴不足而又不受峻补者。治脾虚胃阴不足，食少口干，神疲乏力者，配伍山药、石斛；对病后体虚，脾胃受损，纳差乏力，自汗，常与药性平和的山药、扁豆、茯苓等药配伍。

2. 肺虚燥咳　本品甘平入肺，益气生津润燥，治疗燥邪、热邪客肺，气阴两伤所致之肺虚燥咳、痰少气短等症，常与沙参、百合、麦冬、贝母等配伍。

3. 气虚津伤，心悸失眠　本品性平偏凉，补中兼清，常治热病后期气津两伤，口渴多汗，舌红脉细等，配伍生地、知母等；治气津两伤，兼见心悸失眠、多汗等症，配伍麦冬、酸枣仁、五味子等。本品治儿童气阴两虚之汗证有良效，常与沙参、石斛、青蒿等药配伍。

【用法用量】煎服，9~30g。

【使用注意】邪实正不虚者慎用。

知识链接

比较人参、党参、西洋参与太子参的功用异同

共同点：四参均味甘，能补气、生津，治疗气虚证、津伤口渴证、肺虚久咳等。

不同点：人参与西洋参补气力强，党参与太子参补气力缓。人参能大补元气，用于气虚欲脱、脉微欲绝的危重证候，为挽救气虚脱证的要药，还能补脾益肺、安神益智，用治脾肺气虚证、气血亏虚之心悸失眠健忘等；党参性平力缓，补中益气较人参弱，善补肺脾之气，为肺脾气虚常用药，兼养血而治气血双亏的面色萎黄、头晕心悸；西洋参味兼微苦，性凉，补气养阴，还能清热，用治热病气阴两伤之口渴、阴虚火旺咳喘痰血证；太子参为清补之品，补气之力不如党参，生津作用较党参为好，常用治病后气津两伤，气阴不足之证。

黄芪 Huangqi

《神农本草经》

【来源】为豆科植物蒙古黄芪 *Astragalus membranaceus* (Fisch.) Bge. var. *Mongholicus* (Bge.) Hsiao 或膜荚黄芪 *Asragalus membranaceus* (Fisch.) Bge. 的干燥根。主产于内蒙古、山西、黑龙江等地。春、秋两季采挖，晒干。生用或蜜炙用。

【性味归经】甘，微温。归脾、肺经。

【功效】补气升阳，固表止汗，利水消肿，生津养血，行滞通痹，托毒排脓，敛疮生肌。

【临床应用】

1. 脾虚气陷证　本品甘温，擅长补中益气，升阳举陷，为补气升阳要药。治脾气虚弱所致食少便溏、倦怠乏力、食后腹胀、面色萎黄，可单用熬膏服，或配党参、白术等药，如参芪膏、芪术膏；本品长于升阳举陷，治疗脾虚中气下陷之久泻脱肛、内脏下垂者，常配人参、升麻、柴胡等药，如补

中益气汤；治胸中大气下陷，气短不足以息，配柴胡、桔梗，如升陷汤；治脾不统血之各种失血证，配当归、人参等药，如归脾汤；治中焦虚寒所致腹部拘急疼痛，配桂枝、白芍等药，如黄芪建中汤；治中气下陷所致视物模糊、耳鸣耳聋者，配人参、蔓荆子等药，如益气聪明汤。

2. 表虚自汗、肺气虚证　本品能补脾肺之气，益卫固表以止汗。治表虚自汗，配牡蛎、麻黄根等药，如牡蛎散；治卫表不固，易感风邪，配白术、防风，如玉屏风散；治阴虚盗汗，配地黄、黄柏等药，如当归六黄汤；治肺气虚弱所致咳喘气短、声低懒言、痰多稀白，配紫菀、五味子等药，如补肺汤。

3. 气虚水肿　本品既能补脾益肺，又能利水消肿，脾气健运则水津四布，肺气宣肃则通调水道，故为治气虚水肿之要药，配白术、茯苓等药，如防己黄芪汤。

4. 痈疽难溃或溃久不敛　本品还能托毒生肌。疮疡中期，疮形平塌、根盘散漫、难溃难腐者，可用本品补气生血，扶助正气，托脓毒外出，常配人参、当归、升麻、白芷等药，如托里透脓散；溃疡后期，毒势已去，因气血虚弱、脓水清稀、疮口难敛者，用本品补气生血，有生肌敛疮之效，常配人参、当归、肉桂等药，如十全大补汤。

此外，黄芪还可治血虚证，配当归，如当归补血汤；治内热消渴，可单用熬膏服，或配地黄、麦冬、天花粉等药；治气虚血瘀所致肢体麻木，甚至半身不遂，配当归、红花、地龙等药，如补阳还五汤。现代常用本品治疗慢性肾炎蛋白尿。

【用法用量】煎服，9～30g，大剂量可用30～60g。一般来说，生品偏于益卫固表、托毒生肌、利尿消肿，用于表虚自汗、疮疡脓成不溃、溃后不敛者、气虚浮肿；蜜炙可增强补中益气之功，多用于中气下陷、脾肺气虚、气血亏虚证。

【使用注意】凡表实邪盛、内有积滞、阴虚阳亢、疮疡阳证、实证等均不宜用。

知识链接

比较人参与黄芪的功用异同

相同点：人参与黄芪性味甘而微温，均能补脾益肺，用治肺脾气虚证。二者还能益气而补血摄血、生津止渴，用治气血不足，气虚不能摄血的便血、崩漏，以及气津两伤的短气口渴、消渴等病证。

不同点：人参补气力强，善于大补元气，用治气虚欲脱，脉微欲绝者；并能安神益智，用治气血亏虚的心悸、失眠、健忘等。为补虚扶正的要药，是治疗虚劳内伤第一要药。黄芪补气之力不及人参，而升阳的作用好，为补气升阳的要药，用于中气下陷证；并能益卫固表，利水消肿，托毒生肌，常用治表虚自汗，脾气虚水湿失运的浮肿尿少、痈疽难溃，或久溃不敛等；此外，黄芪对气虚血瘀的痹痛、肢体麻木或半身不遂等，能补气以行滞。

白术 Baizhu
《神农本草经》

【来源】为菊科植物白术 *Atrctylodes macrocephala* Koidz. 的干燥根茎。主产于浙江、湖北、湖南等地。以浙江于潜产者最佳，称为"于术"。冬季采收，烘干或晒干。切厚片，生用或土炒、麸炒用。

【性味归经】苦、甘，温。归脾、胃经。

【功效】健脾益气，燥湿利水，止汗，安胎。

【临床应用】

1. 脾胃气虚证　本品甘温补中，长于补气健脾，前人誉之为"补气健脾第一要药"。治脾胃气虚所致食少腹胀、气短倦怠、面色萎黄等症，配人参、茯苓、炙甘草等药，如四君子汤；治脾虚泄泻、完谷不化，常配人参、山药等药，如参苓白术散；治脾虚而有积滞之脘腹痞满，配枳实，如枳术丸；治脾胃虚寒之腹痛吐泻，常与人参、干姜同用，如理中丸。

2. 痰饮、水肿等证 本品既能补气健脾，又可燥湿利水，为治痰饮水肿的良药。治脾阳不足、痰饮内盛、眩晕心悸、胸胁支满、咳而气短者，常与桂枝、茯苓、炙甘草等同用，如苓桂术甘汤；治脾虚生痰、风痰上扰所致眩晕头痛、胸闷呕恶者，配半夏、天麻等药，如半夏白术天麻汤；治水肿、小便不利，配茯苓、猪苓等药，如四苓散；治脾虚湿浊下注、带下清稀，可与山药、苍术等健脾燥湿之品同用，如完带汤。

3. 气虚自汗 本品健脾益气，有固表止汗作用。治表虚卫阳不固，易感风邪，与黄芪、防风等配伍，如玉屏风散。

4. 脾虚胎动不安 本品补气健脾，使化源充足，胎元得养而达安胎之效。治脾虚胎萎不长，宜与人参、阿胶等补益气血之品配伍；治胎动不安，兼胸腹气滞胀满，常与砂仁、紫苏梗同用；治胎动不安兼有内热，常与黄芩同用，如安胎饮；治胎元不固，腰酸神疲，常配川续断、熟地，如泰山磐石散；还可用治脾虚湿浊中阻之妊娠恶阻、脾虚子肿等，常随证配伍。

此外，本品还可治中湿遍身疼痛，不能转侧及皮肉疼痛难忍，用白术一两，酒煎温服；治脾虚便秘，配生地、当归等。

【用法用量】煎服，6~12g。燥湿利水宜生用，补气健脾宜炒用，健脾止泻宜炒焦用。若用于通便，酌情加大剂量。本品除生用外，还有麸炒、土炒之别，麸炒白术善健脾，多用于脾胃不和、运化失常所致食少腹胀、倦怠乏力，及表虚自汗，胎动不安；土炒白术善健脾止泻，多用于脾虚泄泻。

【使用注意】本品性温燥，阴虚内热、津液不足者慎用，气滞胀闷者忌用。

> **知识链接**
>
> ### 比较白术与苍术的功用异同
>
> 相同点：白术与苍术性味苦温，归脾、胃经，均能燥湿健脾，治脾虚湿盛的泄泻、水肿、带下、痰饮，湿阻中焦等证，二者常相须为用。
>
> 不同点：白术味甘，长于补气健脾，燥性不及苍术，治疗脾胃虚弱证多用；还能利水、固表止汗、安胎，常用治脾虚水肿、表虚自汗、气虚胎动不安等证。苍术味辛，长于运脾，燥性强于白术，运脾泻有余，治疗脾虚湿盛证；还能祛风湿、发汗解表、明目，常用治风寒湿痹、肢节疼痛，湿热下注所致足膝肿痛、痿软无力，外感风寒夹湿之表证，以及夜盲症、眼目昏涩等。

山药 Shanyao
《神农本草经》

【来源】为薯蓣科植物薯蓣 Dioscorea opposita Thunb. 的干燥根茎。主产于河南、山西河北等地。以河南产量最大，质量最优，习称"怀山药"。冬季采挖，去根头，刮去外皮及须根，晒干或烘干。切片，生用或麸炒用。

【性味归经】甘，平。归脾、肺、肾经。

【功效】补脾养胃，生津益肺，补肾涩精。

【临床应用】

1. 脾胃虚弱证 本品味甘性平，平补脾胃之气阴，且能收涩止泻，不热不燥，补而不腻，既补脾气，又补胃阴，无论脾气虚弱还是胃阴不足均可应用。治脾虚食少、倦怠乏力者，配人参、白术等药，如山蓣丸；治脾虚泄泻，苔腻脉缓者，配白术、茯苓等药，如参苓白术散；治胃阴不足导致口干食少、舌红脉细者，配玉竹、石斛、麦冬等药。治脾虚湿盛之带下量多者，配白术、苍术等药，如完带汤；治脾虚湿热下注之带下黄稠者，配黄柏、芡实、白果等药，如易黄汤。

2. 肺虚喘咳　本品能补益肺气，兼滋养肺阴，故适用于肺虚咳喘或肺肾两虚之久咳虚喘。治肺虚咳喘，常与白术、牛蒡子等同用，如资生汤；治肺肾两虚之久咳虚喘，常与茯苓、五味子等同用，如七味都气丸。

3. 肾虚证　本品能补肾，兼具固涩作用，用治肾虚不固的遗精、尿频等。治肾气亏虚之腰膝酸软等，常与附子、肉桂等同用，如肾气丸；治肾阴亏虚证，常配熟地黄、茯苓等，如六味地黄丸；治疗肾虚不固的带下清稀、绵绵不绝，可与山茱萸、五味子等同用；治膀胱虚冷之遗尿尿频，配益智仁、乌药等，如缩泉丸。

4. 消渴气阴两虚证　本品补气养阴，入脾、肺、肾三经，性平而不燥，为治内热消渴之佳品。治阴虚内热所致口渴多饮、小便频数之消渴，多以大量（每日 250g）本品水煎代茶饮，也常与葛根、黄芪、知母、天花粉等配伍，如玉液汤。

因本品营养成分含量较高，易消化，故可作慢性病或病后虚弱调补之用。此外，《儒门事亲》以山药少许，于新瓦上研为泥，涂患处，治冻疮。

【用法用量】煎服，15～30g，大量60～250g。研末吞服，每次6～10g。补阴生津宜生用，健脾止泻宜炒用。

【使用注意】本品养阴能助湿，故湿盛中满而有积滞者忌服。

白扁豆 Baibiandou
《名医别录》

【来源】为豆科植物扁豆 *Dolichos lablab* L. 的种子。主产于江苏、河南、安徽等地。秋、冬两季采收成熟果实，晒干。取出种子，生用或炒用。

【性味归经】甘，微温。归脾、胃经。

【功效】健脾化湿，和中消暑。

【临床应用】

1. 脾气虚证　本品补脾不腻、除湿不燥，故为健脾化湿良药，用于脾虚有湿导致的体倦乏力、食少便溏或泄泻，以及妇女脾虚湿浊下注、白带过多等，多配伍人参、茯苓、白术等，如参苓白术散。

2. 暑湿证　本品能健脾化湿、消暑和中，治暑湿所致的吐泻、胸闷腹胀，可单用本品水煎服；若偏于暑热夹湿者，配伍荷叶、滑石等药；治夏月乘凉饮冷，外感于寒，内伤于湿之"阴暑"，配伍香薷、厚朴等药，如香薷散。

3. 食物中毒　治酒毒、河豚毒及某些药毒引起的呕吐或泄泻，可单用研末或水煎服。

【用法用量】煎服，9～15g。健脾止泻宜炒用，消暑解毒宜生用。

【使用注意】白扁豆含毒性蛋白，生用有毒，加热后毒性大大减弱，故生用研末服用宜慎。

甘草 Gancao
《神农本草经》

【来源】为豆科植物甘草 *Glycyrrhiza uralensis* Fisch.、胀果甘草 *Glycyrrhiza inflata* Bat. 或光果甘草 *Glycyrrhiza glabra* L. 的干燥根及根茎。主产于内蒙古、新疆、甘肃等地。春、秋采挖，以秋季采者为佳，晒干。切厚片，生用或蜜炙用。

【性味归经】甘，平。归心、肺、脾、胃经。

【功效】补脾益气，祛痰止咳，缓急止痛，清热解毒，调和诸药。

【临床应用】

1. 脾气虚证，心气虚证　本品补益脾气之力虽不强，但作为辅助药能"助参芪成气虚之功"，治脾气虚弱所致食少便溏、倦怠乏力，配人参、白术等，如四君子汤、参苓白术散；本品能补益心气、益气复脉，治心气不足之心动悸、脉结代，常配人参、桂枝等，如炙甘草汤；治心虚肝郁、心神失主所致妇人脏躁、悲伤欲哭，配小麦、大枣，如甘麦大枣汤。

2. 咳嗽气喘　本品能止咳，兼能祛痰，还略具平喘作用。可配伍用于寒热、虚实多种咳喘，有痰、无痰均宜，轻症单用有效。治风寒咳嗽，配伍麻黄、杏仁等，如三拗汤；治肺热咳喘，配石膏、麻黄等药，如麻杏甘石汤；治寒痰咳喘，配干姜、细辛等药，如苓甘五味姜辛汤；治湿痰咳嗽，配半夏、陈皮等药，如二陈汤；治肺燥咳嗽，配桑叶、石膏等药，如清燥救肺汤。

3. 脘腹、四肢挛急疼痛　本品有良好的缓急止痛作用，常与白芍相须为用，组成芍药甘草汤。临床常以芍药甘草汤为基础，随证配伍用于多种原因所致的脘腹、四肢挛急作痛。治脾胃虚寒之腹部拘急疼痛，配饴糖、桂枝等药，如小建中汤；治肝郁胁痛，配柴胡、当归等药，如逍遥散；治湿热泻痢腹痛，配黄芩、黄连等药，如芍药汤。

4. 热毒疮疡，咽喉肿痛及药物、食物中毒　本品甘平，生用长于清热解毒，临床应用十分广泛。治热毒疮疡，单用内服、外敷均效或配金银花、连翘等药，如仙方活命饮；治阴疽，漫肿不溃或久不收口者，配熟地、肉桂等药，如阳和汤；治咽喉肿痛属风热者配桔梗、射干等药，如甘桔射干汤，属热毒炽盛者配板蓝根、桔梗等，如甘桔汤；用于食物中毒，可单用或与绿豆同用；本品对附子、砒霜等多种药物或食物所致的中毒有一定解毒作用。

5. 调和药性　甘草在复方中作为佐使药使用，以缓和药物的烈性、刺激性，减轻毒副作用，还可调和脾胃。本品性平得中和之性，与寒凉药同用可缓其寒，防止寒凉伤胃；与温热药同用可缓其药性，防止燥热伤阴；与有毒药同用可解其毒，防止毒邪伤及正气；其甜味浓郁，可矫正方中药物的滋味，故有"国老"之美誉。如调味承气汤用甘草缓和大黄、芒硝之性，使其泻下不致太猛；半夏泻心汤，甘草与温热药半夏、干姜以及寒凉药黄芩、黄连同用，又能调和寒热、平调升降。

【用法用量】煎服，2~10g。清热解毒宜生用，补气、缓急宜炙用。

【使用注意】不宜与京大戟、芫花、甘遂、海藻同用。本品有助湿壅气之弊，湿盛胀满、水肿者不宜用。大剂量久服可导致水钠潴留，引起浮肿。

大枣 Dazao
《神农本草经》

【来源】为鼠李科植物枣 *Ziziphus jujuba* Mill. 的干燥成熟果实。主产于河北、河南、山东等地。秋季果实成熟时采收，晒干。生用。

【性味归经】甘，温。归脾、胃、心经。

【功效】补中益气，养血安神。

【临床应用】

1. 脾气虚弱证　本品为具有营养作用的补脾益气药，适用于脾气虚弱、营养不良之消瘦、倦怠乏力、便溏。单用有效，若气虚乏力较甚，宜与人参、白术、茯苓等补脾益气药配伍。

2. 血虚萎黄　本品甘温，补益脾胃，化生营血，治脾虚所致气虚血少、面色萎黄、心悸失眠者，配人参、当归等药，如八珍汤。

3. 脏躁及失眠证　本品有益气养心安神的功效，为治疗营血亏虚、心神无主之脏躁的要药。单用有效，亦可与小麦、甘草同用，如甘麦大枣汤；亦可治疗虚劳烦闷不得眠。

此外，本品味甘，能补能缓，与部分药性峻烈或有毒药物同用，可保护胃气，缓和毒烈药性，如十枣汤、葶苈大枣泻肺汤，两方中用大枣可缓和大戟、甘遂、芫花、葶苈子的峻烈之性。

【用法用量】劈破煎服，6～15g。

【使用注意】实热、湿热、痰热、气滞或湿盛中满者忌服。

红景天 Hongjingtian
《四部医典》

【来源】为景天科植物大花红景天 *Rhodiola crenulate*（Hook. f. et Thoms）H. Ohba 的干燥根和根茎。主产于西藏、云南、青海、四川、吉林等地。秋季花茎凋枯后采挖，除去粗皮，洗净，晒干。切段，生用。

【性味归经】甘、苦，平。归心、肺经。

【功效】益气活血，通脉平喘。

【临床应用】

1. 脾气虚证 本品能够补脾气，治脾气虚弱，体倦乏力，可单用，或与白术、芡实等配伍。

2. 肺热证 本品味苦，能够清肺热，治肺热咳嗽、咯血者，可单用；或配伍贝母、知母、阿胶等配伍。

3. 血瘀证 本品既能补脾气，又能活血，用治气虚血瘀之胸痹心痛、中风偏瘫，配伍黄芪、西红花、当归、胆南星、地龙等。外用还可治跌打损伤及烧烫伤。

【用法用量】煎服，3～6g。外用适量。

蜂蜜 Fengmi
《神农本草经》

【来源】为蜜蜂科昆虫中华蜜蜂 *Apis cerana* Fabricius 或意大利蜂 *Apis mellifera* Linnaeus 所酿的蜜。全国大部分地区均产，以广东、云南、福建、江苏、浙江等省产量较大。春至秋季采收，过滤后用。

【性味归经】甘，平。归肺、脾、大肠经。

【功效】补中，润燥，止痛，解毒。外用：生肌敛疮。

【临床应用】

1. 中虚脘腹挛急疼痛 本品既益气补中，又缓急止痛。治脾胃虚弱，脘腹挛急作痛者，可单用，或与白芍、甘草等同用，以增强疗效。本品临床多作为补脾益气丸剂、膏剂的赋型剂，或作为炮制补脾益气药的辅料。

2. 肺虚燥咳、肠燥便秘 本品上能润肺而止咳，下能滑肠以通便。治肺虚燥咳，配伍人参、生地黄等，如琼玉膏；治肠燥便秘，单用本品 30～60g 冲服即效，或与当归、火麻仁等同用，或制成栓剂外用，如蜜煎导法。因其有润肺止咳之效，本品临床多作为炮制止咳药的辅料，或作为润肺止咳类丸剂或膏剂的赋型剂。

3. 解乌头类药毒 服乌头类药物中毒者，大剂量服用本品，有一定的解毒作用。另外，本品与乌头类药物同煎，可降低其毒性，如《金匮要略》治历节不可屈伸疼痛的"乌头汤"，以蜜先行另煎乌头，即可减轻乌头的毒性。

4. 疮疡不敛、烧烫伤 本品治疗疮疡、烫伤，外用有生肌敛疮之功，用治疮疡不敛、烧烫伤，单用或复方均效。

另外，本品味甘甜美，可矫味矫臭，能与药物起协同作用，增强疗效，又能缓和药性。还常与生姜配伍，入解表剂中以调和营卫，入小建中汤、炙甘草汤、平胃散等方剂中以调和气血、调和阴阳或调和脾胃。

【用法用量】煎服或冲服，15～30g。制丸剂、膏剂或栓剂等，随方适量。外敷疮疡不敛、水火烫伤等适量。

【使用注意】本品助湿壅中、滑肠，凡湿阻中满、湿热壅滞、便溏或泄泻者慎用。

第二节　补阳药

本类药物多甘温、咸温，主入肾、肝、脾、心经，具有补助阳气之功。阳虚证包括心阳虚、脾阳虚、肾阳虚等证。"肾为先天之本"，肾阳又称元阳，对人体脏腑经络具有温煦生化作用，是人体生命活动的原动力，阳虚诸证与肾阳不足密切相关。故本节介绍的补阳药，主要是指补助肾阳的药物，用于肾阳虚证。

肾藏精，主生长发育、生殖，主水，主纳气。肾阳不足，症见畏寒肢冷、腰膝酸软、精神萎靡、口淡不渴、遗精滑精、遗尿尿频、阳痿早泄、宫冷不孕、小便清长或浮肿、小便不利；肾阳虚，肾不纳气而致咳嗽气喘、呼多吸少；下元虚冷，冲任失调之崩漏、带下清稀；肾阳虚肾精亏虚而致头晕目眩、耳鸣耳聋、须发早白、筋骨痿软、小儿发育不良、齿迟行迟、囟门不合；肾阳虚衰，火不暖土，脾失温运，导致黎明泄泻、腹中冷痛、舌淡胖、苔白滑、脉沉弱等。

部分药物分别兼具祛风湿、强筋骨、固精、缩尿、止泻、润肠通便、利尿、固冲任、平喘、止嗽、益精、补血等功效。

使用本类药物，若兼气虚，多配伍补脾益肺气之品；若兼心阳虚、脾阳虚，多配伍温里药；兼阴血亏虚，多与滋阴养血药配伍，使"阳得阴助，生化无穷"。

本类药物甘温性燥，易助火伤阴，故阴虚火旺者不宜使用。

鹿茸 Lurong
《神农本草经》

【来源】为鹿科动物梅花鹿 *Cervus nippon* Temminck 或马鹿 *Cervus elaphus* Linnaeus 的雄鹿头上未骨化密生茸毛的幼角。前者习称"花鹿茸"，主产于吉林、辽宁、河北等省；后者习称"马鹿茸"，主产于青海、新疆、黑龙江等地。夏、秋二季锯取或砍取鹿茸，经加工后，阴干或烘干。用时燎去毛，刮净，横切薄片，或劈成块，研细粉用。

【性味归经】甘、咸，温。归肾、肝经。

【功效】壮肾阳，益精血，强筋骨，调冲任，托疮毒。

【临床应用】

1. 肾阳虚证　本品能峻补元阳，益精血，为温肾壮阳、补督脉、益精血的要药。治肾阳不足、精血亏虚之畏寒肢冷、阳痿早泄、宫冷不孕、小便频数、腰膝酸痛、头晕耳聋、精神疲乏等症，可单用研末服，也常与人参、熟地、枸杞子等同用，以增强疗效，如参茸固本丸。

2. 精血不足证　本品能补肾助阳、益精补血，为血肉有情之品，治肝肾精血不足所致的成人早衰及小儿发育不良、囟门不合、齿迟行迟等。常与熟地、山茱萸、山药等同用，如加味地黄丸。

3. 冲任不固，崩漏带下　本品能补益肝肾、调理冲任，尤宜于冲任虚寒所致的崩漏不止、带下过多。治肝肾不足，冲任虚寒，带脉失固，崩漏不止，量多色黑，常配乌贼骨、龙骨、川续断等，如鹿茸散；治冲任虚寒，带下过多，常与狗脊、白蔹等同用。

4. 疮疡内陷，久溃不敛，脓出清稀　本品能补肾阳，益精血，托毒外出。用于疮顶塌陷、难溃难腐，常与黄芪、肉桂、当归等同用；治疮疡后期、久溃不敛，可用本品研末外敷。

【用法用量】研末冲服，1~2g，分3次冲服；或入丸、散剂。

【使用注意】服用本品宜小量开始，缓缓增加，不宜骤用大量，以免阳升风动，伤阴动血，而致衄血、吐血、尿血、目赤、头晕、中风等证。阴虚阳亢、血分有热、肺有痰热、胃火炽盛、外感热病者忌用。

【附药】

鹿角　为鹿科动物梅花鹿或马鹿已骨化的角或锯茸后翌年春季脱落的角基。味咸，性温。归肾、肝经。功能温肾阳，强筋骨，行血消肿。用于治疗肾阳不足，阳痿遗精，腰脊冷痛，阴疽疮疡，乳痈初起，瘀血肿痛等症。煎服，6~15g。阴虚火旺者忌服。

鹿角胶　为鹿角经水煎煮、浓缩制成的固体胶。味甘、咸，性温。归肾、肝经。功能温补肝肾，益精养血。用于治疗肾阳虚，精血不足所致腰膝酸冷、阳痿遗精、虚劳羸瘦、崩漏下血、便血尿血、阴疽肿痛等症。烊化兑服，3~6g。阴虚火旺者忌服。

鹿角霜　为鹿角去胶质的角块。味咸、涩，性温。归肝、肾经。功能温肾助阳，收敛止血。用于治疗脾肾阳虚，食少吐泻，白带过多，遗尿尿频，崩漏下血；外用治疗创伤出血、疮疡不敛等症。煎服，9~15g。宜先煎。外用适量。

淫羊藿 Yinyanghuo
《神农本草经》

【来源】为小檗科植物淫羊藿 *Epimedium brevicornum* Maxim.、箭叶淫羊藿 *Epimedium sagittatum* (Sieb. et Zucc.) Maxim.、柔毛淫羊藿 *Epimedium pubescens* Maxim. 或朝鲜淫羊藿 *Epimedium koreanum* Nakai 的干燥叶。主产于陕西、吉林、辽宁、山西等地。夏、秋季茎叶茂盛时采割，除去粗梗及杂质，晒干。切丝，生用或加羊脂油炙用。

【性味归经】辛、甘，温。归肝、肾经。

【功效】补肾阳，强筋骨，祛风湿。

【临床应用】

1. 肾阳不足，阳痿宫冷　本品性温燥烈，长于补肾壮阳。不仅能壮阳起痿，还能改善肾阳虚所致精子生成减少、活动低下或畸形。主要用于肾阳虚之男子阳痿不育，单用本品浸酒服，也常与熟地、枸杞子、仙茅等同用；治妇人宫冷不孕，配鹿茸、当归等药。

2. 筋骨痿软、风湿久痹　本品辛温散寒，祛风胜湿，强筋骨，可用于风湿痹痛、筋骨不利及肢体麻木。因其长于温补肾阳，兼能强筋骨，尤宜于风湿痹证、久病及肾，或素体肾阳不足、筋骨不健又患风湿痹证者，常与威灵仙、川芎、肉桂等同用，如仙灵脾散。

此外，本品还能降血压，可用于高血压有阳虚表现者。治妇女围绝经期高血压病属阴阳两虚者，可与仙茅、巴戟天、知母、黄柏等同用。

【用法用量】煎服，6~10g；或入丸、散、酒剂。补肾阳宜炙用，祛风湿宜生用。

【使用注意】本品燥烈，伤阳助火，阴虚火旺及湿热痹证忌用。

仙茅 Xianmao
《海药本草》

【来源】为石蒜科多年生植物仙茅 *Curculigo orchioides* Gaertn. 的干燥根茎。主产于四川、云南、贵州等地。秋、冬二季采挖，晒干。切段生用。

【性味归经】辛，热；有毒。归肾、肝、脾经。

【功效】补肾阳，强筋骨，祛寒湿。

【临床应用】

1. 肾阳不足，命门火衰证　本品辛热燥烈，善补命门而助肾阳。治肾阳虚衰之阳痿精冷、遗尿尿频等，常配淫羊藿、巴戟天等，如仙茅酒。

2. 肾阳虚衰，腰膝酸软，冷痛或寒湿久痹　本品辛散燥烈，能强筋骨，散寒湿。治肝肾不足，腰膝酸痛，筋骨痿软，配巴戟天、杜仲、淫羊藿等药；治寒湿久痹，多与杜仲、独活、附子等配伍。

此外，本品能补命门之火以温煦脾阳而止泻，用于脾肾阳虚之冷泻，常与干姜、补骨脂等配伍。

【用法用量】煎服，3~10g。

【使用注意】本品燥烈有毒，用时当慎。阴虚火旺者忌用。本品对中枢神经系统有抑制作用，过量服用可引起心脏抑制、心律失常等中毒反应。

巴戟天 Bajitian
《神农本草经》

【来源】为茜草科植物巴戟天 *Morinda officinalis* How 的干燥根。主产于广东、广西、福建等地。全年均可采挖，晒干，蒸透，除去木心者，称"巴戟肉"。切段，干燥，生用或盐水炙用。

【性味归经】甘、辛，微温。归肾、肝经。

【功效】补肾阳，强筋骨，祛风湿。

【临床应用】

1. 肾阳虚证　本品补肾阳之力温和，温而不热，略具益精作用，古方中将本品广泛用于肾阳虚所致多种证候。治肾阳虚阳痿、不孕、遗精滑精，常与枸杞子、淫羊藿、仙茅等同用，如赞育丸；治下元虚冷，宫冷不孕，月经不调，少腹冷痛，常与肉桂、吴茱萸、高良姜等同用，如巴戟丸。

2. 风湿痹痛、筋骨痿软　本品能强筋骨，祛风湿，可用于风湿痹证。对久患风湿、久病及肾、筋骨不健，或素体肾阳不足、筋骨不健又患风湿痹证者，其祛风湿、补肾阳、强筋骨三种作用可协同奏效，故尤为适宜。常与附子、牛膝等补肾阳、强筋骨、益精血、散寒止痛之品同用。

此外，本品还有一定的降压作用。适用于高血压兼有肾阳不足表现者。

【用法用量】煎服，3~10g。

【使用注意】阴虚火旺及湿热者忌服。

知识链接

比较巴戟天、淫羊藿、仙茅的功用异同

相同点：仙茅、巴戟天、淫羊藿味辛，药性温热，归肝、肾经，均能补肾阳、强筋骨，祛风湿，可用治肾阳虚之阳痿宫冷、不孕、尿频及肾虚兼风湿之腰膝疼痛，软弱无力等症。

不同点：巴戟天质较柔润，辛甘微温，温而不燥，补而不滞，兼养益精血，多用于妇女宫冷，月经不调，少腹冷痛；其强壮筋骨功效较佳，一般风湿痹痛少用。淫羊藿辛甘性温，温燥之性强于巴戟天，其补命火、祛风湿而通痹作用较为突出，还有祛痰止咳的作用，可治疗咳嗽有痰之证。仙茅辛热有毒，药性最为燥烈，是补肾阳之峻剂，其补命火、壮肾阳、暖腰膝、除寒湿功效尤为明显，但本品燥烈有小毒，只可暂用，不可久服，久服唇焦口燥，有伤阴之弊。

冬虫夏草 Dongchongxiacao
《本草从新》

【来源】为麦角菌科真菌冬虫夏草菌 *Cordyceps sinensis*（Berk.）Sacc. 寄生在蝙蝠蛾科昆虫幼虫尸体的干燥复合体。主产于四川、西藏、青海等地。初夏子座出土，孢子未发散时挖取，晒至六七成

干，除去似纤维状的附着物及杂质，晒干或低温干燥。生用。

【性味归经】甘，平。归肺、肾经。

【功效】补肾益肺，止血化痰。

【临床应用】

1. 阳痿遗精、肾虚腰痛 本品既能补肾阳，又能益肾精。对肾阳不足、肾精亏虚所致阳痿遗精，早泄精薄，腰膝酸痛，有一定壮阳起痿填精之效，可单用浸酒服，或与菟丝子、巴戟天、淫羊藿等补肾益精壮阳之品同用。

2. 久咳虚喘、劳嗽痰血 本品既补肾阳，又益肺阴，止血化痰，为治肺肾两虚之久咳虚喘、劳嗽咯血的要药。治肺阴虚所致劳嗽痰血，常配伍沙参、川贝母、阿胶等；治肺肾气虚，喘咳短气，常与人参、胡桃肉、蛤蚧等同用。

此外，本品甘平，不燥烈，不滋腻，治病后体虚不复，易感外邪，自汗恶寒者，用本品与鸭、鸡、猪肉等炖服，或为散剂常服，有补虚扶弱、滋养强壮之功。

【用法用量】煎服，3~9g；或入丸、散、酒剂。

补骨脂 Buguzhi
《药性论》

【来源】为豆科植物补骨脂 *Psoralea corylifolia* L. 的干燥成熟果实，又名"破故纸"。主产于河南、四川、陕西等地。秋季果实成熟时采收果序，晒干，搓出果实。生用或盐水炙用。

【性味归经】辛、苦，温。归肾、脾经。

【功效】温肾助阳，纳气平喘，温脾止泻。外用：消风祛斑。

【临床应用】

1. 肾阳不足，遗精遗尿，腰膝冷痛 本品辛苦温燥，能温肾助阳、固精缩尿，用于肾阳不足、命门火衰所致阳痿遗精、遗尿尿频、腰膝冷痛等症。治阳痿、遗精，常与菟丝子、鹿角胶等同用；治遗尿、尿频，常与益智仁同用；治腰膝冷痛，起坐艰难，不能转侧，配杜仲、核桃仁等药，如青蛾丸；治妊娠腰痛，与胡桃肉同用。

2. 肾不纳气，虚寒喘咳 本品除补肾阳外，兼能平喘，对于肾不纳气所致虚喘，有标本兼顾之效，故较为多用，常与附子、肉桂、沉香等温肾散寒、纳气平喘之品配伍。

3. 久泻久痢，五更泄泻 本品既能补肾阳、温脾阳以治本，又能止泻以治标，故为治脾肾阳虚五更泄泻的要药，常与肉豆蔻、五味子、吴茱萸同用，如四神丸。

此外，由于本品补肾健骨，强腰壮膝，治疗跌打损伤，配红花、当归等药；治关节脱臼，配茴香、辣桂，热酒送服；治肾虚牙痛，外用效好。治疗白癜风、斑秃等多种皮肤病，研末，用酒制成20%~30%酊剂，外涂局部。

【用法用量】煎服，6~10g。外用适量。盐补骨脂偏于补肾纳气，宜内服；生品辛热燥性较强，外治多用。

【使用注意】本品温燥，助火伤阴，阴虚火旺者，实热、湿热证患者不宜服用。

益智 Yizhi
《本草拾遗》

【来源】为姜科植物益智 *Alpinia oxyphylla* Miq. 的干燥成熟果实。主产于海南、广东、广西等地。夏、秋间果实由绿变红时采收，晒干或低温干燥。生用或盐水炙用，用时捣碎。

【性味归经】辛，温。归肾、脾经。

【功效】暖肾固精缩尿，温脾止泻摄唾。

【临床应用】

1. 下元虚寒之遗精、遗尿、尿频 本品暖肾助阳，性兼收涩，以缩尿见长，治疗下元虚寒所致小便频数、遗尿、遗精等。治遗精，可配伍补骨脂、龙骨、金樱子等；治遗尿或夜尿频多，常与山药、乌药等同用，如缩泉丸。

2. 脾胃虚寒之腹痛泄泻，口多涎唾 本品长于温脾摄唾，既能止泻，又能温中，用于中气虚寒之口多涎唾、腹中冷痛、泄泻等。治泄泻，常与白术、干姜等同用；治口多涎唾或小儿流涎不禁，常与党参、白术、陈皮等同用。

【用法用量】煎服，3~10g。

【使用注意】阴虚火旺，或因热而遗精、尿频者忌用。

菟丝子 Tusizi
《神农本草经》

【来源】为旋花科寄生植物南方菟丝子 *Cuscuta australis* R. Br. 或菟丝子 *Cuscuta chinensis* Lam. 的干燥成熟种子。主产于江苏、辽宁、吉林、河北、山东等地。秋季果实成熟时采收植株，晒干，打下种子，除去杂质。生用或盐水炙用。

【性味归经】辛、甘，平。归肝、肾、脾经。

【功效】补益肝肾，固精缩尿，安胎，明目，止泻；外用：消风祛斑。

【临床应用】

1. 肾虚诸证 本品既补肾阳，又补肾阴，有固精缩尿的功效，用于肾虚不固所致的阳痿遗精、遗尿尿频、尿有余沥、腰膝酸软、带下等。治阳痿遗精，常与五味子、枸杞子、覆盆子等同用，如五子衍宗丸；治遗尿尿频、尿有余沥，常与五味子、桑螵蛸、鹿茸等同用，如菟丝子丸；治肾虚腰膝酸软，配杜仲、桑寄生等；治肾虚不固之带下、尿浊，配茯苓、莲子等药，如茯菟丸。

2. 肾虚胎漏，胎动不安 本品有补肝肾、固胎元之效。常与桑寄生、续断、阿胶等同用，如寿胎丸。

3. 肝肾不足，两目昏花 本品能补肝益精明目，用于肝肾不足、目失所养而致的目昏目暗、视力减退，常与枸杞子、车前子、熟地黄等同用，如驻景丸。

4. 脾肾阳虚，大便溏泄 本品能温肾补脾而止泻，治脾肾两虚之泄泻，配补骨脂、砂仁等药；治脾虚便溏，常配人参、白术、山药等以健脾止泻。

此外，本品外用能消风祛斑，酒浸外涂，对白癜风有一定疗效。

【用法用量】煎服，6~12g。外用适量。

【使用注意】阴虚火旺、大便燥结、小便短赤者不宜服。

杜仲 Duzhong
《神农本草经》

【来源】为杜仲科植物杜仲 *Eucommia ulmoides* Oliv. 的干燥树皮。主产于四川、云南、贵州等地。4~6月剥取，刮去粗皮，堆置"发汗"至皮内呈紫褐色，晒干。切块或丝，生用或盐水炙用。

【性味归经】甘，温。归肝、肾经。

【功效】补肝肾，强筋骨，安胎。

【临床应用】

1. 肾虚腰痛、阳痿、遗尿尿频 本品甘温，为补肝肾、强筋骨之要药，又能止痛，尤长于治疗腰痛。治肾虚腰痛，可单用本品，水、酒各半煮服，或配补骨脂、核桃仁等药，如青蛾丸；治肾虚阳痿、精冷不固、小便频数等，常与鹿茸、菟丝子等同用。

2. 胎漏、胎动不安、滑胎 本品善补肝肾，固冲任以安胎。长于补阳暖宫，主要适用于肾阳不足、冲任不固、胎失所养导致的胎动不安等证。治肾虚胎动不安、胎漏下血，常与菟丝子、续断等补肾安胎之品同用；治滑胎，常与续断、黄芪、当归等补肾安胎、补益气血之品同用；治劳役伤胎、胎动不安，常与当归、川芎、阿胶、菟丝子等活血、养血、安胎之品同用。

此外，本品还能降血压，尤宜于老年肝肾不足而血压升高者，可单用，也可与石决明、黄芩、钩藤等配伍；肝火偏盛者，可配伍夏枯草、菊花等。

【用法用量】煎服，6～10g。盐水炙后，有效成分易于溶出，故疗效较生用更佳。

【使用注意】阴虚火旺及大便燥结者忌用。

续断 Xuduan
《神农本草经》

【来源】为川续断科植物川续断 *Dipsacus asper* Wall. ex Henry 的干燥根。主产于四川、湖北、湖南等地。以四川、湖北产的质量较佳，湖北产量最大，野生、栽培均有。秋季采挖，烘干。切片，生用。

【性味归经】苦、辛，微温。归肝、肾经。

【功效】补肝肾，强筋骨，续折伤，止崩漏。

【临床应用】

1. 肝肾不足之腰膝酸软、风寒湿痹 本品既能补益肝肾，又能行血脉，有补而不滞的特点，用于肝肾不足所致腰膝酸软、风湿痹痛等。治肝肾不足、腰膝酸软，常与牛膝、杜仲等同用；治肝肾不足，兼风寒湿痹，常配川乌、防风等，如续断丸。

2. 跌扑损伤，筋伤骨折 本品能强筋骨、续折伤，善活血祛瘀，用于跌打损伤、瘀肿疼痛、骨折、习惯性关节脱位等，为外科、伤科常用药。常与骨碎补、血竭、自然铜等同用。

3. 崩漏下血、胎动不安 本品有补肝肾、调冲任、止血安胎之效。治崩漏经多，可与黄芪、地榆、艾叶等同用；治胎漏下血、胎动欲坠或习惯性流产，常与桑寄生、菟丝子、阿胶同用。

此外，本品还可治痈肿疮疡，血瘀肿痛，如配蒲公英，治乳痈乳痛。

【用法用量】煎服，9～15g；或入丸、散剂。酒续断偏于行血脉，通经络；盐续断引药下行，偏于补肝肾；续断炭偏于止血安胎。

【使用注意】阴虚火旺者慎用。

知识链接

比较杜仲、续断的功用异同

共同点：杜仲、续断二药均归肝、肾经，药性偏温，均能补肝肾、强筋骨、安胎，治肝肾不足之腰膝酸痛、下肢痿软、筋骨无力及肝肾亏虚、下元虚冷、冲任不固之胎动不安、胎漏下血、习惯性堕胎等。

不同点：杜仲温补肾阳之力胜于续断，常用于肾阳虚阳痿、尿频等；且有降血压作用，为治高血压病肝肾不足常用药。续断辛行苦泄，补肝肾、强筋骨、安胎作用虽不及杜仲，但补中有消，补而不滞，能行血脉、消肿止痛而疗伤续折，为治跌打损伤、筋伤骨折肿痛之良药；又能止血，可用治崩漏、月经过多等。

肉苁蓉 Roucongrong
《神农本草经》

【来源】 为列当科植物肉苁蓉 *Cistanche deserticola* Y. C. Ma 或管花肉苁蓉 *Cistanche tubulosa* (Schenk) Wight 干燥带鳞叶的肉质茎。主产于内蒙古、甘肃、新疆等地。多于春季苗刚出土时或秋季冻土之前采挖,除去花序,切段,晒干。生用或酒炙用。

【性味归经】 甘、咸,温。归肾、大肠经。

【功效】 补肾阳,益精血,润肠通便。

【临床应用】

1. 肾阳不足,精血亏虚证 本品补肾阳、益精血,补而不燥,药力和缓,用于肾阳不足、精血亏损的阳痿、不孕、腰膝冷痛、筋骨无力等。治阳痿,常与菟丝子、五味子同用;治不孕,常与熟地、紫河车同用;治腰膝酸软,筋骨无力,常与巴戟天、杜仲同用,如金刚丸。

2. 肠燥便秘 本品具有平和的润肠通便作用,尤宜于老人或精亏血虚之肠燥便秘。可单用大剂量煎服,也常与当归、枳壳等同用,如济川煎。

【用法用量】 煎服,6~10g;单味大剂量煎服,可用至30g。

【使用注意】 阴虚火旺,实热积滞及湿热者忌服。

锁阳 Suoyang
《本草衍义补遗》

【来源】 为锁阳科植物锁阳 *Cynomorium songaricum* Rupr. 的干燥肉质茎。主产于内蒙古、甘肃、青海、新疆等地。春季采挖,除去花序,晒干。切薄片,生用。

【性味归经】 甘,温。归肝、肾、大肠经。

【功效】 补肾阳,益精血,润肠通便。

【临床应用】

1. 肾阳不足,精血亏虚证 本品甘温,入肾经,善补肾阳、益精血。治肾阳不足,精血亏虚之阳痿遗精、精冷不育,配巴戟天、补骨脂、菟丝子等药;治梦遗滑精,目眩耳聋,四肢乏力,配鹿角霜、杜仲等药;治腰膝酸软,筋骨无力,配熟地黄、龟甲等药,如虎潜丸。

2. 肠燥便秘证 治肠燥便秘,尤宜于老人,或病后肠燥便秘属肾阳不足、精血亏虚者,配肉苁蓉、火麻仁、当归等药。

本品功用与肉苁蓉相似,但性较温燥,壮阳之功较肉苁蓉略强,而润肠作用逊之,常与之相须为用。

【用法用量】 煎服,5~10g。

【使用注意】 阴虚火旺,脾虚泄泻及实热便秘者不宜服用。

知识链接

比较鹿茸、肉苁蓉、锁阳的功用异同

共同点:鹿茸、肉苁蓉、锁阳三药均为甘温之品,皆归肾经,能补肾阳,益精血,用治肾阳不足、精血亏虚之证。

不同点:鹿茸补益力最峻,为壮肾阳、补督脉、益精血之要药;能补肝肾精血而强筋骨,用治筋骨痿软、小儿发育不良、囟门不合、齿迟行迟;又能温阳补精、托毒生肌,用治疮疡内陷不起或久溃不敛;还善补肝肾、调冲任而固崩止带,用于冲任虚寒、带脉不固之崩漏不止、带下清稀量多。肉苁蓉、锁阳虽补肾阳、益精血之力弱于鹿茸,但质地滋润,又归大肠经,能润肠通便,为治肾阳不足、精血亏虚之肠燥便秘的良药。

沙苑子 Shayuanzi

《本草衍义》

【来源】 为豆科植物扁茎黄芪 *Astragalus complanatus* R. Br. 的干燥成熟种子，又名"沙苑蒺藜"、"潼蒺藜"。主产于陕西、山西等地。秋末冬初果实成熟尚未开裂时采割植株，打下种子，晒干。生用或盐水炙用。

【性味归经】 甘，温。归肝、肾经。

【功效】 补肾助阳，固精缩尿，养肝明目。

【临床应用】

1. 肾虚所致腰痛、遗精、遗尿、带下 本品补肾固精、缩尿，能补能涩，有标本兼顾之效，用于肾虚之腰痛、遗精早泄、小便余沥、白浊带下等。治肾虚腰痛，下元虚冷，可单用本品或配杜仲、续断等药；治遗精早泄、小便余沥、白浊带下，常与芡实、莲子、煅龙骨等同用，如金锁固精丸；治肾虚精亏之阳痿，配淫羊藿、补骨脂等药。

2. 肝肾不足之眩晕目昏 本品既能温补肝肾，又能明目，用于肝肾不足所致眩晕目昏，常与枸杞子、菟丝子、熟地黄、菊花等同用。

【用法用量】 煎服，9～15g。生用偏于养肝明目，盐炙偏于补肾固精。

【使用注意】 阴虚火旺及小便短赤者慎用。

知识链接

比较沙苑子、菟丝子的功用异同

共同点：沙苑子、菟丝子均能补肾助阳，固精缩尿，养肝明目，用治肝肾不足，腰膝酸痛，阳痿遗精，遗尿尿频，带下白浊及目暗不明，头昏眼花等症。

不同点：沙苑子甘温不燥，长于固涩，多用于遗精遗尿，带下白浊之症；菟丝子辛甘性平，不温不燥，既能补肾阳，又能益阴精，是平补肝、肾、脾三经良药，兼能补脾止泻、安胎，用治脾肾阳虚泄泻及胎元失固、胎动下血等病症；外用还可消风祛斑，用于白癜风。

蛤蚧 Gejie

《雷公炮炙论》

【来源】 为壁虎科动物蛤蚧 *Gekko gecko* Linnaeus 的干燥体。主产于广西、广东、云南等地。全年均可捕捉，除去内脏，拭净，用竹片撑开，低温干燥。生用或炒酥研末。

【性味归经】 咸，平。归肺、肾经。

【功效】 补肺益肾，纳气定喘，助阳益精。

【临床应用】

1. 肺肾两虚之劳嗽虚喘 本品长于补肺气、助肾阳、定喘咳，为治劳嗽虚喘之要药。治肾不纳气之虚喘，常与人参、杏仁、贝母等同用，如人参蛤蚧散。

2. 肾虚阳痿 本品补肾阳、益肾精，尤宜于肾阳不足、精血亏虚之阳痿。可单用浸酒服，也可与人参、鹿茸、淫羊藿等同用。

此外，本品还可用于肾虚早衰体弱，有补益强壮作用。

【用法用量】 煎服，3～6g；研末服，每次1～2g，日服3次；多入丸、散或酒剂。

韭菜子 Jiucaizi
《名医别录》

【来源】 为百合科植物韭菜 *Allium tuberosum* Rottl. ex Spreng. 的干燥成熟种子。全国各地均产。秋季果实成熟时采收果序，晒干，搓出种子。生用或盐水炙用。

【性味归经】 辛、甘，温。归肝、肾经。

【功效】 温补肝肾，壮阳固精。

【临床应用】

1. 肝肾不足，腰膝酸软冷痛 本品温补肝肾，药力和缓。用治肝肾不足，筋骨痿软，单用或配伍杜仲、巴戟天等。

2. 肾阳虚弱之阳痿遗精、遗尿尿频、白浊带下 本品甘温，略兼涩性，于温补之中又能固精止遗，缩尿止带。治阳痿遗精、遗尿尿频，单用空腹生吞一二十粒，盐汤送服或配补骨脂、益智仁等药；带下过多，单用，醋煮，焙干研末，炼蜜为丸服用或配白果、茯苓等药。

【用法用量】 煎服，3~9g。

【使用注意】 阴虚火旺者不宜服。

紫河车 Ziheche
《本草拾遗》

【来源】 为健康人的干燥胎盘 *Placenta Hominis*。将新鲜胎盘除去羊膜及脐带，反复冲洗至去净血液，蒸或置沸水中略煮后，干燥。切块或研粉用，亦可鲜用。

【性味归经】 甘、咸，温。归肺、肝、肾经。

【功效】 温肾补精，益气养血。

【临床应用】

1. 肾气不足、精亏血虚证 本品补肝肾、益精血，兼有补阳作用。用于肾气不足、精血亏虚之不孕、阳痿、遗精、头晕、耳鸣等，单用有效，但药力缓和，常与鹿茸、人参、当归、菟丝子等药同用。

2. 气血亏虚证 本品为血肉有情之品，能益气养血。治疗气血亏虚之消瘦、食少气短、面色萎黄及产后乳少等症，常与人参、当归、熟地、黄芪等同用。

3. 肺肾两虚之喘嗽 本品既能补益肺气，又能补肾纳气，为治肺肾两虚之虚喘证的良药，可单用或与人参、山药等同用；若兼阴虚内热，当配伍熟地、龟板、黄柏等养阴清热之品。

【用法用量】 研末或装入胶囊吞服，每次2~3g，每日2~3次。如用新鲜胎盘，每次半个至一个，炖服，一周2~3次。

第三节 补血药

本类药物性味甘温或甘平，质地滋润，主入心、肝、脾、肾等经，均具有补血的功效，用于各种血虚证。血虚证主要包括心血虚与肝血虚。心血虚常见面色无华，唇舌色淡，心悸怔忡，失眠多梦，健忘，脉细或结代等。肝血虚常见面色萎黄，头晕目眩，耳鸣，惊惕，两目干涩，视力减退，或肢体麻木、拘急、震颤；还可见妇女月经后期，量少色淡，甚至经闭，肌肤甲错，舌淡脉细等症。

部分药物兼能滋阴或滋养肝肾、生精填髓，可用于肝肾精血亏虚所致眩晕耳鸣、腰膝酸软、须发早白等。

临床使用补血药时，要注意血虚与阴虚、气虚的关系，血虚常可导致阴虚，如血虚兼阴虚者，补血药与补阴药同用；若血虚兼气虚者，补血药又当与补气药同用，以奏阳生阴长，气旺血生之效。

补血药多黏腻碍胃，影响消化，故凡湿浊中阻，脘腹胀满，食少便溏者，不宜应用；脾胃虚弱者，可与健脾消食药同用。

熟地黄 Shudihuang
《本草拾遗》

【来源】 为玄参科植物地黄 Rehmannia glutinosa Libosch. 的块根经加工炮制而成。主产于河南、浙江等地。以河南产量最大、质量最佳，为四大怀药之一。秋季采挖去芦头及须根，黄酒蒸至黑润而成，晒干。切厚片。

【性味归经】 甘，微温。归肝、肾经。

【功效】 补血滋阴，填精益髓。

【临床应用】

1. 血虚诸证 本品为补血要药，适用于血虚诸证，常与当归相须为用；又长于补阴，对阴血俱虚者有兼顾之效。血虚心失所养之心悸、健忘等常用本品补血以养心，与当归、酸枣仁、柏子仁等补血养心安神之品同用；治血虚肝失所养所致眩晕、耳鸣、两目干涩、视力减退、雀目、肢体麻木、拘急、震颤，妇女月经愆期、量少、色淡，经闭等，常与当归、白芍等同用，如四物汤；血虚兼气虚不摄，月经先期而至，量多色淡，配黄芪、人参，如圣愈汤；兼瘀血阻滞，月经量多色紫、质黏有块，配桃仁、红花等药，如桃红四物汤；治崩漏下血、少腹冷痛，可与阿胶、艾叶等同用，如胶艾汤。

2. 肝肾阴虚证 本品又为补阴要药，长于滋肾阴，兼能养肝阴，可广泛用于肝肾阴虚之腰膝酸软、骨蒸潮热、盗汗遗精、内热消渴诸证。常与山药、山萸肉等同用，如六味地黄丸。本品在滋阴剂中常居主药地位。

3. 肾精亏虚证 本品既能养血滋阴，又能填精益髓，适用于肾精亏虚所致小儿生长发育迟缓及成人早衰诸证。治小儿发育迟缓、骨髓不充而行迟，可与鹿茸等品同用；治成人早衰诸证、健忘、须发早白，配制首乌、怀牛膝、菟丝子等药，如七宝美髯丹；治精亏髓少所致小儿发育迟缓、五迟五软，配狗脊、龟甲等药，如虎潜丸；治肾虚咳喘，痰多而咸，配半夏、陈皮等药，如金水六君煎。

【用法用量】 煎服，9～15g。入丸、散、膏剂适量。

【使用注意】 本品性质滋腻，有碍消化，凡气滞痰多、脾胃虚弱、湿滞脾胃、脘腹胀满、食少便溏者忌服。

知识链接

比较鲜地黄、干地黄和熟地黄的功用异同

共同点：鲜地黄、干地黄和熟地黄三药均是玄参科植物地黄的块根，均能滋阴生津，治阴血津液亏虚诸证。

不同点：鲜生地是鲜品，甘苦大寒，滋阴力稍逊，而清热凉血、止渴除烦之功较强，且滋腻性较小，血热阴亏属热邪较盛者多用；干地黄，是鲜地黄经干燥而成，甘寒质润，长于滋阴，而清热凉血力较鲜生地为逊，滋腻性亦较小，用治肝肾阴虚之骨蒸潮热、遗精盗汗，血热津亏等证；熟地黄是干地黄加黄酒久蒸而成，味甘性微温，纯甘不苦，能补血滋阴，是补血的要药和滋阴的主药，填精益髓之功远超干地黄，凡一切精血阴液亏虚偏寒或偏热不甚者宜之，且滋腻性强，常与少量砂仁或陈皮同用，以保胃气，促进药力吸收。

何首乌 Heshouwu
《日华子本草》

【来源】为蓼科植物何首乌 *Polygonum multiflorum* Thunb. 的干燥块根。主产于河南、湖北、贵州、广西等地。秋、冬二季采挖，切片，晒干或微烘干，称"生首乌"；若以黑豆煮汁拌蒸，晒后变为黑色，称"制首乌"。

【性味归经】苦、甘、涩，微温。归肝、心、肾经。

【功效】何首乌：解毒，消痈，截疟，润肠通便；制何首乌：补肝肾，益精血，乌须发，强筋骨。

【临床应用】

1. 血虚诸证　治血虚萎黄、失眠健忘等，常配熟地黄、当归、酸枣仁等；治肝血不足所致两目干涩、视力减退，配熟地黄、枸杞子等药。

2. 肝肾精血亏虚证　制首乌能补肝肾、益精血，兼能收涩，且不寒、不燥、不腻，故为滋补良药。治肝肾精血亏虚之眩晕耳鸣、须发早白、腰膝酸软、肢体麻木，可单用本品或配当归、枸杞子、菟丝子等，如七宝美髯丹；治肝肾不足，耳鸣重听、头晕眼花、四肢酸麻、腰膝无力者，配桑椹、地黄等药，如首乌延寿丹。

3. 久疟不止　生首乌补益力弱且不收敛，有截疟之效，可治气血两虚、久疟不止，常与当归、人参、陈皮等同用，如何人饮。

4. 疮痈瘰疬，风疹瘙痒，肠燥便秘　生首乌性偏凉，善解毒消痈，内服外用均可。治疮痈，单用或配金银花、连翘、苦参等药；治瘰疬，配夏枯草、玄参等药；治瘰疬流注、缠绵难愈、阴血亏虚之证，单用内服，并以合首乌叶捣敷患处；治风疹瘙痒，配防风、苦参、薄荷等药煎汤外洗；治血虚肠燥便秘，配肉苁蓉、当归、火麻仁等药。

此外，本品能化浊降脂，可用于治疗高脂血症、高血压病、冠心病等，常与桑寄生、丹参等同用。

【用法用量】制何首乌：煎服，6～12g；何首乌：煎服，3～6g。补益精血宜用制首乌，截疟、润肠、解毒宜用生首乌。

【使用注意】制何首乌，痰湿壅盛者慎用。何首乌，大便溏薄者忌用。何首乌可能引起肝损伤，故不宜长期、大剂量使用。

当归 Danggui
《神农本草经》

【来源】为伞形科植物当归 *Angelica sinenss*（Oliv.）Diels. 的干燥根。主产于甘肃、陕西、四川等地。甘肃岷县（秦州）的当归产量大、质量好，习称"秦归"。秋末采挖，待水分稍蒸发后，捆成小把，上棚，用烟火慢慢熏干。切薄片，生用或酒炒用。

【性味归经】甘、辛，温。归肝、心、脾经。

【功效】补血活血，调经止痛，润肠通便。

【临床应用】

1. 血虚诸证　本品甘温质重，入心、肝二经，功专补血养血，有良好的补血作用，为补血之圣药，适用于血虚所致的各种证候，兼有活血作用，对血虚兼瘀者，有兼顾之效。治疗单纯血虚证，配熟地黄、白芍、川芎等药，如四物汤；治血虚兼气虚或血虚发热者，配伍黄芪，如当归补血汤；治思虑过度，劳伤心脾，气血两虚所致心悸失眠、健忘乏力等症，配人参、白术等药，如归脾汤；治血虚心失所养之惊悸怔忡、失眠健忘等症，常与酸枣仁、柏子仁等配伍，如天王补心丹。

2. 月经不调、痛经、经闭、产后腹痛、胎产诸疾 本品味甘性温，能补血养血，气轻而辛，还能行血，为补血活血，调经止痛之良药，为妇科调经之要药。对血虚或血滞所致的月经不调、痛经、经闭腹痛等，皆可应用，常与熟地、白芍、川芎配伍，即四物汤；治血瘀之经闭痛经，配桃仁、红花等药，如桃红四物汤；治寒凝气滞之痛经，配香附、艾叶等药，如艾附暖宫丸；治肝郁气滞兼血虚之月经不调、痛经，配白芍、柴胡等药，如逍遥散；治产后恶露不行、瘀滞腹痛，常配益母草、川芎、桃仁等，如生化汤；治胎动不安，腰酸腹痛及胎位不正，配川芎、菟丝子等，如保产无忧散；治妊娠伤胎腹痛，或难产、胞衣不下，配川芎，如芎归散；治疗产后气血亏虚所致乳汁不下，配木通、黄芪，如通乳丹。

3. 虚寒腹痛、跌打损伤、风湿痹痛、疮痈肿痛 本品辛行温通，补血活血，有较好的止痛作用，凡血虚、血瘀、血寒所致的虚寒腹痛、跌打损伤、风湿痹痛、疮痈肿痛皆可应用。治虚寒腹痛，配桂枝、白芍等药，如当归建中汤；治跌打损伤，常与川芎、红花等配伍，如复元活血汤，或配伍丹参、乳香、没药，如活络效灵丹；治风湿痹痛、肢体麻木，常配羌活、秦艽、桂枝等，如蠲痹汤；治血亏阳虚，筋脉受寒，血脉不利之手足厥寒，配桂枝、细辛等药，如当归四逆汤；治痹痛日久，肝肾亏虚，气血不足之腰膝冷痛、肢节屈伸不利，配独活、桑寄生等药，如独活寄生汤；治疮痈肿痛，常配伍金银花、连翘、炮山甲等，以消肿止痛，如仙方活命饮；治热毒型脱疽，配玄参、金银花、甘草，如四妙勇安汤；治气血亏虚，痈疽溃后不敛，配黄芪、人参等药，如十全大补汤。

4. 血虚肠燥便秘 本品甘温，能补血益津以润肠通便，用于年老体弱、妇女产后血虚津亏之肠燥便秘，配熟地黄、肉苁蓉、火麻仁等药，如济川煎。

此外，本品还可治湿热痢疾，配黄芩、黄连、木香等药，如芍药汤；治痰涎壅盛，咳喘气短，配苏子、半夏等药，如苏子降气汤；治肺肾阴虚，水泛成痰所致咳嗽呕恶、喘逆多痰，配熟地、半夏等药，如金水六君煎。

【用法用量】煎服，6～12g。生当归偏于补血调经、润肠通便，酒当归偏于活血，当归炭偏于止血。传统认为，当归头和尾偏于活血，当归身偏于补血，全当归偏于补血活血（和血）。

【使用注意】湿热中阻、肺热痰火、阴虚阳亢者不宜应用。因其润燥滑肠，大便溏泄者慎用。

白芍 Baishao
《神农本草经》

【来源】为毛茛科植物芍药 *Paeonia lactiflora* Pall. 的干燥根。主产于浙江、安徽、四川等地。夏、秋二季采挖，置沸水中煮后除去外皮，或去皮后再煮至无硬心，捞起晒干。切片，生用或炒用、酒炙用。

【性味归经】苦、酸，微寒。归肝、脾经。

【功效】养血调经，平抑肝阳，柔肝止痛，敛阴止汗。

【临床应用】

1. 血虚证、月经不调、崩漏、胎产诸疾 本品味甘入肝，能滋养肝血，是补血养血之良药，广泛应用于血虚失养诸证、月经不调等。治血虚肝失所养，常与当归、川芎、熟地同用，如四物汤；治血虚心失其养之心悸怔忡、失眠等症，配当归、酸枣仁、柏子仁等药；治阴虚血热之月经过多、崩漏，配地骨皮、阿胶等药；治气虚不摄所致月经量多、色淡，配黄芪、人参，如圣愈汤；治气血虚弱、胎元失养之胎动不安，配人参、白术、杜仲等药，如胎元饮。

2. 肝阳上亢、血虚风动 本品味甘能养血、味酸能敛阴柔肝、味苦能泻肝抑阳。治肝阳上亢所致头痛眩晕，常与龙骨、牡蛎、牛膝等配伍使用，如镇肝熄风汤；治肝经热盛、热极动风之高热神昏、手足抽搐，配羚羊角、钩藤等药，如羚角钩藤汤；治阴血亏虚、虚风内动所致手足蠕动者，配生地黄、阿胶等药，如二甲复脉汤；治手足瘛疭，真阴大亏，虚风内动之重证，配鸡子黄、生龟甲等药，如大定风珠。

3. 胁痛、腹痛、四肢拘急疼痛 本品味酸入肝，补肝血、敛肝阴，长于补血柔肝，缓急止痛，尤宜于血虚肝失所养所致筋脉拘急疼痛，或肝脾不和脘腹挛急疼痛，常与炙甘草相须为用，组成芍药甘草汤。临床常以此方为基础随证化裁，治疗多种疾病过程中出现的拘挛疼痛。治血虚肝郁之胁痛，常与当归、白术、柴胡等同用，如逍遥散；治肝脾不和，腹痛泄泻，配白术、防风等药，如痛泻要方。

4. 盗汗、自汗 本品甘补酸收，善敛阴止汗。治气虚自汗，宜与黄芪、白术等益气固表之品同用，如芍药黄芪汤；治阴虚盗汗，配知母、黄柏等药；治风寒表虚有汗，配桂枝、生姜等药，如桂枝汤；治太阳病，发汗太过，汗出不止者，配桂枝、附子等药，如桂枝附子汤。

另外，本品还可治疗湿热痢疾，下痢赤白，配木香、槟榔，如芍药汤。

【用法用量】 煎服，6～15g，大剂量 15～30g。平肝、敛阴多生用，养血调经多炒用，缓急止痛多酒炒用。

【使用注意】 阳衰虚寒之证不宜用。不宜与藜芦同用。

知识链接

比较当归、白芍的功用异同

共同点：当归、白芍均能补血、调经，为妇科补血调经之要药。

不同点：当归性温，适用于血虚有寒者；白芍微寒，适用于血虚有热者。二药均能止痛，但当归补血活血止痛，多用于血虚、血寒、血瘀之疼痛证，如痛经、虚寒腹痛、血瘀心腹刺痛、疮疡初起肿胀疼痛、跌打损伤、风湿痹痛；白芍甘酸微寒入肝，善养血缓急止痛，多用于肝阴血不足，筋脉失养之胁痛、脘腹四肢拘挛作痛。当归还可活血调经、润肠通便，治疗月经不调、经闭、肠燥便秘；白芍还可敛阴止汗、平抑肝阳，治疗自汗盗汗、肝阳上亢之眩晕头痛。

阿胶 Ejiao
《神农本草经》

【来源】 为马科动物驴 *Equus asinus* L. 的干燥皮或鲜皮经煎煮、浓缩制成的固体胶。主产于山东、浙江、河北等地，以山东省东阿县的产品最著名。捣成碎块或以蛤粉烫炒成阿胶珠用。

【性味归经】 甘，平。归肺、肝、肾经。

【功效】 补血滋阴，润燥，止血。

【临床应用】

1. 血虚证 本品味甘性平，为血肉有情之品，善于滋补阴血，为补血要药。适用于血虚之面色萎黄、眩晕、心悸、肌痿无力诸症，单用黄酒炖服即效或与党参、黄芪、当归、熟地等同用，如阿胶四物汤；血虚兼气弱者，配黄芪、人参等药。

2. 热病伤阴，虚风内动证 本品味甘质润，入肾经，能滋补肾阴。治热病伤阴之心烦不眠，常与黄连、白芍、鸡子黄等同用，如黄连阿胶汤；治肾阴亏虚之身热不甚、手足心热甚于手背、神倦耳聋，配炙甘草、麦冬，如加减复脉汤。本品能滋养肝肾之阴，用治肝肾阴虚、虚风内动之头晕目眩、手足瘛疭，常与生地、白芍等同用，如大定风珠。

3. 肺燥咳嗽，劳嗽咯血 本品甘平入肺，质黏滋润，能滋阴润肺。治肺热阴虚所致燥咳痰少、痰中带血，常配牛蒡子、杏仁等，如补肺阿胶汤；治肺肾阴虚，劳嗽咯血，配天冬、百合、百部等药，如月华丸；治温燥伤肺，干咳无痰或痰少而黏、鼻燥咽干，宜与石膏、桑叶等配伍，如清燥救肺汤。

4. 各种出血证 本品性平，质地黏腻，长于止血，为止血要药，治咯血、吐血、尿血、便血、崩漏等多种出血证均有效。因其长于补血、滋阴，尤宜于出血兼有血虚、阴虚者，单用有效，或与其他止血药配伍。治阴虚血热吐血、尿血，常与蒲黄、生地黄等同用，如生地黄汤；治妊娠尿血，单用炒黄为末服；治便血如小豆汁，配当归、赤芍，如阿胶芍药汤；治脾阳不足，中焦虚寒，血失统摄之吐血、便血、崩漏，配灶心土、白术、附子等药，如黄土汤；治妇人冲任虚损，血虚有寒之崩漏下血、月经过多、胎漏下血，常配伍生地黄、艾叶等，如胶艾汤。

此外，本品还可治水热互结，邪热伤阴，小便不利，配伍猪苓、滑石、泽泻等药，如猪苓汤。

【用法用量】入汤剂，3~9g，烊化兑服。止血用阿胶珠，可以同煎；也可入丸散。

【使用注意】本品性滋腻，有碍消化，胃弱便溏者慎用。

龙眼肉 Longyanrou
《神农本草经》

【来源】为无患子科植物龙眼 *Dimocarpus longan* Lour. 的假种皮。主产于广东、福建、台湾等地。夏、秋季采收，干燥，除去壳、核，晒至干爽不黏。生用。

【性味归经】甘，温。归心、脾经。

【功效】补益心脾，养血安神。

【临床应用】

1. 心脾两虚证 本品甘温性润，补益心脾，无黏腻壅滞之弊，为滋补良药。常用于思虑过度、劳伤心脾所致心悸怔忡、健忘失眠，以及脾不统血所致崩漏、便血等，与黄芪、人参、当归、酸枣仁等同用，如归脾汤；也可作食品常服，常与红枣、粳米煮粥，以调养气血。

2. 气血不足证 本品甘温入脾，能补气养血，宜久服。年老体弱、产后等气血不足者，本品30g加白糖3g隔水炖服；若素体多火，佐西洋参3g，即为玉灵膏，开水冲服。

【用法用量】煎服，9~15g。也可熬膏、浸酒或入丸剂。

【使用注意】内有郁火，痰饮气滞，湿阻中满者忌服。

第四节 补阴药

本类药物多味甘性寒质润，主入肺、胃、肝、肾、心等经，能滋养阴液，生津润燥，主要治疗阴虚诸证。阴虚证主要分为三类：一是阴液不足，不能滋润脏腑组织，表现为皮肤、喉、口鼻、眼目干燥或肠燥便秘；二是阴虚生内热，表现为午后潮热盗汗、五心烦热、两颧发红；三是阴虚阳亢，表现为头晕目眩、急躁易怒等。

由于归经的不同，不同脏腑的阴虚证还各有其特殊症状。肺阴虚常见干咳少痰、咯血、声音嘶哑；胃阴虚常见口干咽燥、胃脘隐痛、嘈杂、饥不欲食、干呕呃逆、肠燥便秘；肝阴虚常见胁肋隐痛、两目干涩、肢体麻木、爪甲不荣、头晕目眩；肾阴虚常见潮热盗汗、五心烦热、两颧发红、耳鸣耳聋、腰痛、遗精；心阴虚常见心悸怔忡、失眠多梦等症。

部分药物兼有清热或潜阳功效，对阴虚不能制阳所致阴虚内热证或阴虚阳亢证有标本兼顾之效。

补阴药由于归经不同，功效亦不同，临床根据阴虚的主要证候选择应用。在实际应用时，常相互为用，能补胃阴者，常可补肺阴；能补肾阴者，常能补肝阴。临床应用时还应随证配伍，如热邪伤阴而邪热未尽者，应配伍清热药；阴虚内热者，常配伍清虚热药；阴虚阳亢者，应配伍平肝潜阳药；阴虚风动者，应配伍息风止痉药；阴血俱虚者，同时应用补血药。

补阴药大多甘寒滋腻，凡脾胃虚弱、痰湿内阻、腹满便溏者慎用。

北沙参 Beishashen
《本草汇言》

【来源】　为伞形科植物珊瑚菜 *Glehnia littoralis* Fr. Schmidt ex Miq. 的干燥根。主产于山东、江苏、福建等地。夏、秋二季采挖，置沸水中烫后，除去外皮，干燥，或洗净后直接干燥。切片或切段，生用。

【性味归经】　甘、微苦，微寒。归肺、胃经。

【功效】　养阴清肺，益胃生津。

【临床应用】

1. 肺阴虚证　本品味甘微苦，药性微寒，归肺经，能补肺阴，润肺燥，清肺热。治热伤肺阴所致干咳少痰、口干口渴，配麦冬、天花粉，如沙参麦冬汤；治肺虚燥咳或劳嗽久咳、干咳少痰、咽干暗哑，配杏仁、川贝等药，如桑杏汤。

2. 胃阴虚证　本品性微寒，入胃经，能益胃生津。治胃阴虚有热之口干多饮、饥不欲食、大便干结、舌苔光剥或舌红少津，及胃痛、胃胀、嘈杂等症，常与石斛、玉竹、乌梅等养阴生津之品同用；治温热病，邪热伤津或胃阴不足之口燥咽干、烦热口渴，配生地、麦冬，如益胃汤；治脾胃气阴俱虚，宜与石斛、玉竹、山药等养阴、益气健脾之品同用。

【用法用量】　煎服，5~12g。

【使用注意】　不宜与藜芦同用。

南沙参 Nanshashen
《神农本草经》

【来源】　为桔梗科植物轮叶沙参 *Adenophora tetraphylla*（Thunb.）Fisch. 或沙参 *Adenophora stricta* Miq. 的干燥根。主产于安徽、江苏、浙江等地。春、秋二季采挖，干燥。切厚片或短段，生用。

【性味归经】　甘、微寒。归肺、胃经。

【功效】　养阴清肺，益胃生津，化痰，益气。

【临床应用】

1. 肺阴虚证　本品甘润而微寒，能补肺阴、润肺燥，兼清肺热。治热伤肺阴所致的干咳少痰、咽干口燥，配麦冬、天花粉，如沙参麦冬汤；治风温燥邪灼伤肺阴之咳嗽少痰，配杏仁、桑叶等药，如桑杏汤。

2. 胃阴虚证　本品能养胃阴，生津止渴，并清胃热，适用于胃阴虚有热之口燥咽干、大便秘结、舌红少津、饥不欲食、呕吐等症。治热病后期，气阴两虚而余热未清不受温补者，尤为适宜，常与玉竹、麦冬等配伍；兼有食少纳差者，可再配伍谷芽等消食健胃之品；兼有胃气上逆呕吐、呃逆者，还可配伍半夏、旋覆花、赭石等降逆和胃之品。

此外，本品略有补脾肺之气的功效，可用于热病后期，气阴两虚者。

【用法用量】　煎服，9~15g，鲜品15~30g；或入丸散。

【使用注意】　不宜与藜芦同用。

比较南沙参、北沙参的功用异同

共同点：南沙参与北沙参甘而微寒，入肺经，能养肺阴、清肺热，用治热病伤阴、体虚发热、阴虚燥咳之干咳无痰或少痰、痰中带血或咯血；入胃经，能养胃阴、清胃热，治疗胃阴虚之饥不欲食、口燥咽干、大便秘结。

不同点：北沙参润肺之力较强，于肺阴不足，干咳无痰或虚劳燥咳，肺虚咯血之证多用。南沙参还可祛痰，清肺祛痰之力胜于北沙参，于肺热咳嗽，咯痰不利时多用；还能补益脾肺之气，用于脾胃气阴两虚或热病后期，气阴两虚证。

玉竹 Yuzhu
《神农本草经》

【来源】为百合科植物玉竹 *Polygonatum odoratum*（Mill.）Druce 的干燥根茎。主产于河北、江苏等地。秋季采挖，除去须根洗净，晒至柔软后，反复揉搓、晾晒至无硬心，晒干；或蒸透后，揉至半透明，晒干。切厚片或段，生用。

【性味归经】甘，微寒。归肺、胃经。

【功效】养阴润燥，生津止渴。

【临床应用】

1. 阴虚肺燥证 本品甘寒质润，入肺经，能养肺阴而润肺燥，作用缓和，但不滋腻敛邪。治阴虚肺燥的干咳少痰、咽干口渴等，常与沙参、麦冬同用，如沙参麦冬汤。

2. 胃阴虚证 本品能养胃阴、清胃热、生津止渴。治胃阴虚有热所致的食欲不振、口干舌燥、消渴、肠燥便秘，常与沙参、麦冬等同用，如益胃汤；治胃热津伤之消渴、口渴多饮，常与石膏、知母、麦冬、天花粉等同用。

此外，本品养阴而不滋腻敛邪，治阴虚外感风热之发热头痛、微恶风寒、心烦口渴、舌红、脉浮数，配薄荷、白薇等药，如加减葳蕤汤。

【用法用量】煎服，6~12g。

【使用注意】脾虚而有痰湿者忌服。

黄精 Huangjing
《名医别录》

【来源】为百合科植物滇黄精 *Polygonatum kingianum* Coll. et Hemsl.、黄精 *Polygonatum sibirifum* Red. 或多花黄精 *Polygonatum cyrtonema* Hua 的干燥根茎。主产于河北、内蒙古、山西、云南、贵州、广西等地。春、秋季挖取根茎，除去须根、洗净泥土，蒸20分钟左右使其透心后，取出干燥。切厚片，生用、蒸熟或酒炙用。

【性味归经】甘，平。归脾、肺、肾经。

【功效】补气养阴，健脾，润肺，益肾。

【临床应用】

1. 肺虚燥咳，肺肾阴虚之劳嗽久咳 本品甘平，既能养肺阴、益肺气，又能滋肾阴、益肾气。治肺阴不足所致干咳少痰、舌红少苔，单用熬膏或配沙参、麦冬等药；治肺肾阴虚所致潮热盗汗、劳嗽咯血、虚羸少气，配生地黄、阿胶等药，或与枸杞子同用炼蜜为丸，如枸杞丸。

2. 脾胃虚弱证 本品既能补脾气，又能益脾阴，为平补气阴之良药。治脾胃气虚所致体倦乏力、口干食少，常与沙参、麦冬、谷芽等同用；治脾胃阴虚所致口干食少、饮食无味、大便干燥、舌红无苔，配玉竹、石斛等药。

3. 肾精亏虚证 本品能补益肾精以延缓衰老，治疗肾精亏虚所致腰酸、头晕、足软及成人早衰证，可单用，或与枸杞子蒸熟或熬膏长期服用；治病后虚羸、精血亏虚所致眩晕心悸、须发早白、腰膝酸软，配枸杞子、制首乌等药。

此外，本品还可以用于内热消渴，常与黄芪、天花粉、麦冬、生地等同用。

【用法用量】 煎服，9~15g。也可熬膏或入丸散。制黄精与生黄精功效相近，但可减少咽喉刺激；酒黄精滋肾之功较强，还能通经络。

【使用注意】 本品质地滋腻，可助湿碍胃，凡脾虚有湿、气滞腹胀、咳嗽痰多、便溏者忌服。

知识链接

比较山药、黄精的功用异同

共同点：二者均味甘性平，归脾、肺、肾三经，均能益气养阴，为平补脾、肺、肾三经之良药，治脾虚食少便溏、肺虚咳嗽、肾虚腰痛及消渴等病证。

不同点：山药补气之力胜于黄精，用治脾虚食少、肺虚咳喘、肾虚不固证；黄精滋阴润燥之力胜于山药，用治阴虚燥咳、脾胃阴伤之口干食少、大便燥结、舌红无苔者。山药略兼涩性，可涩肠止泻、敛肺止咳，治脾虚便溏、肺虚喘咳之证，且能固精缩尿止带，治肾虚遗精、遗尿尿频、带下量多等；黄精长于滋阴，故脾虚便溏者慎用。

石斛 Shihu
《神农本草经》

【来源】 为兰科植物金钗石斛 *Dendrobium nobile* Lindl.、霍山石斛 *Dendrobium huoshanense* C. Z. Tang et S. J. Cheng、鼓槌石斛 *Dendrobium chrysotoxum* Lindl. 或流苏石斛 *Dendrobium fimbriatum* Hook. 的栽培品及其同属植物近似种的新鲜或干燥茎。主产于四川、贵州、云南等地。全年均可采收，鲜用者除去根及泥沙；干用者采收后除去杂质，用开水略烫或烘软，干燥。切段，生用。

【性味归经】 甘，微寒。归胃、肾经。

【功效】 益胃生津，滋阴清热。

【临床应用】

1. 胃阴虚证 本品味甘性寒，入胃经，能补胃阴，兼能清胃热，为治胃阴虚之要药。治胃阴不足、口燥咽干、干呕或呃逆、舌光少苔者，单用即效，或与麦冬、竹茹等同用；治胃热阴虚之胃脘疼痛、牙龈肿痛、口舌生疮，可与生地、麦冬、黄芩等同用。

2. 热病伤津烦渴，阴虚内热 本品能滋肾阴、生津液、清虚热。用治肾虚火旺、骨蒸劳热，常与生地黄、枸杞子、黄柏等同用；治热病伤津、烦渴、舌干苔黑者，可与天花粉、鲜生地、麦冬等同用；治肾阴亏虚、目暗不明，常与枸杞子、熟地黄、菟丝子等同用，如石斛夜光丸。

此外，本品还能补肝肾、强筋骨，治肝肾不足、筋骨痿软、腰膝无力者，配熟地、牛膝、杜仲等药；治产后肝肾不足、阴血亏虚、腰腿酸痛者，配牛膝、枸杞子、白芍等药，如石斛牛膝汤。

【用法用量】 煎服，6~12g；鲜用，15~30g。

【使用注意】 本品能敛邪，温热病不宜早用；又能助湿，湿温尚未化燥伤津者，脾胃虚寒、大便溏薄、舌苔厚腻者忌服。

比较沙参、玉竹、石斛的功用异同

共同点：三者均入胃经，均能清热养阴生津，治热病伤津或胃阴不足，口干口渴、消渴等。

不同点：沙参长于清肺润燥止咳，治热伤肺阴之干咳少痰、痰中带血、声音嘶哑等。玉竹养阴不滋腻敛邪，用于阴虚外感风热所致发热头痛、咳嗽、咽痛口渴等。石斛清热作用较好，热病伤津多用；又能滋肾阴、退虚热，用于阴虚津亏、虚热不退；还能明目、强筋骨，治肝肾不足、眼目昏花、筋骨痿软、腰膝无力等。

麦冬 Maidong
《神农本草经》

【来源】 为百合科植物麦冬 *Ophiopogon japonicus* (L. f.) Ker - Gawl. 的干燥块根。主产于四川、浙江、湖北等地。夏季采挖，洗净反复暴晒、堆置，至七八成干，除去须根，干燥。生用。

【性味归经】 甘、微苦，微寒。归肺、胃、心经。

【功效】 养阴生津，润肺清心。

【临床应用】

1. 肺阴虚证 本品甘寒质润，入肺经，能养肺阴、清肺热。治阴虚肺燥有热的鼻燥咽干、干咳痰少、咳血、咽痛音哑等症。常与桑叶、杏仁、阿胶等同用，如清燥救肺汤；治肺肾阴虚之劳嗽咯血，配天冬，如二冬膏；治阴虚火旺咳嗽，午后为甚者，配黄柏、知母，如麦门冬饮；治肺阴不足所致喉痒、咳嗽无痰、口渴咽干者，配玄参、桔梗等药，如玄麦甘桔茶；治肺胃津伤、虚火上炎之肺痿，咳唾涎沫、气逆而喘，配半夏、人参等药，如麦门冬汤。

2. 喑哑、咽痛、白喉 本品甘寒质润，滋肺润喉，清热开音，可用于肺阴不足，肺焦叶凋，肺金不鸣、肺失宣肃之喑哑、咽痛、白喉等。治咳喘日久，气阴两伤之痰粘难咯、口燥声嘶者，配人参、五味子等药；治肺肾阴亏，喘嗽不宁，渐现喑哑者，配竹叶、竹茹、竹沥等药；治风热上壅咽喉肿痛者，配山豆根、牛蒡子等药。

3. 胃阴虚证 本品甘寒质润，入胃经，能滋养胃阴，兼清胃热，生津止渴，润肠通便。临床广泛用于胃阴虚有热之口燥咽干、胃脘疼痛、饥不欲食、呕逆、大便干结等症。治热伤胃阴及胃阴虚有热，可与玉竹、沙参等品同用，如沙参麦冬汤；治胃热津枯、肾水不足之消渴，配石膏、玄参等药；治阳明温病，热结津亏，燥屎不行，配玄参、大黄等药，如增液承气汤。

4. 心阴虚证 本品甘寒，入心经，能养心阴、清心热，略具除烦安神之功。治心阴虚有热之心烦、失眠多梦、健忘、心悸怔忡等症，常与生地、酸枣仁等同用，如天王补心丹；治热入营血之神昏谵语、心烦不寐，配水牛角、丹参等药，如清营汤；治气阴两虚之气短懒言、心悸寐差、汗多口渴，配人参、五味子，如生脉散。

【用法用量】 煎服，6~12g。或入丸散。

【使用注意】 风寒感冒、痰湿咳嗽、脾胃虚寒泄泻者忌用。

比较麦冬、沙参的功用异同

共同点：二者性味甘而微寒，入肺、胃经，均可养肺阴、清肺热、益胃生津止渴，治肺热阴虚之燥咳痰黏、劳嗽咯血，胃阴亏虚之津伤口渴、呕吐呃逆等。

不同点：麦冬还能清心除烦安神，治心阴虚有热之心烦失眠、心悸及热入营血之身热夜甚、烦躁不安等，还可用于热病伤津之肠燥便秘。沙参中的南沙参还可祛痰、益气，用于气阴两伤的干咳痰黏、气短喘促，热病后期、气阴两虚等。

天冬 Tiandong
《神农本草经》

【来源】为百合科植物天冬 *Asparagus cochinchinensis* (Lour.) Merr. 的干燥块根。主产于贵州、四川、广州等地。秋、冬两季采挖，除去须根及蔓茎、洗去泥土，蒸或煮至透心皮裂，剥去外皮，烘干。切薄片，生用。

【性味归经】甘、苦，寒。归肺、肾经。

【功效】养阴润燥，清肺生津。

【临床应用】

1. 肺热阴虚证 本品甘苦而寒，入肺经，能养肺阴、清肺热，润燥止咳，常用于阴虚肺热的燥咳、顿咳痰黏、咽干口渴等。治燥热咳嗽，常与麦冬、沙参、川贝母等同用；治劳嗽咳血，或干咳痰黏、痰中带血，常与麦冬、川贝母、生地黄等同用。

2. 气阴两伤证 本品既能清热养阴，又能生津止渴，常与生地、人参同用，组成三才汤，治疗气阴两伤所致的舌干口渴及消渴。

3. 心神不安、失眠等 本品味苦而寒，苦泄降火，清热化痰，治痰热扰心所致心神不宁，或见癫、狂、痫等，如生铁落饮。本品甘寒质润，滋阴降火，治阴虚火旺所致心神失养、惊悸怔忡、健忘失眠，配麦冬、玄参、酸枣仁等，如天王补心丹。

4. 肠燥便秘 本品有益胃生津的作用，可用于肠燥津亏便秘，常与当归、肉苁蓉等同用。

本品还可入肾经，治阴虚火旺之潮热盗汗、梦遗滑精、头晕目眩、腰膝无力、咽干口燥、舌红少苔，配熟地黄、黄柏、人参等药，如三才封髓丹。

【用法用量】煎服，6~12g，也可熬膏或入丸散。

【使用注意】脾虚便溏、痰湿内盛、外感风寒咳嗽者不宜用。

知识链接

比较麦冬、天冬的功用异同

共同点：二者均为百合科植物，能养阴润肺生津、润肠通便，治肺燥阴伤之干咳痰黏、劳嗽痰血及热病伤津口渴、肠燥便秘等，常相须为用。

不同点：麦冬微寒，养阴润燥力不及天冬，但善益胃生津、清心除烦，用治胃阴虚，热伤胃阴之口干舌燥，心阴虚及温病热邪扰及心营之心烦不眠。天冬甘寒，滋腻性大，滋阴降火力强，能下滋肾阴、上清肺火而生津润燥，多用于肾阴亏虚之眩晕耳鸣、腰膝酸痛，阴虚火旺之骨蒸潮热，肺肾阴虚之咳嗽咯血等。

百合 Baihe
《神农本草经》

【来源】为百合科植物卷丹 *Lilium lancifolium* Thunb.、百合 *Lilium brownii* F. E. Brown var. *viridulum* Baker 或细叶百合 *Lilium pumilum* DC. 的干燥肉质鳞叶。全国各地均产，以湖南、浙江产者为多。秋季采挖，剥取鳞叶，置沸水中略烫，干燥。生用或蜜炙用。

【性味归经】甘，寒。归肺、心经。

【功效】养阴润肺，清心安神。

【临床应用】

1. 肺阴虚证 本品能补肺阴，兼能清肺热。其作用平和，润肺清肺之力不及北沙参，但兼有一定的止咳祛痰作用。用于阴虚肺燥之干咳少痰、咳血等，常与生地、玄参、贝母等同用，如百合固金汤；治肺热久咳伤阴，痰中带血之证，配款冬花，如百花膏；治肺燥失音不语，可与诃子等同用。

2. 百合病虚烦口渴，失眠多梦 本品归心经，既能养心阴，又能益心气，清心热而安心神，作用平和，补虚不碍邪，祛邪不伤正。治热病伤阴，气津不足所致心烦口渴、虚烦惊悸、失眠多梦，或神志恍惚、沉默寡言，配知母或地黄，如百合知母汤、百合地黄汤。

【用法用量】 煎服，6～12g。生用偏于清心安神，蜜炙百合偏于润肺止咳。

【使用注意】 风寒咳嗽、脾胃虚寒、便溏者忌服。

知识链接

比较百合、百部的功用异同

相同点：二者皆归肺经，均能润肺止咳，用治阴伤肺燥、久咳劳嗽之干咳少痰或无痰。

不同点：百合甘寒质润，兼入心经，可清心安神，用治心阴虚之虚烦惊悸、失眠多梦，百合病之神志恍惚、情绪不能自主，为治百合病之要药。百部甘苦微温不燥，甘润苦降，润肺降气而止咳，凡治咳嗽，无论外感内伤、暴咳久咳皆可用之，为治肺痨咳嗽、久咳虚嗽治要药；外用还可杀虫灭虱，用于杀灭头虱、体虱，蛲虫病，阴痒带下证等。

枸杞子 Gouqizi

《神农本草经》

【来源】 为茄科植物宁夏枸杞 *Lycium barbarum* L. 的干燥成熟果实。主产于宁夏、甘肃、新疆等地。夏、秋二季果实呈橙红色时采收，晾至皮皱后，再晒至外皮干硬，果肉柔软。遇阴雨可用微火烘干。生用。

【性味归经】 甘，平。归肝、肾经。

【功效】 滋补肝肾，益精明目。

【临床应用】

1. 肝肾阴虚及早衰 本品能补肝肾之阴，适用于肝肾阴虚之证。可单用，如枸杞膏、枸杞酒，也可与补肾益精血之品配伍。治肝肾阴虚之腰膝酸软、遗精等，常与天冬、干地黄同用，如枸杞丸；治真阴不足、腰酸腿软、耳聋失眠、自汗盗汗等，常与熟地黄、山茱萸等同用，如左归丸。本品能益精补血，适用于精亏血虚所致早衰证，症见须发早白、视力减退、腰膝酸软、梦遗滑精等，可单用本品蒸熟或熬膏服，也常与菟丝子、怀牛膝、何首乌等同用，如七宝美髯丹。

2. 肝肾亏虚之眼目昏花 本品还能益精、补血、明目，尤多用于肝肾阴虚或精亏血虚之两目干涩、内障目昏，常与熟地、山茱萸、山药、菊花等滋肾养肝明目之品配伍，如杞菊地黄丸。

【用法用量】 煎服，6～12g。也可熬膏、浸酒，或入丸散。

【使用注意】 脾虚便溏者不宜用。

墨旱莲 Mohanlian

《新修本草》

【来源】 为菊科植物鳢肠 *Eclipta prosrata* L. 的干燥地上部分。主产于江苏、江西、浙江、广东等地。花开时采制，晒干。切段，生用。

【性味归经】甘、酸，寒。归心、肝、肾经。

【功效】滋补肝肾，凉血止血。

【临床应用】

1. 肝肾阴虚证 本品甘酸性寒，善滋补肝肾之阴。适用于肝肾阴虚所致牙齿松动、须发早白、眩晕耳鸣、腰膝酸软等症，可单用煎膏，或与女贞子同用，即二至丸；治肾虚齿痛，以本品为末，搽齿龈上。

2. 阴虚血热之出血证 本品性寒，入肝经血分而善凉血止血，为治血热出血之要药。因其味甘酸，长于滋阴，尤宜于阴虚血热所致的吐血、衄血、尿血、血痢、崩漏等各种出血证。可单用鲜品捣汁服或干品水煎服，或与生地、白茅根、阿胶等同用。本品研末或鲜者捣烂外敷，可用于治疗外伤出血。

此外，本品味酸能收敛杀虫，消肿止痒，对禀赋不足，风湿热阻于肌肤所致浸淫湿疮、阴痒带下等症有明显疗效。治妇女阴道瘙痒，配少许钩藤根煎汁，加少许白矾外洗；治白浊，配车前子、金银花、土茯苓等药。

【用法用量】煎服，6~12g，还可熬膏、捣汁，或入丸散。外用：研末撒或捣汁滴鼻，适量。

【使用注意】脾胃虚寒者忌用。

女贞子 Nüzhenzi
《神农本草经》

【来源】为木犀科植物女贞 *Ligustrum lucidum* Ait. 的干燥成熟果实。主产于浙江、江苏、湖南等地。冬季果实成熟时采收，除去枝叶，蒸或置沸水中略烫后干燥，或直接干燥。生用或酒炙用。

【性味归经】甘、苦，凉。归肝、肾经。

【功效】滋补肝肾，明目乌发。

【临床应用】

1. 肝肾阴虚证 本品甘补，性凉而不温燥，药性缓和，药力持久，能补益肝肾而有明目之效。治肝肾阴虚之眩晕耳鸣、视物昏花、腰膝酸软、须发早白等症，常与墨旱莲同用，即二至丸；或与何首乌、黑芝麻等药同用，如延寿丹。

2. 阴虚内热证 本品补肝肾之阴，善清虚热，治疗阴虚内热之骨蒸潮热、盗汗遗精、心烦，常与知母、地骨皮、生地等同用。

此外，可单用本品，治风热赤眼；治疗视神经炎，配伍青葙子、决明子。

【用法用量】煎服，6~12g。或入丸散。外用熬膏点眼。酒炙增加通经络之功。

【使用注意】脾胃虚寒泄泻及阳虚者不宜用。

知识链接

比较墨旱莲、女贞子的功用异同

共同点：二者均能补肝肾之阴，治疗肝肾阴虚之头晕目眩、腰膝酸软、须发早白、牙齿松动、耳鸣耳聋等。二者相须为用，即二至丸。因墨旱莲在夏至采收，女贞子在冬至采收而得名。

不同点：墨旱莲性寒，善凉血止血，治阴虚血热之多种出血证。女贞子性凉，药性缓和，补而不腻，兼能明目，用于肝肾亏虚致视物昏花者；还能退虚热，治阴虚发热。

鳖甲 Biejia
《神农本草经》

【来源】 为鳖科动物鳖 *Trionyx snensis* Wiegmann 的背甲。主产于河北、湖南、安徽等地。全年均可捕捉，以秋、冬二季为多，捕捉后杀死，置沸水中烫至背甲上的硬皮能剥落时，取出，剥取背甲，除去残肉，晒干。生用或醋淬用。

【性味归经】 咸，微寒。归肝、肾经。

【功效】 滋阴潜阳，退热除蒸，软坚散结。

【临床应用】

1. 热病伤阴、虚风内动 本品咸寒质重，能滋阴潜阳。治疗热病后期，阴伤欲竭，虚风内动之脉沉数，舌干齿黑、手指蠕动，甚则痉厥等症，常配伍龟甲、生地、白芍等，如大定风珠或三甲复脉汤。

2. 阴虚发热、劳热骨蒸 本品咸寒益阴，培补肝肾，有滋阴清热之功。滋阴之功弱于龟板，但清热作用强于龟板，为治阴虚发热之要药。治热病伤阴之夜热早凉、形瘦舌红，配青蒿、生地、知母，如青蒿鳖甲汤；治肝肾阴虚、低热不退，与地骨皮、当归、知母等同用，如地骨皮汤；治小儿骨蒸潮热，配人参、赤茯苓，如地骨皮饮。

3. 癥瘕、经闭、久疟疟母 本品长于软坚散结。治疟疾日久不愈所致肝脾肿大、癥块痞积，常与大黄、桃仁、丹皮等同用，如鳖甲煎丸。

【用法用量】 煎服，9～24g，宜捣碎先煎。滋阴潜阳宜生用，软坚散结宜醋炙用。本品经砂炒醋淬后，有效成分更容易煎出。

【使用注意】 脾胃虚寒、食少便溏者及孕妇忌服。

龟甲 Guijia
《神农本草经》

【来源】 为龟科动物乌龟 *Chinemys reevesii* (Gray) 的背甲及腹甲。主产于浙江、湖北、湖南等地。全年均可捕捉，以秋、冬二季为多，捕捉后杀死，或用沸水烫死，剥取背甲及腹甲，除去残肉，晒干。生用或醋淬用。

【性味归经】 咸、甘，微寒。归肝、肾、心经。

【功效】 滋阴潜阳，益肾健骨，固经止崩，养血补心。

【临床应用】

1. 阴虚诸证 本品甘能养阴，咸寒清热，既能滋补肝肾之阴而退内热，又可潜降肝阳而息内风。治阴虚内热之骨蒸劳损、盗汗遗精，常配伍熟地黄、知母、黄柏等，如大补阴丸；治阴虚阳亢、头晕目眩，常配伍生地黄、石决明、菊花等；治热病伤阴、虚风内动之舌干红绛、手足蠕动，常配伍生地黄、牡蛎、鳖甲等，如三甲复脉汤、大定风珠等。

2. 肾虚筋骨痿弱 本品长于滋阴益肾，又能健骨，常治疗肝肾阴虚之筋骨不健、腰膝酸软、小儿囟门不合等，常与熟地、知母、黄柏同用，如虎潜丸。治小儿囟门迟闭，配鹿茸、熟地黄等。

3. 月经过多、崩漏 本品滋补肾阴以固冲任，又性寒清热，兼能止血。用于治疗阴虚血热、冲任不固之崩漏、月经过多等，常与椿根皮、黄柏、香附等同用，如固经丸。

4. 心血虚之惊悸、失眠、健忘 本品具有养血补心的功效，治疗心血虚之惊悸、失眠健忘等，常与龙骨、远志、菖蒲等同用，如孔圣枕中丹。

【用法用量】煎服，9～24g，宜捣碎先煎。外用适量，烧灰研末敷。本品经砂炒醋淬后，有效成分更容易煎出。

【使用注意】脾胃虚寒、阳虚及表邪未解者忌服。

知识链接

比较龟甲、鳖甲的功用异同

相同点：二者均能滋养肝肾之阴而退虚热，又能平肝潜阳，用于肝肾阴虚、阴虚发热、阴虚阳亢及阴虚风动等证。

不同点：龟甲长于滋阴，兼有益肾健骨、养血补心、固经止崩等功效，常用于肝肾不足之筋骨痿弱、腰膝酸软、小儿囟门不合，心血不足之惊悸、失眠健忘及阴虚血热、冲任不固之崩漏、月经过多等；鳖甲长于退虚热，为阴虚发热的要药，兼具软坚散结作用，常用于癥瘕积聚、疟母等。

目标检测

答案解析

一、单项选择题

1. 下列药物中，既能健脾利水，又能止汗安胎（　　）
   A. 茯苓　　　　　　　　B. 泽泻　　　　　　　　C. 薏苡仁
   D. 白术　　　　　　　　E. 猪苓

2. 既能补气升阳，又能托毒生肌的药物是（　　）
   A. 白术　　　　　　　　B. 黄芪　　　　　　　　C. 升麻
   D. 党参　　　　　　　　E. 怀山药

3. 下列药物中，既能解热毒，又能解食毒，还可解药物中毒的是（　　）
   A. 党参　　　　　　　　B. 西洋参　　　　　　　C. 金银花
   D. 射干　　　　　　　　E. 甘草

4. 既有养肝明目之功，又有安胎之效的药物是（　　）
   A. 枸杞子　　　　　　　B. 沙苑子　　　　　　　C. 桑寄生
   D. 续断　　　　　　　　E. 菟丝子

5. 淫羊藿、仙茅、巴戟天共有的功效是（　　）
   A. 补肾壮阳，祛风除湿　　　　　　B. 固精缩尿，祛风除湿
   C. 补益肝肾，祛风除湿　　　　　　D. 温脾暖胃，祛风除湿
   E. 肠通便，祛风除湿

6. 能补血活血，调经止痛，为妇科调经要药的药物是（　　）
   A. 当归　　　　　　　　B. 熟地黄　　　　　　　C. 何首乌
   D. 白芍　　　　　　　　E. 阿胶

二、配伍选择题

   A. 阿胶　　　　　　　　B. 当归　　　　　　　　C. 熟地
   D. 白芍　　　　　　　　E. 何首乌

7. 既能补血，又能止血、滋阴的药物是（　　）

8. 既能补血，又能活血的药物是（　　）

三、多项选择题

9. 何首乌的功效是（　　）

    A. 补益精血   B. 截疟   C. 解毒

    D. 滋阴润燥   E. 润肠通便

10. 下列药物中，能够润肠通便的补阳药有（　　）

    A. 肉苁蓉   B. 冬虫夏草   C. 锁阳

    D. 蛤蚧   E. 韭菜子

（张灿云）

书网融合……

重点小结   微课   习题

第二十三章　收涩药

PPT

学习目标

知识目标：通过本章的学习，应能掌握收涩药的含义、功效、适应范围、配伍原则和使用注意，麻黄根、五味子、乌梅、山茱萸、覆盆子、肉豆蔻的性味归经、功效、应用、用法用量及使用注意；熟悉浮小麦、桑螵蛸、莲子、五倍子、金樱子、芡实的性能与功效及相似药物的区别；了解诃子、罂粟壳、海螵蛸的主要功效。

能力目标：能根据收涩药各药物的性能特点和功效，在临床需要时进行合理选用和应用指导。

素质目标：通过本章的学习，培养严谨细致的职业精神和科学的工作态度。

情境导入

情境：患者，男，56岁。腹痛泄泻一年余，前以中、西药治疗无效，患者脐腹疼痛，痛则欲便，每日十余次，大便稀溏夹脓血，里急后重，伴疲乏无力，日渐消瘦，食少，手足不温，舌淡苔白，脉弦细。

思考：该患者可以选用哪类药物进行治疗？

凡以收敛固涩为主要作用，用于治疗各种滑脱证的药物，称为收涩药，又称固涩药或收敛固涩药。

本类药物多酸涩，性温或平，归肺、脾、肾、大肠经，主要有固表止汗、敛肺止咳、涩肠止泻、固精缩尿、固崩止带等作用。用于滑脱不禁诸证，如久病体虚之多汗、自汗盗汗，肺病久咳、虚喘，久泻久痢、脱肛，肾虚遗精、滑精早泄，遗尿尿频、小便失禁，带下日久不愈、崩漏经多、大出血等。部分药物兼有清热、生津、补虚、杀虫等作用，兼治津伤口渴、疥癣等。根据药物性味及作用特点，收涩药分为固表止汗药、敛肺涩肠药、固精缩尿止带药三类。

本类药物多是治标之品，临床常配伍补益药，以扶正固本，应根据病因和病势进行相应配伍，以标本兼顾。如气虚自汗，应配伍补气药；阴虚盗汗，应配伍补阴药；若肺虚久咳，应配伍补肺药；若脾虚久泻或脾虚带下，应配伍补脾药；若肾虚遗精，应配伍补肾药；若病势逆上，当配伍沉降药；若病势陷下，当配伍升浮药。总之，应随证配伍，兼顾标本，才能发挥较好的疗效。

使用注意：①本类药物为酸涩之品，有敛邪之弊，勿使"闭门留寇"；②虚极欲脱之证，治当固本救脱为主，非收涩药独能奏效。

第一节　固表止汗药

本类药物多为甘平之品，入肺、心二经，能固表止汗，常用于脾肺气虚、卫阳不固所致自汗，以及肺肾阴虚、内热壅盛所致盗汗。治气虚自汗，常配伍益气固表之品；治阴虚盗汗，常配伍养阴除蒸之品。凡实邪所致汗出，当以祛邪为主，不宜用本类药物。

麻黄根 Mahuanggen
《本草经集注》

【来源】 为麻黄科植物草麻黄 *Ephedra sinica* stapf 或中麻黄 *Ephedra intermedia* Schrenk et C. A. Mey. 的干燥根及根茎。主产于河北、山西、内蒙古等地。秋末采挖，除去泥沙、须根，干燥切段。生用。

【性味归经】 甘、涩，平。归心、肺经。

【功效】 固表止汗。

【临床应用】

自汗、盗汗 本品甘平而涩，入肺经，善行肌表、实卫气、固腠理、闭毛窍，为敛肺固表止汗之要药。可内服、外用，治疗各种虚汗。用于气虚自汗，常与黄芪、牡蛎同用，以益气固表止汗；治疗阴虚盗汗，常配伍熟地黄、黄柏等，滋阴降火以止汗。

【用法用量】 煎服，3~9g。外用适量，研粉撒扑。

【使用注意】 本品收敛，故表邪未尽者忌用。

浮小麦 Fuxiaomai
《本草蒙筌》

【来源】 为禾本科植物小麦 *Triticum aestivum* L. 未成熟的颖果。全国各地均产。采收后，扬起其轻浮干瘪者，或以水淘之，浮起者为佳，晒干。生用，或炒用。

【性味归经】 甘，凉。归心经。

【功效】 固表止汗，益气，除热。

【临床应用】

1. 自汗、盗汗 本品甘凉，入心经，轻浮走表，是温和的止汗药。可用于气虚自汗，常配伍麻黄根、黄芪等，如牡蛎散；治阴虚盗汗，可配伍地骨皮、麦冬、五味子等。

2. 骨蒸劳热 本品能益气养阴除热，治阴虚发热、骨蒸劳热，常与玄参、麦冬、生地黄、地骨皮等药同用。

【用法用量】 煎服，15~30g；研末服，3~5g。

【使用注意】 表邪未尽而汗出者忌用。

知识链接

比较麻黄与浮小麦的功用异同

共同点：二者均味甘收敛，止虚汗，用于自汗、盗汗。

不同点：麻黄根性平不偏，专入肺经，收涩走表而止汗；浮小麦性凉，入心经，能除热益气而止汗，兼能除骨蒸，治虚劳发热。

第二节　敛肺涩肠药

本类药物多酸涩，主入肺、大肠经，具有敛肺止咳、涩肠止泻之效。部分药物兼能止血，主要用于肺肾两虚、咳嗽气喘，脾肾两虚、久泻久痢、便血等。治久咳虚喘，酌情配伍补益肺气药或补肾纳气药；治久泻久痢，常配伍温补脾肾药。本类药物酸涩收敛，故咳嗽初起、痰多壅肺之咳喘、湿热泻痢以及食积泄泻等均不宜用。

五味子 Wuweizi

《神农本草经》

【来源】 为木兰科植物五味子 Schisandra chinesis（Turcz.）Baill. 或华中五味子 Schisandra sphenan-thera Rehd. et Wils. 的干燥成熟果实。前者习称"北五味子"。主产于辽宁、黑龙江、吉林等地。后者习称"南五味子"。主产于西南及长江流域以南各省，秋季果实成熟时采摘。晒干或蒸后晒干。生用或醋炙，用时捣碎。

【性味归经】 酸、甘，温。归肺、心、肾经。

【功效】 收敛固涩，益气生津，补肾宁心。

【临床应用】

1. 久咳虚喘 本品味酸收敛，上能补肺气，下能补肾气而固涩，为治久咳虚喘之要药。治肺虚久咳，常配伍罂粟壳，如五味子丸；治肺肾两虚咳喘，常配伍山茱萸、熟地黄等，如都气丸；治疗寒饮咳喘，可配伍细辛、干姜等药温肺化饮，如小青龙汤。

2. 自汗、盗汗 本品能收敛止汗，治气虚自汗可配伍黄芪、麻黄根、煅龙骨；治阴虚盗汗，可配伍黄柏、知母、地骨皮、鳖甲等。

3. 遗精、滑精 本品能入肾经，补肾气，涩精止遗，治疗肾虚遗精、滑精，可配伍沙苑子、菟丝子、枸杞子、山茱萸等。

4. 久泻不止 本品既能涩肠止泻，又能补脾肾之气，治疗脾肾虚寒、久泻不止，常配伍吴茱萸、补骨脂、肉豆蔻，如四神丸。

5. 津伤口渴、消渴 本品味甘能益气，酸可生津，治疗气阴两伤，汗多口渴，常配伍麦冬、人参，即生脉散；治阴虚内热之消渴，口渴多饮，常配伍麦冬、天花粉、西洋参等。

6. 心悸、失眠、多梦 本品既能补益心肾，又能宁心安神，治阴血亏损，心神失养，或心肾不交之虚烦心悸、失眠多梦，常与麦冬、丹参、酸枣仁等养血安神药同用，如天王补心丹。

【用法用量】 煎服，2～6g；或研末服，1～3g。

【使用注意】 本品酸涩收敛性强，凡表邪未解、内有实热、咳嗽初起、麻疹初起者慎用。

乌梅 Wumei

《神农本草经》

【来源】 为蔷薇科植物梅 Prunus mume（Sieb.）Sieb. et Zucc. 的近成熟果实。主产于浙江、福建、云南等地。夏季果实近成熟时采收，低温烘干，闷至变黑。生用或炒炭用。

【性味归经】 酸、涩，平。归肝、脾、肺、大肠经。

【功效】 敛肺止咳，涩肠止泻，生津止渴，安蛔止痛，止血。

【临床应用】

1. 肺虚久咳 本品敛肺止咳，适宜于肺虚久咳少痰或干咳无痰之证，单用或与罂粟壳、杏仁等同用。

2. 久泻久痢 本品能涩肠止泻痢，可用于脾虚久泻、久痢或大肠滑泻不止甚至脱肛不收，治湿热泻痢、大便脓血，可与黄连、黄柏等清热燥湿药配伍使用。

3. 虚热口渴、消渴 本品味酸能生津止渴，治疗虚热消渴，可单用或配伍天花粉、麦冬等。

4. 蛔厥腹痛、呕吐 本品药味甚酸，"蛔得酸则伏"，具有良好的安蛔止痛作用。治疗蛔虫所致的腹痛、呕吐，常与细辛、花椒、黄连等配伍，共奏安蛔止痛之效，如乌梅丸。

5. 便血、崩漏 本品炒炭能收敛止血，治疗便血或崩漏，单用或配伍乌贼骨、地榆炭等。

【用法用量】 煎服，6～12g；大剂量可用至30g。外用适量，捣烂或炒炭研末外敷；止泻止血宜炒炭用。

【使用注意】外有表邪或内有实热积滞者均不宜用。

知识链接

比较五味子与乌梅的功用异同

共同点：二者均能敛肺止咳、涩肠止泻、生津止渴，用于肺虚久咳、久泻久痢、津伤口渴等。

不同点：五味子又能滋肾涩精、益气敛汗及宁心安神，凡肺肾两虚之咳喘、肾虚之遗精滑精、阴血亏虚之失眠多梦等，皆可用之；乌梅又能安蛔止痛、炒炭止血，多用于蛔厥腹痛、呕吐、便血等。

诃子 Hezi
《药性论》

【来源】 为使君子科植物诃子 *Terminalia chebula* Retz. 或绒毛诃子 *Terminalia chebula* Retz. var. *tomentella* Kurt. 的成熟果实。主产于云南、广东、广西等地。秋冬二季采收，晒干。生用或煨用。

【性味归经】 苦、酸、涩，平。归肺、大肠经。

【功效】 涩肠止泻，敛肺止咳，降火利咽。

【临床应用】

1. 久泻久痢、脱肛 本品酸涩收敛，归大肠经，能涩肠止泻，为治疗久泻久痢之常用药物，单用或配伍应用。治虚寒性久泻久痢，常配伍干姜、罂粟壳、陈皮等，如诃子皮散；治泻痢日久、中气下陷之脱肛，常配伍升麻、黄芪等益气升阳药。

2. 久咳、失音 本品味苦清降，入肺经，治肺虚、气阴耗伤之久咳、声音嘶哑，可配伍人参、五味子等补气敛肺药；治痰热郁肺，久咳失音，可配伍桔梗、甘草。

3. 咽痛 治肺热所致咽喉肿痛不适，可配伍清热解毒、利咽之品。

【用法用量】 煎服，3～10g。涩肠止泻煨用，敛肺清热利咽开音宜生用。

【使用注意】 凡外有表邪、内有湿热积滞者忌用。

罂粟壳 Yingsuqiao
《本草发挥》

【来源】 为罂粟科植物罂粟 *Papaver somniferum* L. 成熟果实的外壳。原产于国外，国内部分地区由国家指定的种植场有少量栽培。秋季采收，去枝梗及种子、晒干。蜜炙或醋炒用。

【性味归经】 酸、涩，平；有毒。归肺、大肠、肾经。

【功效】 敛肺止咳，涩肠止泻，止痛。

【临床应用】

1. 肺虚久咳 本品酸收入肺经，敛肺止咳之力较强。治肺虚久咳，可单用蜜炙为丸，也可配伍乌梅，如小百劳散。

2. 久泻久痢 本品能固肠道、涩滑脱，为"涩肠止泻之圣药"。治疗脾虚久泻不止，可配伍陈皮、砂仁等，如罂粟散；治脾肾两虚之久泻，配伍乌梅、肉豆蔻等，如真人养脏汤。

3. 心腹及筋骨诸痛 本品有麻醉止痛作用，可用于胃痛、腹痛、筋骨疼痛，单用或入复方中配伍使用。

【用法用量】 煎服，3～6g；或入丸散。止咳蜜炙用，止痛醋炒用。

【使用注意】 本品过量或持续服用易成瘾，不宜常服。咳嗽或泻痢初起邪实者忌用，孕妇及儿童禁用，运动员慎用。

五倍子 Wubeizi
《本草拾遗》

【来源】 为漆树科植物盐肤木 *Rhus chinensis* Mill. 、清麸杨 *Rhus potaninii* Maxim. 或红麸杨 *Rhus punjabensis* Stew. var. *sinica*（Diels）Rehd. et Wils. 叶上的虫瘿。主要由五倍子蚜 *Melaphis chinensis*（Bell）Baker 寄生而形成。主产于四川。秋季摘下虫瘿，蒸煮杀死其内蚜虫，干燥。生用。

【性味归经】 酸、涩，寒。归肺、大肠、肾经。

【功效】 敛肺降火，涩肠止泻，固精止遗，敛汗止血，收湿敛疮。

【临床应用】

1. 咳嗽、咯血 本品酸涩收敛，寒而清泄。治疗肺热咳嗽，可与黄芩、贝母配伍以清热降火化痰；治热灼肺络之咳嗽咯血，配伍藕节、白及等凉血止血药；治肺虚久咳，配伍五味子、罂粟壳等。

2. 久泻久痢 本品酸涩入大肠经，能涩肠止泻，治久泻久痢，可配伍五味子、赤石脂等。

3. 遗精、滑精 本品能收涩固精止遗，治疗肾虚精关不固之遗精、滑精，可配伍桑螵蛸、覆盆子、益智仁等。

4. 自汗、盗汗 本品有敛肺止汗之功，可单用或入复方，内服外用均可，宜研末以水调敷脐部。

5. 崩漏、便血、痔血 本品收敛止血力较强，治崩漏，可单用，或配伍血余炭或棕榈炭等；治便血痔血，可配伍地榆、槐花，熏洗坐浴。

6. 湿疮肿毒 本品外用有收湿敛疮之功，治疮疖肿毒、湿疮流水、溃疡不敛等，可单用或配伍枯矾研末外敷或煎汤熏洗。

【用法用量】 煎服，3~6g；入丸散，每次 1~1.5g。外用适量。

【使用注意】 湿热泻痢者忌用。

赤石脂 Chishizhi
《神农本草经》

【来源】 为硅酸盐类矿物多水高岭石族多水高岭石，主含含水硅酸铝[$Al_4(Si_4O_{10})(OH)_8 \cdot 4H_2O$]。主产于福建、山东、河南等地。全年均可采挖，除去杂质。研末水飞或火煅水飞用。

【性味归经】 甘、酸、涩，温。归胃、大肠经。

【功效】 涩肠止泻，收敛止血，敛疮生肌。

【临床应用】

1. 久泻、久痢 本品甘温调中，味涩质重，入胃、肠经，长于涩肠止泻，尚可止血，为久泻久痢、下痢脓血之常用药。治泻痢日久，滑脱不禁，脱肛等症，常与禹余粮相须为用，如赤石脂禹余粮汤；若虚寒下痢，便脓血不止者，常与干姜、粳米同用，如桃花儿汤。

2. 崩漏、便血 本品味涩能收敛止血，质重入下焦，为崩漏、便血者多用。治崩漏，常与海螵蛸、侧柏叶等同用，如滋血汤；治便血、痔疮出血，常与禹余粮、龙骨、地榆等药同用；治女性肾虚，带脉失约，日久而赤白带下者，可配伍鹿角霜、芡实等药。

3. 疮疡久溃 本品外用有收湿敛疮生肌之功。治疮疡久溃不敛，可与龙骨、乳香、没药、血竭等通用，研细末，掺与创口。此外，外用亦可治湿疮流水、外伤出血等。

【用法用量】 煎服，9~12g，先煎。外用适量，研细末撒患处或调敷。

【使用注意】 湿热积滞泻痢者忌服。孕妇慎用。畏官桂。

肉豆蔻 Roudoukou
《药性论》

【来源】 为肉豆蔻科植物肉豆蔻 *Myristica fragrans* Houtt. 的成熟种仁。主产于马来西亚、印度尼西亚，中国广东、广西、云南等地亦有栽培。冬、春二季果实成熟时采收，除去皮壳后，干燥。生用或麸煨用。

【性味归经】 辛，温。归脾、胃、大肠经。

【功效】 温中行气，涩肠止泻。

【临床应用】

1. 虚寒泻痢 本品辛温能暖脾胃，固肠止泻，为治虚寒性久泻之要药。治脾胃虚寒之久泻，常配伍干姜、白术、肉桂等温中健脾药；治脾肾阳虚，五更泄泻，则配伍补骨脂、吴茱萸、五味子，即四神丸。

2. 虚寒气滞腹胀 本品入脾经，善温脾开胃、行气宽中，可用于中焦虚寒之脘腹胀痛、食少呕吐，常配伍木香、半夏、干姜等。

【用法用量】 煎服，3～10g；入丸散服，每次0.5～1g。内服须煨熟去油。

【使用注意】 湿热泻痢者忌用。

第三节 固精缩尿止带药

本类药物酸涩收敛，主入肾和膀胱经，以固精、缩尿、止带为主要作用，主要用于肾虚不固所致遗精、滑精、尿频、遗尿、带下等滑脱证。部分药物兼有补肾、止血作用，可以治疗崩漏、便血。本类药物收敛固涩，对湿热下注引起的遗精、尿频等不宜使用。

山茱萸 Shanzhuyu
《神农本草经》

【来源】 为山茱萸科植物山茱萸 *Cornus officinalis* Sieb. et Zucc. 的干燥成熟果肉。主产于浙江、安徽、河南等地。秋末冬初果皮变红时采收果实，用文火烘焙或置沸水中略烫，及时除去果核，晒干或烘干。生用或酒炙。

【性味归经】 酸、涩，微温。归肝、肾经。

【功效】 补益肝肾，收涩固脱。

【临床应用】

1. 肝肾不足证 本品味酸入肝肾，补而不峻，微温不燥，为平补阴阳之要药，肾阳虚、肾阴虚、肝肾不足证，皆可随证配伍应用。若肝肾阴虚，头晕目眩、腰酸耳鸣，常配伍山药、熟地黄等，如六味地黄丸；若肾阳不足，命门火衰，腰膝冷痛、神疲乏力，常配伍肉桂、附子等；若肾虚阳痿，多与鹿茸、淫羊藿、巴戟天等同用。

2. 遗精滑精、遗尿尿频 本品既能补肝肾，又能固精缩尿以标本兼顾，为固精止遗之要药。治肾虚精关不固之遗精滑精，常配伍菟丝子、沙苑子、补骨脂；治肾虚膀胱失约之遗尿尿频，可配伍桑螵蛸、覆盆子、金樱子等。

3. 崩漏、月经过多 本品既能补肝肾又能固冲任以止血，治肝肾亏虚、冲任不固之崩漏、月经过多，常配伍当归、白芍等补血调经药；治脾气虚弱、冲任失固之崩漏，可配伍龙骨、黄芪等。

4. 大汗不止、体虚欲脱 本品既可补虚，又能收敛止汗、固涩滑脱，治疗久病虚脱或大汗欲脱，常配伍龙骨、人参等益气回阳、敛汗固脱药。

【用量用法】煎服，6～12g；急救固脱，20～30g。

【使用注意】素有湿热致小便淋涩者不宜应用。

知识链接

茱萸节

古代重阳节又称"茱萸节"，当时有在这一天插茱萸的习俗。"独在异乡为异客，每逢佳节倍思亲。遥知兄弟登高处，遍插茱萸少一人。"诗句中的茱萸指的是具有散寒止痛功效的温里药吴茱萸，王维笔下的茱萸，成了思念兄弟的寄托。

桑螵蛸 Sangpiaoxiao
《神农本草经》

【来源】为螳螂科昆虫大刀螳 *Tenodera sinensis* Saussure、小刀螳 *Statilia maculata*（Thunberg）或巨斧螳螂 *Hierodula patellifera*（Serville）的干燥卵鞘，分别习称"团螵蛸""长螵蛸"及"黑螵蛸"。中国大部分地区均产。深秋至次春采收，置沸水中浸杀其卵，或蒸透晒干。生用。

【性味归经】甘、咸，平。归肝、肾经。

【功效】固精缩尿，补肾助阳。

【临床应用】

1. 遗精滑精、尿频遗尿、白浊 本品能补肾阳，固肾精缩尿，常配伍覆盆子，治疗肾虚不固所致尿频遗尿、遗精滑精；治疗小儿遗尿，可单用也可配伍应用；治疗心神恍惚、小便频数、白浊，可配伍远志、龙骨、石菖蒲等补肾固涩、养心安神药。

2. 阳痿 本品有补肾助阳之效，常配伍淫羊藿、巴戟天、鹿茸等补肾壮阳药。

【用法用量】煎服，5～10g。

【使用注意】阴虚多火、膀胱有热而小便频数者忌用。

金樱子 Jinyingzi
《雷公炮炙论》

【来源】为蔷薇科植物金樱子 *Rosa laevigata* Michx. 的干燥成熟果实。主产于陕西、广东、四川、云南、贵州等地。10～11月果实成熟变红时采摘，晒干。除去毛刺，生用。

【性味归经】酸、甘、涩，平。归肾、膀胱、大肠经。

【功效】固精缩尿，固崩止带，涩肠止泻。

【临床应用】

1. 遗精滑精、遗尿尿频 功专固涩收敛，治肾虚精关不固之遗精滑精、膀胱失约之遗尿尿频，常配伍菟丝子、补骨脂等。

2. 崩漏带下 本品治疗肾虚带脉失约之带下量多清稀，可配伍芡实、菟丝子等；也可用于脱肛、子宫脱垂等。

3. 久泻久痢 本品能涩肠止泻，用于脾虚之久泻久痢，可单用或与罂粟壳、芡实等同用。

【用法用量】煎服，6～12g。

【使用注意】功专收涩，有实火、邪实者不宜使用。

覆盆子 Fupenzi

《名医别录》

【来源】 为蔷薇科植物华东覆盆子 *Rubus chingii* Hu 的干燥未成熟果实。主产于浙江、福建等地。夏初果实由绿变绿黄时采收，沸水略烫，晒干。切段，生用。

【性味归经】 甘、酸，温。归肝、肾、膀胱经。

【功效】 益肾固精缩尿，养肝明目。

【临床应用】

1. 肾虚之遗精滑精、尿频遗尿 本品既能固精缩尿，又能补肝肾，有标本兼顾之效。治疗肾虚不固所致的遗精滑精、遗尿尿频，常与枸杞子、五味子、菟丝子、益智同用，如五子衍宗丸；治遗尿、尿频，常与桑螵蛸、益智仁等同用。

2. 肝肾不足、目暗不明 本品补益肝肾而明目，可单用久服，或与菟丝子、沙苑子、枸杞子等同用。

【用法用量】 煎服，6~12g。

【使用注意】 肾虚有火、小便短涩者慎用。

芡实 Qianshi

《神农本草经》

【来源】 为睡莲科植物芡 *Euryale ferox* Salisb. 的成熟种仁。主产于湖南、江西、安徽等地。秋末冬初采收成熟果实，除去果皮，取出种子，再除去硬壳，晒干。捣碎生用或炒用。

【性味归经】 甘、涩，平。归脾、肾经。

【功效】 益肾固精，补脾止泻，除湿止带。

【临床应用】

1. 遗精滑精 本品甘涩收敛，能益肾固精，治肾虚不固之遗精滑精、腰膝酸软，常配伍莲子、金樱子等。

2. 脾虚久泻 本品既能健脾除湿，又能收敛止泻，治脾虚湿盛、久泻不止，可配伍茯苓、山药等健脾燥湿药。

3. 带下 本品既能益肾、健脾燥湿，又能止带，为治脾肾两虚之带下良品。

【用法用量】 煎服，9~15g。

【使用注意】 性涩敛，大小便不利者不宜用。

莲子 Lianzi

《神农本草经》

【来源】 为睡莲科植物莲 *Nelumbo nucifera* Gaertn. 的干燥成熟种子。主产于湖南、福建、江苏等地池沼湖塘中。秋季采收，晒干。生用。

【性味归经】 甘、涩，平。归脾、肾、心经。

【功效】 补脾止泻，止带，益肾涩精，养心安神。

【临床应用】

1. 脾虚泄泻 本品既可补益脾气，又能涩肠止泻，治疗脾虚久泻、食欲不振，可配伍党参、山药、白术等，如参苓白术散。

2. 带下证 本品既补脾益肾，又固涩止带，补涩兼施，为治疗脾虚、肾虚带下常用之品。治脾虚带下常配伍茯苓、白术、薏苡仁等；治脾肾两虚之带下清稀，可配伍山茱萸、山药、芡实等。

3. 肾虚遗精、滑精 本品味甘而涩，能益肾固精，治肾虚精关不固之遗精、滑精，常配伍芡实、龙骨等，如金锁固精丸。

4. 心悸失眠 本品甘平，入心、肾经，能养心血、益肾气，有安神之功，治心肾不交之虚烦不眠、心悸，常配伍酸枣仁、茯神、远志等。

【用法用量】煎服，6 ～ 15g。去心打碎用。

【使用注意】便秘或湿热泻痢者忌用。

【附药】

荷叶 为莲的叶，功能清暑利湿、升阳止血，主治暑热病证、脾虚泄泻及出血证。

荷梗 为莲的叶柄，功能理气宽胸，主治暑湿胸闷。

莲子心 为莲子中的青嫩胚芽，功能清心除烦，主治热病心烦、口舌生疮、神昏谵语等。

海螵蛸 Haipiaoxiao
《神农本草经》

【来源】为乌贼科动物无针乌贼 *Sepiella maindroni* de Roehebrune 或金乌贼 *Sepia esculenta* Hoyle 的干燥内壳。分布于浙江、福建、山东等地。收集其骨状内壳，干燥。生用。

【性味归经】咸、涩，温。归肝、肾经。

【功效】涩精止带，收敛止血，制酸止痛，收湿敛疮。

【临床应用】

1. 遗精、带下 本品温涩收敛，能固精止带，治疗肾虚之遗精滑精，常配伍菟丝子、沙苑子等；治肾虚带脉失约，常配伍山药、芡实等；治带下赤白，常配伍白芷、血余炭等，如白芷散。

2. 崩漏、吐血、便血及外伤出血 本品固涩力强，善入血分，用于崩漏下血，常配伍茜草、五倍子；治肺胃出血及便血，常配伍白及等份为末服，如乌及散；治外伤出血，可单以本品研末外用。

3. 胃痛吐酸 本品味咸而涩，能制酸止痛，可用于胃脘痛胃酸过多，常配伍白及、延胡索等。

4. 湿疮湿疹、溃疡不敛等 本品外用能收湿敛疮，治湿疮湿疹，常配伍黄柏、煅石膏等研末外用，治溃疡多脓、久不愈合，可单用，或配煅石膏、枯矾、冰片等研末外敷。

【用法用量】煎服，5 ～ 10g。外用适量，研末敷患处。

【使用注意】本品性温，故阴虚多热者不宜用。

····· 目标检测

答案解析

一、单项选择题

1. 能敛汗安神，用于心悸、失眠、多梦的药物是（ ）
   A. 朱砂　　　　　　　　B. 人参　　　　　　　　C. 远志
   D. 麦冬　　　　　　　　E. 五味子

2. 麻黄根与浮小麦共同的功效是（ ）
   A. 止泻　　　　　　　　B. 止咳　　　　　　　　C. 止遗
   D. 止汗　　　　　　　　E. 止血

3. 既能敛肺止咳，又能生津安蛔的药物是（ ）
   A. 使君子　　　　　　　B. 乌梅　　　　　　　　C. 槟榔
   D. 贯众　　　　　　　　E. 花椒

4. 既能治久泻久痢，又能治久咳失音的药物是（　　）

    A. 蝉衣   B. 白术   C. 桔梗

    D. 诃子   E. 薄荷

5. 治脾肾阳虚五更泄泻，补骨脂宜与何药配伍（　　）

    A. 黄连   B. 肉豆蔻   C. 槟榔

    D. 莲子   E. 赤石脂

6. 既补脾止泻，又养心安神的药是（　　）

    A. 白术   B. 猪苓   C. 山药

    D. 酸枣仁   E. 莲子

二、配伍选择题

    A. 山茱萸   B. 覆盆子   C. 海螵蛸

    D. 金樱子   E. 芡实

7. 善治大汗不止，体虚欲脱的药是（　　）

8. 既补脾除湿，又益肾固精的药是（　　）

三、多项选择题

9. 可用于治疗阴虚盗汗的药物有（　　）

    A. 白芍   B. 麻黄根   C. 酸枣仁

    D. 五味子   E. 浮小麦

10. 罂粟壳的主治病证有（　　）

    A. 肺虚久咳   B. 久泻久痢   C. 心腹疼痛

    D. 肾虚遗精   E. 表虚自汗

（朱文慧）

书网融合……

重点小结   习题

第二十四章 涌吐药

PPT

学习目标

知识目标：通过本章的学习，应能掌握涌吐药的含义、功效、适应范围和使用注意；熟悉常山、瓜蒂的性味归经、功效、应用、用法用量及使用注意；了解胆矾的主要功效。

能力目标：能根据涌吐药各药物的性能特点和功效应用，在临床需要时进行合理选用和应用指导。

素质目标：通过本章的学习，培养严谨细致的职业精神和科学的工作态度。

情境导入

情境：患者，女，35岁。因前一日暴饮暴食，胸中痞硬，欲吐不出，呼吸喘促，烦躁不安，舌苔厚腻，寸脉微浮。

思考：该患者用哪类药物进行治疗，使用时有何注意事项？

凡以促使呕吐为主要作用的药物，称为涌吐药，又称催吐药。

本类药物药味多酸、苦、辛，均为寒性、有毒之品，归胃经，具有升浮之性，以促使呕吐为主要功效，使体内所停留的毒物、痰涎、宿食等通过呕吐排出体外。用于误食毒物，时间不长，毒物尚停留在胃中，未被吸收；或宿食停滞不化，胃脘胀痛；或痰涎壅盛，阻于胸膈或咽喉，呼吸喘促；或痰浊上涌，清窍闭塞致癫痫发狂等症状。

使用注意：①一般宜从小量渐增，以防中毒或涌吐太过，损伤正气；②涌吐药只可暂投，中病则止；③本类药作用峻猛，大都具有毒性，故临床较少应用，体质虚弱及妇女胎前产后均忌用。

瓜蒂 Guadi
《神农本草经》

【来源】为葫芦科植物甜瓜 *Cucumis melo* L. 的果蒂。全国各地均产。取尚未熟透的果实切取果蒂，阴干入药。生用。

【性味归经】苦，寒；有毒。归胃经。

【功效】涌吐痰食，祛湿退黄。

【临床应用】

1. 热痰、宿食 本品味苦涌泄，性寒泄热，可用于痰热壅滞、蒙蔽清窍之癫痫，或气机受阻之喉痹喘息，或内扰神明之烦躁不眠等，均可单用。若宿食停滞、胃脘胀痛，可与赤小豆、香豉等同用。

2. 湿热黄疸 本品有祛湿退黄作用，治湿热黄疸。可研末吹鼻，至黄水流出，如瓜丁散。

【用法用量】煎服，2.5~5g；入丸散，每次0.3~1g。外用小量，研末吹鼻，待鼻中流出黄水即停药。

【使用注意】体虚、吐血、咯血、胃弱、上焦无实邪者，及孕妇忌服。

常山 Changshan
《神农本草经》

【来源】 为虎耳草科植物常山 *Dichroa febrifuga* Lour. 的干燥根。主产于甘肃、陕西南部、四川等地。秋季采挖后，去除须根，洗净晒干。生用或酒炒用。

【性味归经】 苦、辛，寒；有毒。归肺、肝、心经。

【功效】 涌吐痰涎，截疟。

【临床应用】

1. 胸中痰饮证 本品苦泄寒清，入肺、心经，能上行引吐胸中痰饮，治疗胸中痰饮积聚，常配伍甘草，水煎和蜜温服。

2. 疟疾 本品善开痰结兼清热，为治疟疾之良药，新久疟疾皆可应用，常配伍槟榔、柴胡等。

【用法用量】 煎服，5~9g，或入丸散。涌吐宜生用，截疟宜酒炒。

【使用注意】 本品作用强烈，易伤正气，故用量不宜过大。孕妇及体虚者慎服。

胆矾 Danfan
《神农本草经》

【来源】 为天然的硫酸盐类矿物胆矾或人工制成的含水硫酸铜（$CuSO_4 \cdot 5H_2O$）。主产于云南。采挖后，研末生用或煅用。

【性味归经】 酸、辛，寒；有毒。归肝、胆经。

【功效】 涌吐，解毒收湿，蚀疮祛腐。

【临床应用】

1. 风痰壅盛，误食毒物 本品有强烈的涌吐作用，治中风痰涎，可单用，温醋汤调服；治痰热癫狂，可单用，温水调服；治误食毒物，尚在胃中，用少量胆矾温汤化服，吐后少饮温水，再吐再饮，直至毒物完全排出。

2. 口疮、牙疳、风眼赤烂 本品有解毒收湿作用。治口疮、牙疳可配伍黄连、玄明粉；治风眼赤烂可单用煅制品，水溶洗目。

3. 胬肉、肿毒不溃 治疮毒肿硬不破或胬肉疼痛，可单用研末外敷。

【用法用量】 温汤化服，0.3~0.6g。外用适量，研末撒或调敷，或以水溶化后外洗。

【使用注意】 体虚者忌服。

···· 目标检测

答案解析

一、单项选择题

1. 既涌吐痰涎，又截疟的药物是（ ）
   A. 胆矾　　　　　　B. 常山　　　　　　C. 皂荚
   D. 瓜蒂　　　　　　E. 生莱菔子

2. 既能涌吐痰食，又能祛湿退黄的药物是（ ）
   A. 胆矾　　　　　　B. 常山　　　　　　C. 瓜蒂
   D. 半夏　　　　　　E. 金钱草

3. 外用能解毒收湿、蚀疮祛腐的药物是（ ）
   A. 白矾　　　　　　B. 胆矾　　　　　　C. 海螵蛸

D. 赤石脂　　　　　　　E. 煅龙骨

二、配伍选择题

A. 1～1.5g　　　　B. 0.3～1g　　　　C. 2.5～5g

D. 5～9g　　　　　E. 10～15g

4. 常山水煎服成人每日用量为（　　）

5. 瓜蒂入丸散成人每次用量为（　　）

6. 瓜蒂水煎服成人每次用量为（　　）

三、多项选择题

7. 涌吐药的主治病证有（　　）

A. 误食毒物停胃　　　B. 宿食不化滞脘　　　C. 痰涎壅盛喘急

D. 痰郁胸中癫狂　　　E. 痰湿中阻痞满

（朱文慧）

书网融合……

重点小结　　　　习题

第二十五章　攻毒杀虫止痒药

学习目标

知识目标: 通过本章的学习,应能掌握杀虫止痒药的含义、功效、适应范围和使用注意,蛇床子、硫黄的性味归经、功效、临床应用、用法用量及使用注意;了解雄黄、白矾、蜂房、木鳖子、蟾酥的主要功效。

能力目标: 具备辨识杀虫止痒药的毒性及相似药物功效异同的能力。

素质目标: 通过本章的学习,熟悉攻毒杀虫止痒药的基本知识和运用技能,初步建立中医药思维模式,树立实事求是的科学态度和安全用药意识。

情境导入

情境: 患者,男,18岁。暑假去郊外露营后,躯干、四肢出现红色丘疹,自觉瘙痒,夜间加重。体检发现躯干、四肢散在或密集小丘疹、抓痕,尤其腋窝、腹股沟区皮疹较多,皮肤损害表现为针头大小的丘疹、丘疱疹和水疱,散在对称性分布。

思考: 该患者为何种病证,选择哪些药物进行治疗?

凡以攻毒杀虫、燥湿止痒为主要作用的药物,称为杀虫止痒药。

本类药物以外用为主,兼可内服,具有解毒杀虫、消肿定痛等功效,主要适用于疥癣、湿疹、痈疮疔毒、麻风、梅毒、毒蛇咬伤等病证。外用方法分别有研末外撒、用香油和茶水调敷、制成软膏涂抹、制成药捻或栓剂栓塞、煎汤熏洗、热敷等。本类药物在内服使用时,除无毒性及副作用的药物外,宜做丸剂使用,以利于缓慢溶解吸收。

本类药物多有毒,使用时外用与内服均应严格控制剂量和用法,不宜过量或持续使用,以防中毒。制剂时,应严格遵守炮制及制剂法度,以降低毒性,确保用药安全。

雄黄 Xionghuang
《神农本草经》

【来源】 为硫化物类矿物雄黄族雄黄 *Realgar*,主含二硫化二砷(As_2S_2)。采挖后,除去杂质。主产于湖南、贵州、云南、四川等地。研细或水飞用。

【性味归经】 辛,温;有毒。归肝、大肠经。

【功效】 解毒杀虫,燥湿祛痰,截疟。

【临床应用】

1. 虫蛇咬伤、湿疹疥癣、痈肿疔疮 本品温燥有毒,有良好的解毒作用,为治疗毒蛇咬伤之要药。虫蛇咬伤,单用本品研末即效,可以香油或植物油调敷,或用黄酒冲服;湿疹疥癣,常与白矾同用,共同研末外敷患处;痈肿疔疮,常与乳香、没药等同用。

2. 虫积腹痛 本品具有良好的杀虫作用,治疗肠道寄生虫尤其是蛔虫引起的腹痛效果甚佳,常配伍使君子、牵牛子、槟榔等,如牵牛丸。

此外,本品还具有祛痰燥湿、截疟的功效,临床常用于治疗疟疾、哮喘、癫痫等证。

【用量用法】 内服,0.05~0.1g,入丸散用。外用适量,熏涂患处。

【使用注意】内服宜慎，不可久用。孕妇禁用。忌火煅。

【不良反应】雄黄含砷而有较大毒性，不可多服久服，外用也应注意，以免经皮肤黏膜吸收积蓄中毒。雄黄煅烧后易生成毒性更大的三氧化二砷（As_2O_3），故内服一般入丸、散剂而不入汤剂，切忌火煅。

硫黄 Liuhuang
《神农本草经》

【来源】为自然元素类矿物硫族自然硫 *Sulfur*，主要用含硫物质或含硫矿物经炼制升华而成的结晶体。主产于山西、山东、陕西等地。采挖后加热溶化，除去杂质，或用含硫矿物加工制得。生硫黄只作外用，内服常与豆腐同煮后阴干用。

【性味归经】酸，温；有毒。归肾、大肠经。

【功效】外用：解毒杀虫疗疮；内服：补火助阳通便。

【临床应用】

1. 疥癣湿疹、皮肤瘙痒 本品外用有解毒杀虫止痒作用，为治疥疮要药。治疥癣瘙痒，可单用硫黄研末，麻油调涂患处；治皮肤湿疹，可配伍枯矾、雄黄等，研末调敷或干掺患处；治湿疹瘙痒，可单用硫黄粉外敷，或与蛇床子、明矾同用，以增强祛湿、止痒作用。

2. 寒喘，阳痿，虚寒便秘 本品内服有补火助阳，温阳通便作用。治肾阳不足，下元虚冷而致寒喘者，常与附子、肉桂、黑锡等同用，如《和剂局方》黑锡丹；用治肾阳虚所致阳痿，可配伍淫羊藿、鹿茸、菟丝子等补肾壮阳药；治老年人肾阳虚便秘者，常与半夏同用，如半硫丸。

【用法用量】内服，$1.5 \sim 3g$，炮制后入丸散服；外用适量，研末敷或加油调敷患处。

【使用注意】本品有毒，内服宜用制品，不宜多服久服。阴虚火旺者及孕妇禁用。不宜与芒硝、玄明粉同用。

知识链接

比较雄黄、硫黄的功用异同

共同点：雄黄和硫黄外用均有解毒杀虫的功效，主治疥癣、恶疮、湿疹等证。

不同点：雄黄解毒力强，又可治痈肿疔疮、蛇虫咬伤等；亦可内服，有燥湿祛痰、截疟作用，用于哮喘、疟疾、惊痫等。硫黄杀虫止痒力强，多用于疥癣、湿疹、皮肤瘙痒等，为治疥癣瘙痒的要药；内服有补火助阳通便之功效，可治寒喘、阳痿、虚寒便秘等。

白矾 Baifan
《神农本草经》

【来源】为硫酸盐类矿物明矾石族明矾石经加工提炼制成。主含含水硫酸铝钾 $[KAl(SO_4)_2 \cdot 12H_2O]$。主产于安徽、浙江、山西、湖北等地。全年均可采挖。将采得的明矾石用水溶解，滤过，滤液加热浓缩，放冷后所得结晶即为白矾。生用或煅用。煅后称"枯矾"。

【性味归经】酸、涩，寒。归肺、脾、肝、大肠经。

【功效】外用：解毒杀虫，燥湿止痒；内服：止血止泻，祛除风痰。

【临床应用】

1. 外用治湿疹瘙痒，疮疡疥癣 本品性燥酸涩，而善收湿止痒。尤宜治疮面湿烂或瘙痒。治湿疹瘙痒，可配伍硫黄、炉甘石、苦参、白鲜皮等；治疮疡疥癣，可配伍硫黄、地肤子、蛇床子等。本品又是治疗痔疮、脱肛、子宫脱垂的常用药，可配伍白矾、五倍子等药物。

2. 吐衄下血、久泻久痢   本品性涩，能入肝经血分，有收敛止血作用，可用治多种出血证。治衄血不止，以枯矾研末吹鼻；治崩漏，与五倍子、地榆等药同用；治金疮出血，与生矾、煅矾、松香共研细末，外敷伤处。本品兼涩肠止泻作用，治久泻久痢，配煨诃子肉为散，粥饮调下治之，如诃黎勒散。

3. 痰厥癫狂痫证   白矾酸苦涌泄而能祛除风痰，治痰壅心窍癫痫发狂，可配郁金为末，薄荷糊丸服，如白金丸。

【用法用量】内服，0.6~1.5g，入丸散。外用适量，研末敷或化水洗患处。

【使用注意】体虚胃弱及无湿热痰火者忌服。

蛇床子 Shechuangzi
《神农本草经》

【来源】为伞形科植物蛇床 *Cnidium monnieri* (L.) Cuss. 的干燥成熟果实。全国各地均产，以河北、山东、浙江、江苏、四川等地产量较大，均为野生。夏、秋二季果实成熟时采收，除去杂质，晒干。生用。

【性味归经】辛、苦，温；有小毒。归肾经。

【功效】燥湿祛风，杀虫止痒，温肾壮阳。

【临床应用】

1. 阴部湿痒，湿疹，疥癣   本品辛苦温燥，长于燥湿杀虫止痒，为皮肤及妇科病常用药，常与苦参、黄柏、白矾等配伍，且多为外用。治阴部瘙痒，与白矾煎汤频洗，或配伍苦参、黄柏等药；治疗疥癣瘙痒可单用本品研粉调凡士林外敷。

2. 寒湿带下，湿痹腰痛   本品性温热可助阳散寒，辛苦又具燥湿祛风之功。治带下、腰痛，尤宜于寒湿兼肾虚者，常与山药、杜仲、牛膝等同用。

3. 肾虚阳痿，宫冷不孕   本品温肾壮阳之功亦佳。治肾阳虚所致阳痿不育，常配伍当归、淫羊藿等；治宫冷不孕，常配伍菟丝子、五味子等。

【用法用量】3~10g。外用适量，多煎汤熏洗，或研末调敷。

【使用注意】阴虚火旺或下焦有湿热者不宜内服。

蜂房 Fengfang
《神农本草经》

【来源】为胡蜂科昆虫果马蜂 *Polistes olivaceous* (DeGeer)、日本长脚胡蜂 *Polistes japonicas* Saussure 或异腹胡蜂 *Parapolybia varia* Fabricius 的巢。全国均有，南方较多，均为野生。全年可采，但常秋、冬二季采收，晒干或蒸，除去死蜂死蛹后再晒干。剪块生用或炒用。又名露蜂房。

【性味归经】甘，平。归胃经。

【功效】攻毒杀虫，祛风止痛。

【临床应用】

1. 疮疡痈肿，瘰疬，顽癣瘙痒，癌肿   本品能攻毒杀虫，攻坚破积，为外科常用之品，常与解毒消肿生肌药配伍应用。治疮肿初发，与生南星、生草乌、白矾等药共为细末，淡醋调涂；治瘰疬，配伍蛇蜕、黄芪、黄丹、玄参等药为膏外用；治头上癣疮，可单用研末，调猪脂涂擦；治癌肿可与莪术、全蝎、僵蚕等配用。

2. 风湿痹痛，牙痛，风疹瘙痒   本品质轻且性善走窜，能祛风止痛、止痒。治风湿痹痛，与川乌、草乌同用，乙醇浸泡外涂痛处；治关节炎、骨髓炎，配全蝎、蜈蚣、地鳖虫各等份，研末为丸服；治牙痛，可配细辛水煎漱口用；治风疹瘙痒，常与蝉衣等同用。

此外，蜂房还可用治阳痿、喉痹，以及蛔虫、绦虫病等。

【用法用量】 内服，3～5g。外用适量，研末油调敷患处，或煎水漱，或洗患处。

木鳖子 Mubiezi
《开宝本草》

【来源】 为葫芦科植物木鳖 *Momordica cochinchinensis* （Lour.）Spreng. 的干燥成熟种子。主产湖北、广西、四川等地。多为野生，也有栽培。冬季采收成熟果实，剖开，晒至半干，取出种子，干燥。用时去壳取仁，捣碎，或制霜用。

【性味归经】 苦、微甘，凉；有毒。归肝、脾、胃经。

【功效】 散结消肿，攻毒疗疮。

【临床应用】

1. 疮疡肿毒，瘰疬，乳痈，痔疮肿痛，干癣，秃疮 本品能散结消肿，攻毒疗疮，并有生肌、止痛作用，故可治上述病症。如单用本品，以醋磨汁外涂或研末醋调敷于患处。治痈肿诸毒，可与草乌、半夏等炒焦研细，水调外敷，如乌龙膏；治痔疮肿痛，配伍荆芥、朴硝等份煎汤熏洗；治瘰疬痰核，可单用本品研碎入鸡蛋内蒸熟食之，如木鳖膏；若治跌打损伤，瘀肿疼痛可配肉桂、丁香等研末，生姜汁煮米粥调糊外敷，如木鳖裹方。

2. 筋脉拘挛 本品亦能疏通经络，治痹痛，瘫痪。可配乳香为末，清油、黄蜡为膏，取少许搓擦患处，不住手以极热为度。

【用法用量】 0.9～1.2g，多入丸散用。外用适量，研末，用油或醋调涂患处。

【使用注意】 孕妇及体虚者慎用。

蟾酥 Chansu
《药性本草》

【来源】 为蟾蜍科动物中华大蟾蜍 *Bufo bufo gargarizans* Cantor 或黑眶蟾蜍 *Bufo melanostictus* Schneider 的干燥分泌物。主产于河北、山东、四川、湖南、江苏、浙江等地。多为野生品种。夏、秋二季捕捉蟾蜍，洗净体表，挤取耳后腺及皮肤腺的浆液，盛于瓷器内（忌与铁器接触），晒干贮存。用时以碎块置酒或鲜牛奶中溶化，然后风干或晒干。

【性味归经】 辛，温；有毒。归心经。

【功效】 解毒，止痛，开窍醒神。

【临床应用】

1. 痈疽疔疮，瘰疬，咽喉肿痛，牙痛 本品有良好解毒消肿，麻醉止痛作用，可外用及内服。治痈疽及恶疮，常配伍麝香、朱砂等，用葱白汤送服取汗；治咽喉肿痛及痈疖，与牛黄、冰片等配用；治牙痛，可单用本品研细少许点患处。本品亦用于五官科手术的黏膜麻醉，配川乌、生南星、生半夏为末，烧酒调敷患处，如外敷麻药方。

2. 痧胀腹痛，神昏吐泻 本品辛温走窜，有辟秽化浊，开窍醒神之功，嗅之亦能催嚏。用治伤于暑湿秽浊或饮食不洁而致痧胀腹痛，吐泻不止，甚至昏厥，常与麝香、丁香、雄黄等药配伍，用时研末吹入鼻中取嚏收效，如蟾酥丸。

【用法用量】 0.015～0.03g，多入丸散用。外用适量。

【使用注意】 本品有毒，内服慎勿过量。外用不可入目。孕妇忌用。

目标检测

答案解析

一、单项选择题

1. 既杀虫止痒，又温肾壮阳的药物是（　　）
   A. 硼砂　　　　　　　B. 铅丹　　　　　　　C. 蜂房
   D. 砒石　　　　　　　E. 蛇床子

2. 下列属于硫黄功效的是（　　）
   A. 拔毒化腐　　　　　B. 补火助阳　　　　　C. 杀虫截疟
   D. 息风止痉　　　　　E. 明目退翳

3. 白矾外用功效是（　　）
   A. 化腐生肌　　　　　B. 收湿止痒　　　　　C. 消肿止痛
   D. 清热解毒　　　　　E. 凉血消痈

4. 内服宜与豆腐同煮的药为（　　）
   A. 雄黄　　　　　　　B. 硫黄　　　　　　　C. 蜂房
   D. 蜂房　　　　　　　E. 蛇床子

5. 外用内服均能收敛止血作用的药为（　　）
   A. 白矾　　　　　　　B. 雄黄　　　　　　　C. 降香
   D. 蜂房　　　　　　　E. 硫黄

二、配伍选择题

   A. 木鳖子　　　　　　B. 雄黄　　　　　　　C. 蜂房
   D. 硫黄　　　　　　　E. 蛇床子

6. 疥疮首选药物是（　　）

7. 长于燥湿杀虫止痒，为皮肤及妇科病常用药是（　　）

三、多项选择题

8. 白矾的主治病证有（　　）
   A. 疥癣　　　　　　　B. 湿疹　　　　　　　C. 吐衄下血、久泻久痢
   D. 痰厥癫狂痫证　　　E. 脾胃虚弱所致腹泻

9. 雄黄的功效是（　　）
   A. 解毒　　　　　　　B. 截疟　　　　　　　C. 补火助阳
   D. 杀虫　　　　　　　E. 燥湿祛痰

10. 雄黄的使用注意为（　　）
    A. 孕妇忌服　　　　　B. 不能大面积涂擦　　C. 忌火煅
    D. 不可过量　　　　　E. 不入汤剂

（李智红）

书网融合……

重点小结　　　　　　习题

第二十六章 拔毒化腐生肌药

PPT

学习目标

知识目标：通过本章的学习，应能掌握拔毒化腐生肌药的含义、功效、适应范围和使用注意；熟悉升药、炉甘石、硼砂的功效及临床应用；了解砒石、铅丹、轻粉的主要功效。

能力目标：具备辨识拔毒化腐生肌药的毒性及相似药物功效异同的能力。

素质目标：通过本章的学习，熟悉拔毒化腐生肌药的基本知识和运用技能，初步建立中医药思维模式，树立实事求是的科学态度和安全用药意识。

情境导入

情境：患者，男，59岁。中风后遗症卧床一年。现出现臀部溃疡，久不收口，伴面色无华，神疲乏力，纳差食少，舌淡苔少，脉沉细无力。

思考：该患者为何种病证，选择哪些药物进行治疗？

凡以拔毒化腐、生肌敛疮为主要作用，用于治疗各种疮疡的药物，称为拔毒化腐生肌药。

本类药物以辛味居多，性有寒热之异，多为矿石、重金属类药物，大都有剧毒，以外用为主。主要适用于痈、疽、疮、疡等溃后腐肉不去，伤口难以生肌愈合，或痈、疽、疮、疡溃后脓出不畅及梅毒、癌肿之病证。根据疾病发生的部位及表现不同，用药的形式和方法多种多样，如膏贴涂搽、熏洗吹喉、滴鼻、点眼等。有些药物还可酌情内服，多入丸散。

本类药物多有剧毒，应用时应严格掌握剂量和用法，外用亦不宜过量和持续使用。一些有剧毒的重金属类药物如砒石、轻粉等，不宜在头面部使用，以防损容。本类药物在制剂时应严格遵守炮制和制剂规范，以减轻其毒性，确保用药安全。脓毒未清、腐肉未尽时，不宜使用敛疮收口药。

轻粉 Qingfen
《本草拾遗》

【来源】为水银、白矾（或胆矾）、食盐等用升华法制成的氯化亚汞（Hg_2Cl_2）结晶性粉末。主产于山西、陕西、湖南、贵州等地。避光保存，研细用。

【性味归经】辛，寒；有毒。归大肠、小肠经。

【功效】外用：杀虫，攻毒，敛疮；内服：祛痰消积，逐水通便。

【临床应用】

1. 疥癣瘙痒、梅毒下疳、疮疡溃烂　本品辛寒燥烈，具有较强的攻毒杀虫止痒、生肌敛疮的作用。配伍血竭、当归、紫草、麻油等，可制成生肌玉红膏，贴患处能生肌敛疮，治疮疡溃烂；配黄柏、蛤粉、煅石膏共为细末，凉水或麻油调涂，治黄水疮痒痛，如蛤粉散；配大黄、硫黄加凉水调涂，治酒渣鼻、痤疮，如加味颠倒散。

2. 水肿臌胀、二便不利　本品内服能逐水退肿、通利二便，治水肿便秘实证，可与大戟、甘遂、大黄等配伍，如舟车丸。

【用法用量】外用适量，研末掺敷患处。内服每次 0.1~0.2g，一日 1~2 次，多入丸剂或装胶囊服，服后漱口。

【使用注意】本品有毒（可致汞中毒），不可过量。内服慎用。体虚者及孕妇禁服。

升药 Shengyao
《外科图说》

【来源】为水银、火硝、白矾各等份混合升华制成。红色者称"红升"，黄色者称"黄升"。各地均产，以河北、湖北、湖南、江苏等地产量较大。研细末入药，陈久者良。又名红粉、三仙丹、红升丹、黄升丹。

【性味归经】辛，热；有大毒。归肺、脾经。

【功效】拔毒，去腐。

【临床应用】

痈疽溃后，脓出不畅，或腐肉不去，新肉难生　本品有良好的拔毒去腐排脓作用，为外科常用药之一，只供外用。常与收湿敛疮的煅石膏同用，可随病情不同，调整二药的用量比例，如升药与煅石膏的用量比为1∶9，称九一丹，拔毒力较轻而收湿生肌力较强；2∶8，称八二丹；3∶7，称七三丹；1∶1，称五五丹；9∶1，称九转丹，拔毒提脓之力逐步增强。

此外，升药也可用治湿疹、黄水疮、顽癣、阴蚀、粉刺等。

【用法用量】外用适量。本品只供外用，不能内服。且不用纯品，多配煅石膏外用。用时，研极细粉末，干掺或调敷，或以药捻沾药粉使用。

【使用注意】本品有大毒，一般只供外用，不可内服。外用亦不宜大量持久使用；近口、眼、乳头、脐中等部位不宜用；疮面过大时亦不宜用；外疡腐肉已去或脓水已尽者不宜用；肝肾功能不全者、孕妇禁用。

砒石 Pishi
《日华子本草》

【来源】为矿物砷华 *Arsenolite* 的矿石，或为毒砂（硫砷铁矿）、雄黄等含砷矿物的加工品，含三氧化二砷（As_2O_3）。主产于江西、湖南、广东、贵州等地。药材分白砒与红砒，前者更纯。药用以红砒为主。砒石升华的精制品即砒霜。砒石又名信石、人言。研细水飞用或绿豆水煮后用。

【性味归经】辛，大热；有大毒。归肺、肝经。

【功效】外用：攻毒杀虫，蚀疮去腐；内服：劫痰平喘，截疟。

【临床应用】

1. 腐肉不脱之恶疮，瘰疬，顽癣，牙疳，痔疮　本品外用具攻毒杀虫，蚀死肌，去腐肉之功。虽可单用贴敷，但易中毒且引起剧烈疼痛，故多配其他药物以轻其剂缓其毒。若治恶疮日久，可与硫黄、苦参、附子、黄蜡同用，调油为膏，柳枝煎汤洗疮后外涂，如砒霜膏；若治瘰疬、疔疮等，可配明矾、雄黄、乳香为细末，如三品一条枪。

2. 寒痰哮喘　本品味辛大热，内服能祛寒劫痰平喘。治寒痰喘咳，久治不愈，可配淡豆豉为丸服，如紫金丹。

此外，古方用本品治疗疟疾寒热，单用为丸服，或置膏药中心贴大椎穴，现已少用。

【用法用量】外用适量，研末撒敷，宜作复方散剂或入膏药、药捻用。内服一次0.002~0.004g，入丸散服。

【使用注意】本品剧毒，内服宜慎；外用亦应注意，以防局部吸收中毒。孕妇忌服。不可作酒剂服。忌火煅。

铅丹 Qiandan
《神农本草经》

【来源】 为纯铅加工制成的四氧化三铅（Pb_3O_4）。主产于河南、广东、福建、云南等地。生用或炒用。又名广丹、黄丹。

【性味归经】 辛，微寒；有毒。归心、肝经。

【功效】 拔毒生肌，杀虫止痒。

【临床应用】

疮疡溃烂，湿疹湿疮 本品辛寒，具拔毒，化腐生肌，收湿，杀虫止痒之功。可治疗多种疮疡、顽癣、湿疹等。配黄明胶，治疮疡初起红肿或脓成未溃者，如敛疮内消方；配煅石膏、轻粉、冰片研细末，外敷疮上治痈疽溃后不敛，如桃花散。铅丹又为制备外用膏药的原料，常与植物油熬制成膏药，或配伍相关解毒、活血、生肌药熬制成外贴膏药应用。

此外，本品内服，可治惊痫癫狂，疟疾。因其有毒，现已很少应用。

【用法用量】 外用适量，研末撒布或熬膏贴敷。内服，每次 $0.3 \sim 0.6g$，入丸散。

【使用注意】 本品有毒，用之不当可引起铅中毒，宜慎用；不可持续使用以防蓄积中毒。

◢◤ **知识链接** ◢◤

比较升药、铅丹的功用异同

相同点：二者都能拔毒去腐，主治疮疡溃后，脓出不畅。

不同点：升药为含汞制剂，性热而善拔毒化腐，主治痈疽溃后脓出不畅，或腐肉不去、新肉不生。铅丹为含铅制剂，性微寒而善拔毒生肌、杀虫止痒，主治疮疡溃烂及湿疮痒痛。此外，升药一般不做内服，铅丹可内服，功能截疟坠痰镇惊，治疟疾和癫痫等。

炉甘石 Luganshi
《本草品汇精要》

【来源】 为碳酸盐类矿物方解石族菱锌矿 *Smithsonite*，主含碳酸锌（$ZnCO_3$）。主产于广西、湖南、四川等地。采挖后，洗净，晒干，除去杂石。本品为块状集合体，呈不规则的块状。灰白色或淡红色，表面粉性，无光泽，凹凸不平，多孔，似蜂窝状。体轻，易碎。气微，味微涩。晒干研末，水飞后用。

【性味归经】 甘，平。归肝、脾经。

【功效】 解毒明目退翳，收湿止痒敛疮。

【临床应用】

1. 目赤肿痛，睑缘赤烂，翳膜胬肉 本品明目退翳，且可收湿，多作眼科外用药，可配伍海螵蛸、硼砂等。

2. 溃疡不敛，湿疮，皮肤瘙痒 与孩儿茶同用、麻油调敷，可治下疳阴疮。

【用量用法】 外用适量。水飞点眼，研末撒或调敷。

【使用注意】 不宜与芒硝、玄明粉同用。孕妇及阴虚阳亢者忌用。

硼砂 Pengsha
《日华子本草》

【来源】 为天然硼酸盐类硼砂族矿物硼砂经提炼精制而成结晶体。主产于青海、西藏等地。一般 $8 \sim 11$ 月间采挖。除去杂质，捣碎。生用或煅用。又名月石、蓬砂。

【性味归经】甘、咸，凉。归肺、胃经。

【功效】外用：清热解毒；内服：清肺化痰。

【临床应用】

1. 咽喉肿痛，口舌生疮，目赤翳障　本品能清热解毒，消肿防腐，为喉科及眼科常用药且较多外用。治咽喉、口齿肿痛，可配伍冰片、玄明粉、朱砂，如冰硼散；治火眼及翳障胬肉，可配冰片、炉甘石、玄明粉共为细末点眼，如白龙丹；治火眼及目翳，可配冰片、珍珠、熊胆为细末点眼，如八宝眼药。

2. 痰热咳嗽　本品味咸性寒凉，内服可清肺化痰。治痰热壅滞之痰黄黏稠、咳吐不爽，可配伍黄芩、浙贝母、瓜蒌等药。

【用法用量】内服，1.5～3g，入丸散用。外用适量，研极细末干撒或调敷患处；或化水含漱。化痰可生用，外敷宜煅用。

【使用注意】本品以外用为主，内服宜慎。

知识链接

比较炉甘石、硼砂的功用异同

共同点：炉甘石和硼砂均可解毒、明目退翳，用于治疗目赤翳障。

不同点：炉甘石专供外用，又可收湿敛疮生肌，善治湿疹瘙痒、疮疡溃烂流水。硼砂外用内服均可，外用清热解毒、消肿防腐，善治咽喉肿痛、口舌生疮；内服清肺化痰，治肺热咳嗽、痰黄黏稠。

目标检测

答案解析

一、单项选择题

1. 外用蚀疮去腐，攻毒，杀虫；内服劫痰平喘的药物是（　　）

　　A. 硼砂　　　　　　　　B. 砒石　　　　　　　　C. 硫黄

　　D. 蛇床子　　　　　　　E. 炉甘石

2. 炉甘石的功效是（　　）

　　A. 清热解毒，清肺化痰　　　　　　B. 杀虫止痒，温肾壮阳

　　C. 祛腐蚀疮，收敛生肌　　　　　　D. 祛风除湿，通络止痛

　　E. 解毒明目退翳，收湿止痒敛疮

3. 外用具有清热解毒，内服可以清热化痰的药物是（　　）

　　A. 硼砂　　　　　　　　B. 砒石　　　　　　　　C. 硫黄

　　D. 蛇床子　　　　　　　E. 炉甘石

二、配伍选择题

　　A. 0.3～0.6g　　　　　B. 0.1～0.2g　　　　　C. 0.02～0.04g

　　D. 1～2g　　　　　　　E. 0.002～0.004g

4. 轻粉的成人每次用量为（　　）

5. 砒石的成人每次用量为（　　）

　　A. 砒石　　　　　　　　B. 炉甘石　　　　　　　C. 铅丹

　　D. 硼砂　　　　　　　　E. 轻粉

6. 既治咽喉肿痛，又治肺热咳嗽的药为（　　）

7. 既治瘰疬瘿瘤，又治寒痰哮喘的药为（　　）

三、多项选择题

8. 内服须入丸散的药是（　　）

    A. 砒石   B. 硼砂   C. 轻粉

    D. 铅丹   E. 硫黄

9. 升药的主治证为（　　）

    A. 痈疽溃后，脓出不畅   B. 水肿便秘   C. 腐肉不去，新肉不生

    D. 梅毒   E. 疥癣

（李智红）

书网融合……

重点小结　　　　习题

参考文献

［1］国家药品监督管理局执业药师资格认证中心．国家执业药师职业资格考试大纲［M］.8 版．北京：中国医药科技出版社，2022.

［2］李淼，郑晓吉．中药学［M］.2 版．北京：中国医药科技出版社，2019.

［3］钟赣生，杨柏灿．中药学［M］.5 版．北京：中国中医药出版社，2021.

［4］高学敏．中药学［M］．北京：人民卫生出版社，2000.

［5］陈蔚文．中药学［M］.2 版．北京：人民卫生出版社，2012.

［6］张宏，秦建设．中药学［M］.5 版．北京：人民卫生出版社，2023.

［7］张廷模，彭成．中华临床中药学［M］.2 版．北京：人民卫生出版社，2015.

［8］颜正华，张济中．颜正华中药学讲稿［M］．北京：人民卫生出版社，2009.

［9］周祯祥，唐德才．临床中药学［M］.10 版．北京：中国中医药出版社，2016.

［10］仇凡，朱岫芳，刘文艳．中药学［M］．天津：天津科学技术出版社，2013.